国家重点研发计划——精准医学大数据体系的规范化应用与评价课题
（课题编号：2016YFC0901705）支持

人工智能+医疗健康
应用现状及未来发展概论

张学高　周恭伟　主　编

电子工业出版社
Publishing House of Electronics Industry
北京·BEIJING

未经许可，不得以任何方式复制或抄袭本书之部分或全部内容。
版权所有，侵权必究。

图书在版编目（CIP）数据

人工智能+医疗健康：应用现状及未来发展概论/张学高，周恭伟主编．—北京：电子工业出版社，2019.4
ISBN 978-7-121-35849-4

Ⅰ．①人… Ⅱ．①张… ②周… Ⅲ．①人工智能－应用－医疗保健事业－研究
Ⅳ．①R19-39

中国版本图书馆 CIP 数据核字（2018）第 287574 号

策划编辑：董亚峰
责任编辑：刘小琳　　特约编辑：刘　炯　等
印　　刷：北京捷迅佳彩印刷有限公司
装　　订：北京捷迅佳彩印刷有限公司
出版发行：电子工业出版社
　　　　　北京市海淀区万寿路 173 信箱　邮编 100036
开　　本：720×1 000　1/16　印张：19.5　字数：320 千字
版　　次：2019 年 4 月第 1 版
印　　次：2022 年 4 月第 6 次印刷
定　　价：88.00 元

凡所购买电子工业出版社图书有缺损问题，请向购买书店调换。若书店售缺，请与本社发行部联系，联系及邮购电话：（010）88254888，88258888。
质量投诉请发邮件至 zlts@phei.com.cn，盗版侵权举报请发邮件至 dbqq@phei.com.cn。
本书咨询联系方式：liuxl@phei.com.cn，（010）88254538。

编 委 会

主 编：张学高 周恭伟

编 委：赵 飞 曹战强 范 伟 陶晓东
　　　　尹 新 邢 昊 武 琼 蒲晓蓉
　　　　邱 航 孙 昊 谭文哲 吴闻新
　　　　李 群 毕 丹 王 涛 兰 蓝

前言 / Preface

近年来我国高度重视人工智能的发展并将其列入国家"十三五"规划纲要，相关国家政策高达80多项，其中包括《"互联网+"人工智能三年行动实施方案》《促进和规范健康医疗大数据应用发展的指导意见》等重点政策。2017年7月20日，国务院正式印发《新一代人工智能发展规划》，提出通过"三步走"战略，使中国在2030年成为世界主要人工智能创新中心；2017年10月18日，习近平总书记在党的十九大上提到：加快建设制造强国，加快发展先进制造业，推动互联网、大数据、人工智能和实体经济深度融合；2018年3月10日，科技部部长在十三届全国人大一次会议记者会上表示，要加快人工智能创新成果的转化应用，推动人工智能应用到产业发展和社会生活的各个方面中去。人工智能毫无疑问是接下来中国科技发展的重要一环。

人工智能是在计算机科学、控制论、信息论、神经心理学、哲学、语言学等多种学科研究的基础上发展起来的一门综合性很强的交叉学科，其目标是要让机器的行为看起来像人所表现出来的智能行为一样，被称为20世纪和21世纪三大尖端科技之一。对人工智能而言，健康医疗领域一直被视为一个很有前景的应用领域，目前涉及虚拟助理、医学影像、辅助诊疗、医疗机器人、疾病风险预测、药物挖掘、健康管理、医院管理等方面。人工智能在健康医疗领域的研究成果频出，其应用于健康医疗领域已是大势所趋，对健康医疗领域的颠覆是全方位的。其一，颠覆传统的药企，主要体现在药物发现环节，可以提供精准化、个性化药品；其二，颠覆传统的医院，颠覆的路径是促使传统医院从固定到移动、从近程到远程；其三，人工智能可以提高各种准确率，同时系统性地降低医疗成本；其四，颠覆医生的诊断方式，促使医生从烦琐的事物中解脱出来，转变成诊疗规则的制定者和诊疗过程的监督者；最后，颠覆病人的看病方式，病人将逐步实现足不出户就能得到精准的、个性化的解决方案，从而拥有更好的治疗体验。

人工智能在健康医疗领域具有广阔的应用前景和现实意义，但目前其发展仍然面临着一些问题，同时缺乏相应的政策体系，因此，为了全面了解当前人工智能在健康领域发展的现状，剖析我国人工智能在健康医疗领域发展面临的机遇与挑战，提出我国人工智能在健康医疗领域的发展方向和政策建议，本书从整体发展、重点应用、技术框架、保障机制四个维度入手，对人工智能在健康医疗领域的应用发展进行全面而深入的研究。

在本书编制过程中，得到中国卫生信息与健康医疗大数据学会的指导和支持，相关研究机构、知名高校、医疗卫生机构、著名企业的专家和学者参与编写并提供了大量的案例和建议，在此一并致谢。书中难免有疏漏和不当之处，敬请读者批评指正。

张学高

国家卫生健康委统计信息中心主任

2018年12月

目录 / Contents

第一篇 概 述

第1章 人工智能的概念及发展历史 ······ 2
- 1.1 人工智能的概念 ······ 2
- 1.2 人工智能的发展历史 ······ 3
- 1.3 人工智能与健康医疗大数据 ······ 6

第2章 国外人工智能在卫生领域发展现状 ······ 10
- 2.1 国外人工智能发展战略解读 ······ 10
- 2.2 国外人工智能卫生产业链初步形成 ······ 15
- 2.3 国外智慧医疗产业未来发展趋势 ······ 17

第3章 我国人工智能在卫生领域发展现状 ······ 18
- 3.1 我国人工智能发展政策解读 ······ 18
- 3.2 我国人工智能行业市场及产业发展现状 ······ 24
- 3.3 我国人工智能在卫生领域应用的重要意义 ······ 25

第二篇 人工智能在卫生领域应用

第4章 人工智能在卫生领域应用场景 ······ 28
- 4.1 人工智能在卫生领域的成熟应用 ······ 28
- 4.2 人工智能在卫生领域应用的研究方向 ······ 30

第 5 章　人工智能+院前管理 ······ 32

5.1　健康管理 ······ 32

5.2　风险预测与防控 ······ 46

第 6 章　人工智能+院中诊疗 ······ 54

6.1　智能影像诊断 ······ 55

6.2　临床辅助决策 ······ 66

6.3　手术机器人 ······ 70

第 7 章　人工智能+院后康复 ······ 72

7.1　康复机器人 ······ 72

7.2　虚拟助理 ······ 82

第 8 章　人工智能+临床科研 ······ 86

第 9 章　人工智能+药物研发 ······ 90

9.1　传统药物研发的方法及其挑战 ······ 90

9.2　人工智能技术在药物研发领域的应用 ······ 91

9.3　人工智能技术在药物研发领域的应用案例 ······ 93

第 10 章　人工智能+行业管理 ······ 98

10.1　医保基金日益吃紧，控费成医改主旋律 ······ 98

10.2　传统审核弊端重重，AI 助力监管智能化 ······ 99

10.3　医保智能审核与监管典型应用案例 ······ 101

第 11 章　人工智能在卫生领域的其他应用 ······ 111

11.1　人工智能在分级诊疗和精确转诊中的应用 ······ 111

11.2　人工智能在医疗机构管理中的应用 ······ 115

11.3　人工智能在医学教育和培训中的应用 ······ 126

11.4　人工智能在健康养老中的应用 ······ 130

第三篇 人工智能在卫生领域应用技术生态

第 12 章 技术生态整体框架 ························· 137

- 12.1 基础层 ························· 137
- 12.2 感知层 ························· 142
- 12.3 认知层 ························· 143
- 12.4 生态层 ························· 143
- 12.5 应用层 ························· 157

第 13 章 核心技术 ························· 167

- 13.1 语音识别技术 ························· 167
- 13.2 计算机视觉技术 ························· 169
- 13.3 自然语言处理技术 ························· 173
- 13.4 机器学习 ························· 175
- 13.5 智能机器人技术 ························· 177
- 13.6 AR/VR 技术 ························· 179
- 13.7 其他核心技术 ························· 183

第四篇 人工智能在卫生领域产业发展

第 14 章 人工智能+卫生产业发展现状 ························· 190

- 14.1 卫生产业生态 ························· 190
- 14.2 人工智能+卫生产业 ························· 191
- 14.3 人工智能在卫生领域产业发展趋势 ························· 197

第 15 章 人工智能在卫生领域产业结构 ························· 199

- 15.1 人工智能+卫生产业生态 ························· 199
- 15.2 人工智能+卫生产业链分析 ························· 203
- 15.3 人工智能+卫生商业模式 ························· 208

第五篇 人工智能在卫生领域应用发展保障机制

第16章 我国人工智能在卫生领域应用发展面临的问题与挑战 …… 212
- 16.1 数据低质化，人工智能亟待夯实根基 …… 212
- 16.2 创新进度低于预期，人工智能理论亟待突破 …… 214
- 16.3 应用场景有待成熟，与行业融合需要加强 …… 215
- 16.4 人工智能供需失衡，人才缺口成发展短板 …… 217
- 16.5 政策法规相对滞后，人工智能缺乏标准规范 …… 218

第17章 我国人工智能在卫生领域应用发展的保障机制 …… 221
- 17.1 夯实健康医疗数据基础 …… 221
- 17.2 建设法律法规保障体系 …… 222
- 17.3 落实行业发展支持政策 …… 224
- 17.4 建全应用标准及评估体系 …… 225
- 17.5 加强核心技术平台支撑 …… 226
- 17.6 加强复合型人才队伍建设 …… 227

第六篇 人工智能在卫生领域应用发展展望

第18章 人工智能应用发展展望 …… 231
- 18.1 人工智能+辅助医疗 …… 231
- 18.2 人工智能+影像诊断 …… 232
- 18.3 人工智能+疾病管理 …… 232
- 18.4 人工智能+监管控费 …… 233
- 18.5 人工智能+药品研发 …… 234

第19章 人工智能行业发展展望 …… 235
- 19.1 政府 …… 236
- 19.2 医疗机构 …… 237

19.3 医疗厂商 ··· 237
19.4 研究机构 ··· 238
19.5 保险公司 ··· 238

第20章 人工智能技术发展展望 ································· 241

20.1 数据挖掘与学习 ··· 241
20.2 知识和数据的智能处理 ····································· 242
20.3 自然语言处理 ··· 242
20.4 人机交互 ··· 243

第七篇 人工智能+卫生现状调研报告

第21章 调查情况简介 ··· 248

21.1 调查目的与样本 ··· 248
21.2 调查对象的基本信息 ······································· 248

第22章 调查结果与分析 ······································· 256

22.1 整体认知与态度 ··· 256
22.2 付费意向与观点 ··· 260
22.3 数据共享与开放 ··· 262
22.4 应用情况与评价 ··· 264
22.5 制约因素与保障措施 ······································· 269
22.6 规划与发展建议 ··· 272

第23章 结论 ··· 274

23.1 人工智能+卫生概念备受青睐，越来越多的管理者、
医生和居民开始接受、关注人工智能+医疗服务 ············· 274
23.2 商业模式尚未清晰，付费机制的建立应多方共同参与 ······ 275
23.3 数据共享开放是趋势，但仍有一系列问题亟待解决 ········ 275

23.4　智能影像诊断成为知晓率最高、认可度最好、实际应用
　　　　　　最多的领域 ·· 276
　　　23.5　提高医疗服务效率和质量是当前人工智能起到的
　　　　　　主要作用，但产品离成熟尚需要时间 ························ 276
　　　23.6　人工智能+卫生前景无限，数据、人才、保障
　　　　　　机制是关键 ·· 277

附录 ··· 278
　　附录A　人工智能+卫生调研问卷——居民 ························· 278
　　附录B　人工智能+卫生调研问卷——医生 ························· 280
　　附录C　人工智能+卫生调研问卷——医院管理者 ················· 283
　　附录D　人工智能+卫生调研问卷——行业管理者 ················· 287

参考文献 ··· 290

第一篇 概　述

第 1 章
Chapter 1

人工智能的概念及发展历史

1.1 人工智能的概念

1956 年达特茅斯会议正式提出人工智能（Artificial Intelligence，AI）的概念。美国斯坦福大学著名人工智能研究中心的尼尔逊（Nilson）教授这样定义人工智能，"人工智能是关于知识的学科——怎样表示知识及怎样获得知识并使用知识的学科。"简单来讲，人工智能就是智能机器模拟人类的智能进行判断、推理、学习、解决问题等相关活动，即人工智能是研究人类智能活动的规律。麻省理工学院的温斯顿（Winston）教授认为，"人工智能就是研究如何使计算机去做过去只有人才能做的智能的工作。"简而言之，人工智能是研究人类智能活动的规律，构造具有一定智能的人工系统，研究如何让计算机完成以往需要人的智力才能胜任的工作，即研究如何应用计算机的软硬件模拟人类某些智能行为的基本理论、方法和技术。

关于"人工智能"的含义，早在它正式提出之前，就由英国数学家图灵（A.M.Turing）提出了。1950 年他发表了题为《计算机与智能》的论文，文章以"机器能思维吗？"开始，论述并提出了著名的"图灵测试"，形象地指出了什么是人工智能及机器应该达到的智能标准。随后有学者提出，人工智能是计算机学科的一个分支，是一门正在发展的综合性的前沿学科，它是研究人类智能活动的规律，并用于模拟、延伸和扩展人类智能的一门新的技术科学，是在计算机、控制论、信息论、数学、心理学等多种学科相互综合、相互渗透的基础上发展起来的一门新兴边缘学科[1]。也有学者提出，人工智能是在计算机科学、控制论、信息论、神经心理学、哲学、语言学等多种学科研究的基础上发展起来的一门综合性很强的交叉学科,是一门新思想、新观念、新理论、新技术不断出现的新兴学科及正在发展的前沿学科[2]。近期有学者提出,智能是指人的智力能力,是人类认知、记忆、判断、思考、想象等能力,也是人类区别于其他动物特有的能力;人工就是指人类研究、开发的主动行为,人工智能就是人类研究和开发用于效仿、延伸和拓展人类智能的方法或技术的一门新兴科学技术[3]。

但是,关于人工智能的最完整定义,当前业内还存在一定的争议,尚未形成统一的结果,但是所有的这些说法都能够反映人工智能的基本内容和基本思想,因此在本书中,作者将其定义为:人工智能是在计算机科学、控制论、信息论、神经心理学、哲学、语言学等多种学科研究的基础上发展起来的一门综合性很强的交叉学科,其目标是要让机器的行为看起来像人所表现出来的智能行为一样,被称为20世纪和21世纪三大尖端科技之一。

1.2 人工智能的发展历史

人工智能自1956年达特茅斯会议开始至今已有60余年的发展历程,经历了从计算智能、感知智能到认知智能的不同发展阶段,如图1-1所示。

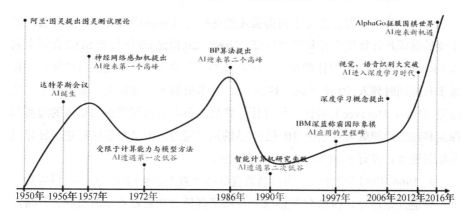

图1-1 人工智能发展简史

1. 人工智能诞生

1950 年图灵在《计算机与智能》[4]一文中借用一个游戏作为判断计算机是否具有人类智能的标准，把一个人和一台计算机放在幕后，让测试人员通过提问来判断哪一个是计算机，如果判断错误的话，就认为计算机通过了图灵测试，具有人的智能。后来人工智能学者将图灵这篇论文中描述的计算机称为图灵机，将这种测试方式称为图灵测试。

1956 年夏天，一批学者聚集在达特茅斯学院召开了一次关于人工智能的研讨会，该会议成为人工智能领域正式创立的标志。1951 年明斯基（Marvin Minsky）和帕尔特（Seymour Papert）设计出世界上第一台用来对迷宫求解的电子神经网络（SNARC），包含 40 个电子神经和若干内存。这一贡献使明斯基被认为是人工神经网络的先驱。

1957 年康奈尔大学的心理学教授罗森布拉特利用神经网络原理成功制作了电子感知机，该设备因为能够读入并识别简单的字母和图像而在当时引起轰动，使得很多专家预测在几年后计算机将具备思考功能。明斯基和罗森布拉特设计的人工神经网络及后来人工智能专家在计算机上虚拟生成的更复杂的人工神经网络，都是通过模拟人脑神经细胞的记忆结构来实现的。

2. 难以逾越的局限

人工智能的研发在经历了前面描述的这些突破后很快就变得停滞不前，最主要的原因是计算机内存和运算速度的限制。20 世纪 60 年代末 SDC 公司奎利恩（Ross Quillian）等设计的颇为成功的自然语言翻译程序所使用的计算机内存最多只能同时导入 20 个单词。1976 年，从事机器人研究的人工智能专家莫拉维克（Hans Moravec）估计，仅仅让计算机具备人的视网膜识别物体的边界和探测移动的功能就需要至少 10 亿次/秒的运算能力，但当时最快的超级计算机的运算速度也仅有 8000 万～13000 万次/秒。

从 1966 年美国政府组织的自动语言处理调查委员会给出 ALPAC 报告后，人工智能开始遇冷。1973 年英国政府发布了剑桥大学莱特希尔教授的人工智能调查报告，给第一轮人工智能的发展正式画上了句号。

3. 专家与超算

20 世纪 80 年代出现的专家系统是人工智能第 2 阶段发展过程中最有代表性的例子。20 世纪 80 年代的人工智能领域开始把研究的重点放在为不同的系统提供它们所在领域的专业知识上，试图通过专业知识与推理机制相结合来达到专家水平。20 世纪 70 年代诞生于麻省理工学院林肯实验室的 DEC 公司相当于 20 世纪 90 年代的戴尔，它是最早利用半导体和集成电路技术把大型机体积变小、价格变低，从而让学校和小公司也可以使用计算机的创新公司。20 世纪 80 年代，摩尔定律带来的内存容量和 CPU 运算速度的指数增长、关系数据库技术的成熟、个人计算机和局域网技术的普及等因素也是促成专家系统全面开花的重要前提。这使得人工智能领域通过专家系统进入第 2 次高速发展阶段。

1986 年北卡罗来纳大学教堂山分校计算机系主任布鲁克斯发表了一篇后来成为计算机学术历史上经典的论文《没有银弹》[5]。在这篇论文里布鲁克斯质疑了已经膨胀多年的关于自动编程可以很快实现的学术泡沫。后来他在《人月神话》一书中结合当年开发 IBM 360 操作系统的经历，进一步阐述了大型软件工程的复杂性。布鲁克斯发表这篇论文直接或间接导致了人工智能的第 2 次低谷。因为这时专家系统没能再有大的突破。

神经网络的架构从以前的输入层加输出层的单层结构转变为添加了中间的隐层。这一变化使得神经网络可以解决更加复杂的分类问题。层数的增加为各层的神经节点连接的权重选取带来新的困难。反向传播算法（Back Propagation，BP）的出现在一定程度上解决了权重选取问题。另外，计算机运算能力的提高使得多层神经网络的计算成为可能。

4. 网络人工智能

互联网的前身阿帕网起源于美苏冷战。20 世纪 80 年代阿帕网已经通过大学和研究所等机构渗透到民间。1993 年 1 月，美国伊利诺伊大学为浏览万维网开发的 UNIX 版本马赛克浏览器被放到该大学计算中心的免费 FTP 服务器上，不到两个月就被下载了上万次。1993 年 12 月，《纽约时报》商业版头版介绍了马赛克浏览器，称其将创造一个全新的产业。谷歌的佩奇排名（Page Rank）和亚马逊的协同过滤（Collaborative Filtering）推荐系统的共同特点是它们都通过使用简单的数学原理来处理海量数据以达到目的。这种看似简单的指导思想解决了很多专家聚集在一起都很难解决的问题。这就是互联网时代超大规模并行计算所带来的网络人工智能的共同特点。不同的是，网络人工智能不再使用昂贵的超级计算机，而是用大量互联在一起的廉价服务器甚至是个人计算机来取得相同甚至更好的效果。在知识来源上，网络人工智能往往依靠成千上万的大众点滴贡献（Crowd Sourcing）而不是专家智慧。

5. 深度学习

1992年密歇根州立大学计算机系的翁巨扬提出了最大池化方式（Max Pooling）和卷积神经网络（Convolution Neural Net）这一后来被广为传播和使用的深度学习算法。慕尼黑工业大学的人工智能专家于尔根·施米德休伯（Jürgen Schmidhuber）和他的学生团队在1992年提出的非监督学习时间递归神经网络（Recurrent Neural Net）为语音识别和自然语言处理提供了重要的模型。2006年前后这一算法在图像识别等分类型预测方面取得了突破。同一时期施米德休伯等人的时间递归算法也在图像识别和语音识别方面取得突破。2016年3月，AlphaGo围棋对抗程序以4胜1负的战绩击败了人类围棋冠军李世石。

6. 智能与超越

什么是人的智能？这是一个比较抽象的哲学问题。60年前图灵用图灵测试来避免回答这一问题。今天人们对智能的认识可能也无法令人满意。目前流行的深度学习只是人类认知能力的增强版，就像汽车和飞机虽然比人类速度快，但不能认为汽车或者飞机具有意识或者它们的运动智能超越了人类[6]。

1.3　人工智能与健康医疗大数据

1.3.1　健康医疗大数据

从2015年起，国家密集出台了一系列政策文件，以推动和深化我国健康医疗大数据的发展，推进健康医疗大数据的开放共享、深入挖掘和广泛应用，拓展信息便民、利民、惠民服务。在2016年8月召开的全国卫生与健康大会上，习近平总书记提出，要把人民健康放在优先发展的战略地位，以普及健康生活、优化健康服务、完善健康保障、建设健康环境、发展健康产业为重点，加快推进健康中国建设，努力全方位、全周期保障人民健康。习近平总书记还强调，要完善人口健康信息服务体系建设，推进健康医疗大数据应用。

技术的进步进一步丰富了健康医疗大数据的内容，并使健康医疗大数据的存储、分析、应用成为可能。支撑健康医疗大数据技术进步的三大因素如下。

1. 可穿戴智能设备的普及

可穿戴智能设备的普及，可以实现大规模、实时、持续收集患者数据，从而助力医疗大数据的发展。2010年我国可穿戴智能设备的市场规模仅为0.9亿元，到2015年市场规模就迅速增加到了107.9亿元，由此可见可穿戴智能设备的普及速度极为惊人。

2. 生物检测技术的进步

基因测序技术使测序成本逐年降低，且二代测序的通量远高于一代测序，自此大范围的基因组测序加速生物组数据的积累，逐步为临床操作和基础研发带来价值。与此同时，第三代和第四代基因测序技术已经处于研发进程中。

3. IT技术的进步

数据融合、数据挖掘、图像处理识别、机器学习、自然语言处理、数据可视化等IT技术取得进步。例如，数据融合可将多个医疗子行业的数据整合分析以产生新的更加精确、连续、有价值的信息，且有效地降低了成本。

健康医疗大数据是涵盖人的全生命周期数据的汇聚和聚合，对改进健康医疗服务模式、促进经济社会发展都有重要的作用，是国家重要的基础性战略资源。健康医疗大数据符合大数据的数据规模大、数据种类多、处理速度快及数据价值高的4V特征，同时也具有不完整性、长期保存性、时间性等特有的特征。按照生产数据的来源，健康医疗大数据主要可以分为临床大数据、健康大数据、生物大数据、经营运营大数据4类。健康医疗大数据的应用将推动健康医疗业务与服务模式转型升级，有利于深化医药卫生体制改革，提升健康医疗服务的效率与质量，不断满足人民群众多层次、多样化的健康需求，有利于培养新的业态和经济增长点。健康医疗大数据能够辅助医生进行临床决策，实现网上问诊的智能问答，完善疾病的监测、追踪与快速干预，加强医疗费用成本的有效控制，支撑管理决策的科学化、合理化，推动覆盖全生命周期的，以及可系统、连续地预防、治疗、康复和健康管理的一体化服务模式的建立与完善。

1.3.2 人工智能与健康医疗大数据的关系

2017 年 7 月国务院印发的《新一代人工智能发展规划》明确指出，"推广应用人工智能治疗新模式新手段。"人工智能是研究、开发用于模拟、延伸和扩展人类智能理论、方法、技术及应用系统的一门新的技术科学。数据是人工智能发展的基础和核心要素之一。目前，我国人工智能仍处于初步发展阶段，其典型特点是不能进行多任务学习，同时其学习依赖于大数据，需要在一个点上积累足够多的、带精确标签的完备大数据。健康医疗大数据的状况将会影响人工智能技术在卫生领域的深入应用与持续发展。当前，健康医疗大数据种类繁杂、标准不统一，并且质量参差不齐；在精准医疗的大环境下，细分到每个部分，能够利用的样本量非常少；疾病相关数据维度多、特性各异，隐私数据匿名化处理需要得到加强。

如果我们把人工智能看成一个嗷嗷待哺、拥有无限潜力的婴儿，医疗健康领域专业的、海量的、深度的数据就是喂养这个天才的奶粉。奶粉的数量决定了婴儿是否能长大，而奶粉的质量决定了婴儿后续的智力发育水平。

与以前的众多数据分析技术相比，人工智能技术立足于神经网络，同时发展出多层神经网络，从而可以进行深度机器学习。与以往传统的算法相比，这一算法并无多余的假设前提（例如，线性建模需要假设数据之间的线性关系），而完全利用输入的数据自行模拟和构建相应的模型结构。这一算法特点决定了它更为灵活，并且可以根据不同的训练数据拥有自优化的能力。但这一显著的优点带来的是显著增加的运算量。在计算机运算能力取得突破以前，这样的算法几乎没有实际应用的价值。大概十几年前，我们尝试用神经网络运算一组并不海量的数据，整整等待 3 天都不一定会有结果。但今天的情况却大大不同了。高速并行运算、海量数据、更优化的算法共同促成了人工智能发展的突破。这一突破，如果我们在 30 年以后回头来看，将会是不弱于互联网对人类产生深远影响的另一项技术，它所释放的力量将再次彻底改变我们的生活。

目前，人工智能相关算法是计算机基于所训练的数据集归纳识别出来的逻辑，健康医疗数据集的丰富性和规模性对于算法的训练尤为重要。健康医疗大数据与人工智能的发展相辅相成，海量的健康医疗大数据、快速运算能力和科学的算法模型是助推人工智能与健康医疗具体业务需求相结合的重要组成要素。功崇唯志，业广唯勤，在实际的工作中要处理好健康医疗大数据与人工智能的关系，明确目标，积极探索，为卫生与健康事业的发展、为健康中国的建设做出贡献。

第 2 章
Chapter 2

国外人工智能在卫生领域发展现状

2.1 国外人工智能发展战略解读

人工智能对智慧医疗的拉动作用初显,已渗透进入基因测序、辅助诊断、医疗机器人、医学影像、药物研发等领域,以用户健康监测大数据、病症描述大数据、医学知识大数据等的分析推动智慧医疗向高效率、高层次发展。欧洲、美国、日本等发达地区和国家纷纷加大了对人工智能的科研投入,并制订发展计划,抢占新一轮科技变革的先机。

2.1.1 美国人工智能发展战略解读

1. 脑神经技术脑研究计划

2013 年 4 月 2 日,美国总统奥巴马宣布启动了名为"通过推动创新型神经技术开展大脑研究"(Brain Research through Advancing Innovative Neuron Technologies)的计划(简称"脑计划"),并计划首年投入 1 亿美元资助该计划向前推进。其主要目的是借助人工智能技术,探索人类大脑工作机制,开发大脑不治之症的疗法。研究人脑工作机制,不仅对于大脑相关疾病的治愈至关重要,对于研发类似人类大脑的智能尖端计算机也具有革命性的意义,将大大推动人工智能的发展。

计划发布后,政府、企业、高校研究机构高度重视,积极推动,目前已在多个方面取得突破进展。其中,美国国防部高级研究项目局(DARPA)投入约

5000万美元，重点探索大脑的动力学方面（Dynamic Function of the Brains）的功能，并基于这些发现开展创新应用；美国国立卫生研究院（NIH）投入约4000万美元，重点开发研究大脑的新技术；而美国国家科学基金会（NSF）投入约2000万美元，支持跨学科研究大脑，包括人工智能、医学、生物学、社会学和行为科学。

2016年10月13日，美国总统奥巴马分别在匹兹堡、宾夕法尼亚组织的白宫前沿会议（The White House Frontiers Conference）上公布了至今以来"脑计划"所取得的突破性进展，主要包括如下方面。

（1）大脑扫描头盔，是一种可穿戴式正电子发射断层扫描仪（A Wearable Positron Emission Tomography Scanner），这将允许医生观察一个人在更自然状态下的大脑情况。

（2）能够开关神经元的药物，即DREADD（专门接受药物激发的智能接收器），可以帮助专家控制那些已经接受了药物的神经元。

（3）干细胞遗传学。寨卡病毒与人类进化，即一种装配线，可以快速分析数以千计的新生脑细胞的基因组合，使用这种方式可以帮助科学家发现寨卡病毒如何感染神经元，以及人脑可以进化到何种程度。

（4）细胞和脑回路。NIH的BRAIN研究人员将研发一种智能工具和方法，从而实现快速识别、控制特定脑回路的基因和细胞，包括使用超声波来开关脑回路[7]。

2. 美国国家创新战略

2015年10月美国国家经济委员会和科技政策办公室联合发布的新版《美国国家创新战略》，强调了重点发展以下九大战略领域：智能制造、精准医疗计划、脑计划、先进汽车、智慧城市、清洁能源和节能技术、教育技术、太空探索和计算机新领域。其中，明确列为九大重点领域之一的"精准医疗计划"就是基于人工智能技术研究新的治疗方法，其目标是通过分析个人基因组成特点或个人肿瘤基因档案，为病人制订具体的治疗方案。当前，这种创新方法已用来治疗癌症。

"精准医疗计划"利用大数据、神经网络技术分析大型数据集，推动基因组学的发展，将有100万名或更多的美国人参与该计划，自愿贡献自己的健康数据来改善健康数据结果，促进新疗法的发展，推动基于数据的精确医疗技术的发展[8]。

3. 美国机器人发展路线图

2016年10月31日,美国150多名研究专家在政府支持下共同完成《2016美国机器人发展路线图:从互联网到机器人》的报告,概述了目前美国社会在智能机器人发展中的机遇和亟待解决的问题,同时介绍了美国政府为保持智能机器人产业领先地位所做的努力。美国政府将继续支持创新研究,并会把最新技术规范在法律框架下,以确保这些技术被合理地应用。

该路线图共包括10个部分,分别介绍了制造业和供应链转型、新一代消费者和专业服务、健康医疗及手术机器人、提高公共安全、地球及地球之外、劳动力开发、基础设施共享、法律、伦理、经济问题。路线图呼吁制定更好的政策框架,以安全地整合新技术进入日常生活,如自动驾驶汽车和商用无人机,并鼓励增加人机交互领域的研究工作,使人们在年老的时候可以留在自己家里生活,并呼吁研究创造更灵活的机器人系统,以适应社会需要,包括医疗保健/医疗机器人。

2.1.2 欧盟人工智能发展战略解读

1. 人类大脑工程

欧盟于2013年提出了人脑计划(Human Brain Project,HBP),该计划项目为期10年,欧盟和参与国将提供近12亿欧元经费,使其成为全球范围内最重要的人类大脑研究项目。该计划旨在通过人工智能技术模拟并研究大脑,为神经认知学基础研究、临床医学和计算技术领域带来巨大的实用价值。

人脑计划的主要研究领域可以大致划分为未来神经科学、未来医学、未来计算三大类,旗下涵盖13个子项目,包括老鼠大脑战略性数据、人脑战略性数据、认知行为架构、理论型神经科学、神经信息学、大脑模拟仿真、高性能计算平台、医学信息学、神经形态计算平台、神经机器人平台、模拟应用、社会伦理研究和人脑计划项目管理。

对大脑的研究,即使很小的发现和改进,都会产生巨大的经济效益和社会效益。通过对数据的整合和模拟,对大脑结构和功能的进一步理解,有助于提出最新的大脑疾病创新治疗方案,例如,加强脑科学研究将有助于帕金森氏症、阿尔茨海默氏症等脑部疾病的诊断和治疗,以提高欧洲制药产业在全球脑部疾病新药领域的优势[9]。

2. 欧盟机器人研发计划

为了在智能机器人产业取得领先地位，欧盟在 2014 年启动了欧盟机器人研发计划（SPARC）。计划采取公司合作伙伴关系（PPP）方式，由欧盟和欧洲机器人协会合作推进，目标是在工厂、空中、陆地、水下、农业、医疗健康、救援服务及欧洲许多其他应用中提供智能机器人服务。

欧盟预测，到 2020 年智能机器人产业的年销售额将达到 500 亿～620 亿欧元。另外，据欧盟最近的一项研究估计，到 2025 年高级机器人在健康医疗、制造和服务中的应用价值在全球范围内的年经济影响可能为 1.7 万亿～4.5 万亿美元。目前，全球工业机器人以 8% 的速度增长，欧洲在世界市场中的份额约为 32%，而在世界服务机器人（包括医疗服务）市场的份额则为 63%。欧盟分析，短期到中期智能机器人的应用可能集中在健康医疗、安全和运输等领域，而更长期的智能机器人技术将进入几乎所有人类参与领域。

2.1.3 英国人工智能发展战略解读

当前，英国政府正在着手构建和巩固本国独特的科技监管体制，并且将人工智能系统和机器人的发展、部署和使用作为重点领域。这个行业对于英国加强其在全球社会经济、科技及知识领域的领先地位至关重要，同时与英国政府的工业发展战略相一致，即英国在 2013 年挑选出"机器人技术及自治化系统"（Robotics and Autonomous Systems，RAS）作为其"八项伟大的科技"计划的一部分，并且宣布英国要力争成为第四次工业革命的全球领导者。

为了应对人工智能科技越来越多地融入其他科技应用的大趋势，英国下议院的科学和技术委员会（The House of Commons Science and Technology Committee）在 2016 年 10 月发布了一份关于人工智能和机器人技术的报告。报告认为，英国视自己为机器人技术和人工智能系统的道德标准研究领域的全球领导者，并且认为英国应该将这一领域的领导者地位扩展至人工智能监管领域。英国这一目标不是毫无根据的，智能自动化系统在英国已经吸引了越来越多的商业、学术及公共领域的注意力。报告召集各种各样的机器人技术与人工智能系统领域的专家和从业者，探讨了拥有先进学习能力的自动化系统的发展，及其在工业、农业、健康医疗、临床护理等方面的应用。鉴于科技进步及随之而来的挑战，报告呼吁政府监管的介入和领导体制的建立，保证这些先进科技能够融入社会，并且有益于经济发展。在报告看来，通过积极响应且负责任的监管措施，可以达到这一目标。

这份报告认识到，从贸易的角度看，英国机器人技术的发展与应用仍然十分有限，其 2015 年安装运输的机器人数量只有中国的 3%。另外，与英国政府相比，韩国政府在过去 10 年间对于机器人技术的研发投入每年高达 1 亿美元，而日本政府为其辅助机器人技术的研究计划提供了 3.5 亿美元的资助[10]。

2.1.4　日本人工智能发展战略解读

日本的智能机器人产业占国家经济增长的比重远远超过世界上其他国家。在过去 30 年间，日本被称为"智能机器人超级大国"，其拥有世界上数量最大的智能机器人用户及智能机器人设备、服务生产商。近年来，日本社会出生率下降、人口老龄化加重、育龄人口减缩、医疗护理资源不足等社会问题日益严峻，机器人技术受到了更多的关注。日本政府希望通过开发、推广机器人技术，有效缓解劳动力短缺的问题，并有效提高医疗服务与护理业的效率。

为实现"智能机器人革命"的目标，日本政府于 2014 年 9 月成立了"机器人革命实现委员会"（简称"委员会"），"委员会"由专业知识背景丰富的多位专家组成。"委员会"共召开了 6 次会议，主要讨论与"机器人革命"相关的技术进步、监管改革，以及机器人技术的全球化标准等具体举措。日本经济产业省将"委员会"讨论的成果进行汇总，编制了《日本机器人战略：愿景、战略、行动计划》（简称《战略》），并于 2015 年 1 月发布。《战略》的具体内容共分为两个部分。第一部分为概述，首先介绍了国际社会发展机器人产业的背景和日本"机器人革命"的目标；然后介绍了实现"机器人革命"的三大策略。第二部分为日本机器人发展的"五年规划"，首先阐述了八大跨领域问题，包括建立"机器人革命激励机制"、技术发展、机器人国际标准、机器人实地检测等；然后阐释了具体领域的机器人发展，包括制造业、服务业、健康医疗与临床护理业等[11]。

2.2　国外人工智能卫生产业链初步形成

在欧洲、美国、日本等发达地区和国家，当前人工智能卫生产业链主要由诊断工具、健康管理、智能影像、医疗机器人、药物研发等环节构成。目前，人工智能技术从用户 C 端和医院 B 端，以及家庭、医院两个场景着手，初步渗透进入智能硬件、诊断工具、健康管理 3 个领域，开展基于用户健康监测大数据、病症描述大数据、医学知识大数据等智慧医疗服务。

1. 诊断工具

在诊断工具方面，IBM 公司开发的沃森（Waston）智能医疗平台，通过学习超过 300 份医学期刊、200 本教科书及近 1500 万份文献，能够为肺癌、乳腺癌、直肠癌、结肠癌等肿瘤患者制订个性化治疗方案。2015 年，Waston 仅用了 10 分钟就为一名 60 岁女患者准确诊断出白血病，并向日本东京医科大学提出适当康复方案。

日本国立癌症研究中心利用多年积累的患者基因组、血液检查和图像诊断等数据，开发基于人工智能技术的在线诊疗平台，向癌症患者提供治疗方案。该在线诊疗平台融合了数学、医学、人工智能等多学科知识和技术，构建医学辅助诊断模型，可根据患者症状、基因组、既往病史、所在空间、发病情况等信息，准确判断患者的病情并推荐诊疗方案。

2. 健康管理

在健康管理方面，美国及欧盟当前的卫生智能硬件主要有血压、血糖、脑电等病患智能监测设备，其中较为杰出的代表是美国 WellTok 公司与 IBM 公司联合打造的智慧医疗平台。该平台以数据分析服务加强个人健康管理和改善生活习惯，还融合了医疗硬件、医疗保险、健康内容、健康应用等，丰富了平台生态。此外，英国的 Babylon Health 公司研发的健康虚拟助理应用系统，通过将真正的医生与人工智能"助理"有机结合，利用智能便携设备为消费者提供 24/7 的全天候个性化医疗保健服务。

3. 智能影像

在智能影像识别方面，人工智能在美国及欧盟的应用主要分为两部分：一是图像识别，应用于感知环节，其主要目的是将影像进行分析，获取一些有意义的信息；二是深度学习，应用于学习和分析环节，通过大量的影像数据和诊断数据，不断对神经元网络进行深度学习训练，促使其掌握诊断能力。作为医生，从一个大的图像，如CT、核磁共振图像，判断一个非常小的阴影是肿瘤、炎症还是其他原因，需要很多经验。如果通过大数据，通过智能影像，就能够迅速得出比较准确的判断。

4. 医疗机器人

医疗机器人涉及人类生命健康的特殊领域，存在巨大的经济市场，已被美国、欧盟多个国家列为战略性新兴产业。目前医疗康复机器人在欧美国家主要用于外科手术、功能康复及辅助护理等方面，但随着重要技术的突破和进展，未来机器人技术有可能会应用到医疗健康的各个领域。医疗康复领域越来越倾向于人与机器的自然、精准交互，近年来，以人的智能和机器智能结合及人机交互为代表的技术突破，使得人与机器之间的结合越来越紧密，借助人机交互技术和方法，将人的智能和机器智能结合起来，使二者优势互补、协同工作。

医疗机器人的杰出代表之一是美国直觉外科公司（ISRG）设计制造的达·芬奇手术机器人。达·芬奇手术机器人不仅拥有三维高清晰度视觉系统，还拥有能完成精细运动和组织操作的机械腕装置，其弯曲和旋转的程度远远超出人类的手腕，因此，它能提供灵巧操控、精准定位及术前手术规划，从而极大减少患者手术创口、加速手术后的恢复，实现精准、微创的外科手术。目前，达·芬奇手术机器人是世界范围内应用广泛的一种智能化手术平台，适合普外科、泌尿外科、心血管外科、胸外科、妇科、五官科和小儿外科等微创手术[12]。

5. 药物研发

在药物研发方面，其原理是将人工智能中的深度学习技术应用于药物研究，通过大数据分析等技术手段快速、准确地挖掘和筛选出合适的化合物或生物，达到缩短新药研发周期、降低新药研发成本、提高新药研发成功率的目的。通过人工智能技术模拟，可以对药物活性、安全性和副作用进行预测。目前借助深度学习，美国及欧盟的人工智能技术已在心血管药、抗肿瘤药和常见传染病治疗药等多领域取得了新突破，其中较为杰出的代表是位于美国旧金山的 Atomwise 公司，该公司通过深度学习对疾病在分子水平上进行审视，借助超级计算机分析现有数据库，并利用人工智能和复杂算法来模拟药品研发过程，大大降低新药研发成本。

2.3 国外智慧医疗产业未来发展趋势

近年来，欧洲、美国、日本等地区和国家的人工智能技术与智慧医疗产业的融合力度不断加大，未来将进一步促进智慧医疗产业的整合提升，催生一批集智能硬件、诊断工具、医疗平台等于一体的智能云平台企业。智能云平台企业打造的智能医疗助手将为用户提供无处不在的贴身健康服务，也将成为一系列医疗软硬件和综合服务的一站式获取出口。用户可通过语音识别技术与智能医疗助手进行实时沟通，获取健康诊断、养生知识、保健建议等信息，并能从智能医疗助手所整合的设备、医药、医生等资源中得到整体解决方案。欧美一些公司已经做出了先行探索，例如，英国 Babylon Health 平台计划整合 Deep Mind 公司的人工智能技术，帮助患者在同医生进行文字、电话或视频交谈前，就提前预知自身健康状况。目前，Babylon Health 平台上约有 100 名医生，25 万名用户可通过月付或医疗保健的方式获取服务。

同时，人工智能技术将促使医疗行业出现更加专业化、精细化的分工，将出现线上人工、线下人工、线上机器和线下机器 4 种类型。医务工作者将从大量的诊疗业务中被解放出来，走向复杂度更高、服务更细致的岗位，诸如，不规则疑难病症的诊断和高端上门服务；而一批规则度高、判别难度不大的诊断都将由相应的智能医疗机器实施。

总之，人工智能为卫生产业带来足够的惊喜，让医疗产业链得以进一步优化，并让医疗行业走向更高效率与更高层次，未来更加值得期待。

第 3 章
Chapter 3

我国人工智能在卫生领域发展现状

3.1 我国人工智能发展政策解读

3.1.1 国家战略规划与鼓励支持政策

2015 年以来,我国发布相关国家级政策高达 80 多个,政策量变带动了人工智能质变。

第一阶段:人工智能逐步纳入国家发展战略

2015—2016 年,国务院、发改委等国家机关连续发布多个政策文件,逐步将人工智能提升到国家战略层面,制定人工智能在促进制造业、互联网+、人工智能新兴产业等方向上的发展规划,并逐步给予资金、创新政策方面的鼓励和支持(见表 3-1)。

第二阶段:应用发展政策支持(2017 年国家提出更务实的支持政策、更明确的发展战略目标及六大重点任务)

2017 年,中共中央、国务院、文化部、科技部等国家机关密集发布人工智能相关政策,相比过去更加务实,规划更加明确,操作性文件内容更多(见表 3-2)。

表 3-1　2015—2016 年人工智能相关政策文件

时间	发布机关	政策文件名称	文号	主要内容
2015.7	国务院	"互联网+"行动指导意见	国发〔2015〕40号	大力发展智能制造及人工智能新兴产业，鼓励智能化创新；提供人工智能公共创新服务，加快核心技术突破，促进在不同领域的推广应用，培育若干引领全球人工智能发展的骨干企业和创新团队，形成创新活跃、开放合作、协同发展的产业生态
2016.4	工信部发改委财政部	机器人产业发展规划（2016—2020年）	—	制定智能工业型机器人和服务器机器人发展规划，建立机器人创新中心，鼓励银行、基金向有关机器人技术和机器人的发展提供支持
2016.5	发改委科技部工信部网信办	"互联网+"人工智能三年行动实施方案	发改高技〔2016〕1078号	到2018年，打造人工智能基础资源与创新平台，建立人工智能产业体系、创新服务体系、标准化体系，培育若干全球领先的人工智能骨干企业，形成千亿元级的人工智能市场应用规模
2016.7	国务院	"十三五"国家科技创新规划	国发〔2016〕43号	重点发展人工智能技术方法；研发人工智能支持智能产业发展，明确未来3年人工智能产业的发展重点和具体扶持项目
2016.9	发改委	关于组织申报"互联网+"领域创新能力建设专项的通知	发改办高技〔2016〕1919号	构建"互联网+"领域创新网络，促进人工智能技术的发展，应将技术纳入专项建设内容
2016.12	国务院	"十三五"国家战略性新兴产业发展规划	国发〔2016〕67号	培育人工智能产业生态，促进人工智能在经济社会重点领域推广应用，打造国际领先的技术体系

表 3-2 2017 年人工智能相关政策文件

时间	发布机关	政策文件名称	文号	主要内容
2017.1	中共中央 国务院	关于促进移动互联网健康有序发展的意见	—	加快人工智能、虚拟现实、增强现实、微机电系统等新兴移动互联网关键技术布局，尽快实现部分前沿技术、颠覆性技术在全球率先取得突破
2017.3	国务院	2017 年政府工作报告	—	加快培育壮大包括人工智能在内的新兴产业，人工智能也首次被写入了全国政府工作报告
2017.4	文化部	文化部关于推动数字文化产业创新发展的指导意见	文产发〔2017〕8 号	深化"互联网+"，深度应用大数据、云计算、人工智能等科技创新成果，促进创新链和产业链有效对接
2017.5	科技部	科技部关于印发《"十三五"生物技术创新专项规划》的通知	国科发社〔2017〕103 号	突破新一代生物检测技术、脑科学和类脑人工智能、生物大数据若干前沿关键技术和共性关键技术
2017.7	国务院	新一代人工智能发展规划	国发〔2017〕35 号	明确我国新一代人工智能发展的战略目标：到 2030 年人工智能理论、技术与应用总体达到世界领先水平，成为世界主要人工智能创新中心；并提出六大重点任务
2017.10	国务院	党的十九大报告	—	人工智能写入党的十九大报告，推动互联网、大数据、人工智能和实体经济深度融合
2017.12	工信部	促进新一代人工智能产业发展三年行动计划（2018—2020 年）	工信部科〔2017〕315 号	从推动产业发展角度出发，结合"中国制造 2025"，对《新一代人工智能发展规划》相关任务进行了细化和落实，以信息技术与制造技术深度融合为主线，以新一代人工智能技术的产业化和集成应用为重点，推动人工智能和实体经济深度融合

2017 年 3 月 5 日，在第十二届全国人民代表大会第五次会议上，人工智能首次被写入全国政府工作报告；2017 年 7 月 20 日，国务院正式印发了《新一代人工智能发展规划》（以下简称《规划》）（国发〔2017〕35 号），描绘了我国新一代人工智能发展蓝图，指出新一代人工智能发展战略三步走的目标。第一

步,到2020年人工智能总体技术和应用与世界先进水平同步,人工智能产业成为新的重要经济增长点,人工智能技术应用成为改善民生的新途径,有力支撑进入创新型国家行列和实现全面建成小康社会的奋斗目标。第二步,到2025年人工智能基础理论实现重大突破,部分技术与应用达到世界领先水平,人工智能成为带动我国产业升级和经济转型的主要动力,智能社会建设取得积极进展。第三步,到2030年人工智能理论、技术与应用总体达到世界领先水平,成为世界主要人工智能创新中心,智能经济、智能社会取得明显成效,为跻身创新型国家前列和经济强国奠定重要基础。《规划》明确构建一个体系、坚持三位一体、强化四大支撑的总体部署,指出构建开放协同的人工智能科技创新体系、培育高端高效的智能经济、建设安全便捷的智能社会、加强人工智能领域军民融合、构建泛在安全高效的智能化基础设施体系、前瞻布局新一代人工智能重大科技项目六大重点任务。

2017年10月18日,在中国共产党第十九次代表大会上第十八届中央委员会向党的十九大作报告时,习近平提到:加快建设制造强国,加快发展先进制造业,推动互联网、大数据、人工智能和实体经济深度融合,在中高端消费、创新引领、绿色低碳、共享经济、现代供应链、人力资本服务等领域培育新增长点,形成新动能。人工智能毫无疑问是接下来中国技术发展的重要一环。

第三阶段:人工智能+产业的融合发展

2018年以来,政策重点从人工智能技术转向技术和产业的融合(见表3-3)。

表3-3　2018年人工智能相关政策文件

时间	发布机关	政策文件名称	主要内容
2018.3	国务院	2018政府工作报告	加强新一代人工智能研发应用;在医疗、养老、教育、文化、体育等多领域推进"互联网+";发展智能产业,拓展智能生活

总体来看,人工智能的发展具有明显的政策利好,在构筑我国人工智能发展的先发优势、加快建设创新型国家和世界科技强国的政策方向下,未来人工智能的产业发展落地将具有强有力的政策支持,人工智能技术和相关科技公司将有较大的发展潜力。

3.1.2 国家对卫生领域提出人工智能发展要求

2016—2017 年,国家对于卫生领域提出明确的人工智能发展要求,包括对技术研发的支持政策,就相关技术和产品提出健康信息化、医疗大数据、智能健康管理等具体应用,并针对医疗、健康及养老方面提出明确的人工智能应用方向;国家发展战略所提出的具体规划带来丰富的创业机会,人工智能+医疗领域的创业拥有非常优越的政策环境。

2016 年 6 月,《国务院办公厅关于促进和规范健康医疗大数据应用发展的指导意见》提出,支持研发健康医疗相关的人工智能技术、生物三维(3D)打印技术、医用机器人、大型医疗设备、健康和康复辅助器械、可穿戴设备及相关微型传感器件。

2016 年 10 月,《国务院关于加快发展康复辅助器具产业的若干意见》提出,推动"医工结合",支持人工智能、脑机接口、虚拟现实等新技术在康复辅助器具产品中的集成应用。

2017 年 1 月,《国家卫生计委关于印发"十三五"全国人口健康信息化发展规划的通知》指出,充分发挥人工智能、虚拟现实、增强生物三维打印、医用机器人等先进技术和装备产品在人口健康信息化和健康医疗大数据应用领域的发展。

2017 年 7 月,《新一代人工智能发展规划》提出,发展便捷高效的智能服务,在智能医疗方面,推广应用人工智能治疗新模式、新手段,建立快速精准的智能医疗体系;在健康和养老方面,加强群体智能健康管理,建设智能养老社区和机构,加强智能产品适老化。

3.1.3 人工智能技术在我国卫生领域的应用

对人工智能而言,卫生领域一直被视为一个很有前景的应用领域。基于人工智能的应用主要体现在以下几个方面。

1. 虚拟助理

通过人机交互解决语音电子病历等多种需求。在医疗领域中的虚拟助理,则属于专用(医用)型虚拟助理,它是基于特定领域的知识系统,通过智能语音技术（包括语音识别、语音合成和声纹识别）和自然语言处理技术（包含自然语言理解与自然语言生成），实现人机交互，目的是解决使用者某一特定的需求。

2. 医学影像

医学影像是目前人工智能在医疗领域最热门的应用场景之一，通过计算机视觉实现病灶识别与标注等多种需求。在"医学影像"应用场景下，主要运用计算机视觉技术解决以下 3 种需求：病灶识别与标注（针对医学影像进行图像分割、特征提取、定量分析、对比分析等工作）、靶区自动勾画与自适应放疗（针对肿瘤放疗环节的影像进行处理）和影像三维重建（针对手术环节的应用）。

3. 辅助诊疗

辅助诊疗是个宏观概念，凡是为医生疾病诊断与制订治疗方案提供辅助的产品，都可以认为是辅助诊疗。其中最典型的是利用医学影像辅助医生进行诊断与治疗，如基于认知计算、以 IBM Watson for Oncology 为代表的辅助诊疗解决方案等。

4. 医疗机器人

机器人是人工智能各类应用中备受关注的一项应用，国内目前的医疗机器人主要包括手术机器人（包括骨科手术机器人、神经外科手术机器人等）、肠胃检查与诊断机器人（包括胶囊内窥镜、胃镜诊断治疗辅助机器人等）、康复机器人（针对部分丧失运动能力的患者）及其他用于治疗的机器人（如智能静脉输液药物配制机器人等）。

5. 疾病风险预测

通过基因测序与检测，完成疾病风险预测。疾病风险预测主要是指通过基因测序与检测，提前预测疾病发生的风险。"疾病风险预测"场景，是除"医学影像"以外的另一热门应用场景。

6. 药物挖掘

药物挖掘主要完成新药研发、老药新用、药物筛选、药物副作用预测、药物跟踪研究等方面的内容；人工智能技术在药物挖掘方面的应用，主要体现于分析化合物的构效关系（药物的化学结构与药效的关系），以及预测小分子药物晶型结构（同一种药物的不同晶型在外观、溶解度、生物有效性等方面可能会有显著不同，从而影响了药物的稳定性、生物利用度及疗效）；人工智能与药物挖掘的结合，使得新药研发时间大大缩短，研发成本大大降低。

7. 健康管理

健康管理包含营养学、身体健康管理、精神健康管理等。健康管理就是运用信息和医疗技术，在健康保健、医疗的科学基础上，建立的一套完善、周密和个性化的服务程序。其目的在于通过维护健康、促进健康等方式帮助健康人群及亚健康人群建立有序健康的生活方式，降低风险状态，远离疾病。一旦出现临床症状，则通过就医服务的安排，尽快地恢复健康。

8. 医院管理

医院管理主要指针对医院内部、医院之间各项工作的管理，主要包括病历结构化、分级诊疗、DRGs（诊断相关分类）智能系统、医院决策支持的专家系统等。

3.2 我国人工智能行业市场及产业发展现状

人工智能投资热度不断上升，投资额总体呈上升趋势。2012—2016 年，我国人工智能领域投资金额不断上升，从 2015 年第二季度起，投资金额和频次均进入爆发式增长阶段；仅 2016 年第二季度投资额就达到 4.7 亿元人民币，投资频次达 65 次；人工智能目前备受投资青睐，按照融资额排列，2013—2016 年中国人工智能前 20 名企业总融资额达到 5.85 亿元人民币，其中碳云智能以接近 2 亿美元的融资额居于榜首（见图 3-1）。

人工智能在智能影像行业的应用最热，癌症早筛备受关注。我国智能影像早期投资依然活跃，18 家企业共获得 16 起 A 轮前融资，其中 8 起发生在 2016 年下半年以后。另外，从公司成立时间来看，2016 年下半年新成立 7 家公司，占总数的 39%。从业务来看，癌症早筛是目前最受关注的应用，其中肺结节由于影像数据量大，且易于获取数据吸引了大量公司。眼科近期也开始受到关注，应用方向主要是糖尿病眼底筛查。

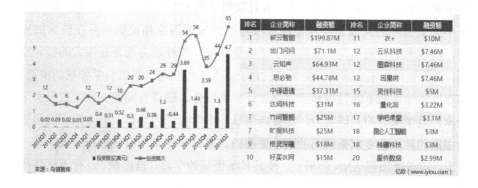

图 3-1　人工智能融资额及企业排名（数据来自亿欧智库）

3.3　我国人工智能在卫生领域应用的重要意义

现阶段我国普遍出现优质医疗资源供给不足、成本高、医生培养周期长、误诊率高、疾病谱变化快等问题，各种信息化技术日新月异。此外，随着人口老龄化加剧和慢性疾病发病率的增长，人们对健康重视程度普遍提高，医疗服务需求也在持续增加。目前，人工智能在医疗领域的研究成果频出，人工智能应用于医疗领域已是大势所趋，人工智能对医疗行业的颠覆是全方位的。

首先，颠覆传统的药企，主要体现在药物研发环节，可以提供精准化、个性化药品。

其次，颠覆传统的医院，颠覆的路径是促使传统医院从固定到移动、从近程到远程。此外，人工智能则可以提高各种准确率，同时系统性降低医疗成本。

再次，颠覆医生的诊断方式，促使医生从烦琐的事务中解脱出来，转变成诊疗规则的制定者和诊疗过程的监督者。从而，缩短诊断时间，降低误诊的概率并对可能的治疗方案的副作用提前知晓。

最后，颠覆病人的看病方式，病人将逐步实现足不出户得到精准的、个性化的解决方案，从而拥有更好的治疗体验。

人工智能技术在近年来的飞速发展使得医学专家系统、人工神经网络等在医学领域的开发与应用成为现实，并且取得了很大的突破。然而，目前在国内，医学人工智能的发展态势和应用规模与西方发达国家相比仍然存在较大的差距，技术水平普遍不高，多数属于低级别开发，在性能方面还有很大的提升空间，还需要与临床实践进行更紧密的结合。人工智能是计算机科学领域的前沿，其在医学领域的不断发展和应用需要计算机软件、硬件方面的专家，以及医学专家，数学家等的共同努力，需要跨领域、多学科通力协作。一方面，应用更为成熟的算法使专家系统帮助医生更准确、更科学地识别有效诊疗方案；另一方面，应继续加强 ANN 的研究，使其具备更强的学习、自组织、泛化及训练的能力。

第二篇
人工智能在卫生领域应用

第 4 章
Chapter 4

人工智能在卫生领域应用场景

4.1 人工智能在卫生领域的成熟应用

进入 21 世纪，随着深度学习革命的爆发，视觉识别、语音处理、自然语言处理等技术出现重大突破，人工智能在卫生领域应用开始进入百花齐放的阶段，具体主要集中在以下几个领域。

1. 智能健康管理

智能健康管理是指将人工智能技术应用到健康管理的具体场景中，目前主要集中在风险识别、虚拟护士、精神健康、在线问诊、健康干预及基于精准医学的健康管理。例如，韩国高科技科学院和 Cheonan 公共卫生中心利用阿尔茨海默症患者脑图像的数据库训练卷积神经网络，结果以超过 84%的准确度识别未来三年可能发展成为阿尔茨海默症的潜在病人。另外，还有多家公司综合利用自然语言处理和情绪识别技术，打造人工智能虚拟护士，协助医生进行院后随访并为用户提供健康咨询服务。

2. 智能影像

智能影像是指将人工智能技术应用在医学影像的诊断上。人工智能在医学影像应用主要分为两部分：一是图像识别，应用于感知环节，其主要目的是将影像进行分析，获取一些有意义的信息；二是深度学习，应用于学习和分析环节，通过大量的影像数据和诊断数据，不断对神经元网络进行深度学习训练，促使其掌握诊断能力。在我国四川大学华西医院的人工智能成果展示中，消化内镜人工智能通过云端上传 12 张检查图像，不到 10 秒就能准确筛选息肉、新生物和静脉曲张 3 种常见结果。

3. 临床智能辅助决策

临床智能辅助决策就是将人工智能技术用于辅助诊疗中，让计算机"学习"专家医生的医疗知识，模拟医生的思维和诊断推理，从而给出可靠诊断和治疗方案。智能诊疗场景是人工智能在医疗领域最重要、最核心的应用场景。最为著名的 IBM Watson for Onclogy 正与美国、中国、印度、韩国等多国医院共同开展肿瘤辅助决策探索。从目前进展来看，临床智能辅助决策仍停留在验证医生已经做出的治疗决策与人工智能辅助诊断决策之间的一致性上，类似于会诊的第二建议，尚不能独立诊断疾病。此外，腾讯觅影 AI 辅助决策，通过自然语言处理技术理解病历，并运用机器学习技术构建知识图谱，从而实现通过病历辅助诊断 500 种疾病的能力。

4. 医疗机器人

医疗机器人根据功能不同可以分为手术机器人、康复机器人、护理机器人等不同类型，智能医疗机器人的核心是人工智能与生物智能增强与融合机制，从而实现人机"自然、精准和安全"的交互。当前达·芬奇手术机器人已经在全世界范围内开始应用，并且已经为数以万计的患者提供服务。2014 年，中科院人机智能协同系统实验室与北京积水潭医院合作开发了脊柱手术辅助机器人，是我国首台具有完全自主知识产权的骨科机器人。

5. 智能药物研发

智能药物研发是指将人工智能中的深度学习技术应用于药物研究，通过大数据分析等技术手段快速、准确地挖掘和筛选出合适的化合物或生物，达到缩短新药研发周期、降低新药研发成本、提高新药研发成功率的目的。人工智能通过计算机模拟，可以对药物活性、安全性和副作用进行预测。2015 年，谷歌公司联合斯坦福大学 Pande 实验室，发表了用大规模多任务神经网络进行药物研发的论文。美国国防部正与生物技术公司合作，利用人工智能技术进行早期侵入性乳腺癌生物标记物筛选，该项目从数据开始，通过数据识别未知亚型和已知亚型的药物靶点。

4.2 人工智能在卫生领域应用的研究方向

根据《新一代人工智能发展规划》提出的"推广应用人工智能治疗新模式、新手段，建立快速精准的智能医疗体系"，结合当前人工智能在卫生领域的具体应用实践，将对以下几个重点领域的相关应用进行深入研究，所有应用研究均通过需求分析、关键技术、应用模式、案例分析四大维度开展，同时对每类应用的难点和创新点进行研究。研究的具体应用如下。

1. 人工智能+院前管理

人工智能+院前管理的主要目的在于提高整体健康水平，减小大病/大规模疾病爆发的概率，人工智能的加入可以突破这一领域的人力资源障碍，如全科医生、护士的缺乏。

（1）健康管理。健康管理主要涉及个性化、泛在化的健康管理服务，包括智能化的可穿戴、生物兼容的生理监测系统，其服务内容与互联网医疗有一定的交叉。

（2）风险预测。风险预测包括：对个人健康风险的预测，对临床医生诊断、检验检查、治疗流程的风险监控与辅助决策，以及对公共卫生事件预警的相关应用。

2. 人工智能+院中诊疗

辅助诊疗是当前人工智能+健康医疗的热门领域，其融合了自然语言处理、认知技术、自动推理、机器学习等人工智能技术，提供了快速、高效、精准的医学诊断结果和个性化治疗方案。人工智能在诊疗中的核心作用是"赋能医生"，提升其诊疗效率和水平，最终决策权依然在医生。

（1）智能影像。本部分研究范围为"大影像"，涉及领域包含但不限于放射影像、病理影像、内窥镜成像等。

（2）临床辅助决策。本部分主要涉及人机协同临床智能诊疗方案及智能多学科会诊，以及临床医学信息结构化、精准化展示。

（3）手术机器人。手术机器人主要指人机协同的手术机器人。

3. 人工智能+院后康复

广义的院后康复既包括需要借助器械的功能康复，也涵盖出院病人的依从性管理，其关键在于治疗与康复体系的衔接，以及病人和医生、康复师的配合。人工智能+院后康复可以通过软硬结合的方式呈现，前者可通过虚拟助理应用实现，后者更多以人工智能+康复器械来实现。

（1）康复机器人。康复机器人是指智能辅助肢体功能性损伤康复的智能器械，如机器人外骨骼、脑机接口、虚拟现实等技术存在交叉。

（2）虚拟助理。虚拟助理主要指协助医生开展院后随访，或协助制订康复方案的语音交互类人工智能应用。

4. 人工智能+临床科研

当前医学技术的发展面临的主要挑战之一是科研向临床转化的速度较为滞后。

（1）临床医学科研（临床科研）。指以疾病的诊断、治疗、预后、病因和预防为主要研究内容，以患者为主要研究对象，以医疗服务机构为主要研究基地，由多学科人员共同参与组织实施的科学研究活动，目的在于认识疾病的本质，并进行有效防治，达到保障人类健康和促进社会进步的目的。

（2）人工智能技术加速临床科研。包含疾病病因和治疗方案研究、临床研究信息汇总与分析、临床试验匹配。

5. 人工智能+药物研发

药物研发人员需要对各种不同的化合物及化学物质进行测试，这个试验过程中的错误尝试耗费了太多的时间和金钱。由于不断试错的成本太高，越来越多的药物开发厂商开始转向计算机和人工智能，希望利用这种技术来缩小潜在药物分子的范围，从而节省后续测试的时间和金钱。

目前人工智能帮助药物研发主要应用在三大医学领域：抗肿瘤药、心血管药、孤儿药及经济欠发达地区常见传染病药。

6. 人工智能+行业管理

（1）智慧医院管理。智慧医院管理主要包括利用人工智能开展精细化医院管理及流程优化的应用。

（2）智能行业监管。智能行业监管主要指协助监管部门开展医疗服务质量、医药流通、医保费用等方面监管的应用。

第 5 章
Chapter 5

人工智能+院前管理

人工智能+院前管理的主要目的在于提高居民整体健康水平，减少大病/大规模疾病爆发的概率，也就是通过预防的手段来实现"治未病"（未病先防和既病防变）。

人工智能的加入可以突破这一领域的人力资源障碍，如全科医生、护士的缺乏，并可以通过辅助手段对医疗资源匮乏地区进行技术补给，以提高医疗人员的能力，并降低漏诊、误诊率。互联网健康服务平台主要针对 C 端用户提供个性化服务，使人工智能嵌入平台在保持服务水准的同时，减少由于专业人员缺乏带来的服务即时性和成本问题，也可以通过技术手段提高服务的准确性。

人工智能在上述过程中体现出来的核心价值是：低成本、高效率，提升服务端的"生产力"。

5.1 健康管理

健康管理（Managed Care）是 20 世纪 50 年代末最先在美国提出的概念，其核心内容是医疗保险机构通过对其医疗保险客户（包括疾病患者或高危人群）开展系统的健康管理，有效控制疾病的发生或发展，显著降低出险概率和实际医疗支出，从而减少医疗保险赔付损失。

5.1.1 个人健康数据监测与管理

个人健康管理场景中的运用，主要是通过基因数据、代谢数据和表型（性状)数据的分析,为用户提供饮、食、起、居等各方面的健康生活建议,帮助用户规避患病风险。

现阶段,可穿戴设备软硬件的发展及普遍使用,使收集全面的个人健康数据成为可能。对这些数据进行科学的管理,运用信息和医疗技术,在健康保健、医疗的科学基础上,建立一套完善、周密和个性化的服务程序。其目的在于通过维护健康、促进健康等方式帮助健康人群及亚健康人群建立有序、健康的生活方式,降低风险状态,远离疾病;而一旦出现临床症状,则通过就医服务的安排,尽快地恢复健康。

1. 个人健康数据管理一般流程(见图 5-1)

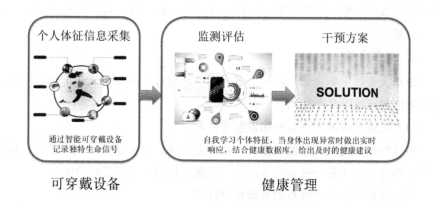

图 5-1 人工智能参与的健康管理方式

个人健康数据管理与其他健康管理一样,整个流程分为数据采集、数据分析、行为干预 3 个环节。数据采集方面,基因数据和代谢数据分别依靠基因检测技术和代谢质谱检测技术获取,表型数据则通过智能硬件(包括可穿戴设备、具有用户健康数据采集与记录功能的智能手机设备等)由用户自填获取。

1)数据采集

个人健康数据的采集,主要是通过智能可穿戴设备实现的。目前市场上与医疗健康相关的可穿戴传感器主要有两大类[13]。

一个是体外数据采集,主要通过带 G-sensor 的三维运动传感器或 GPS 获取运动状况、运动距离和运动量。

另一个是通过体征数据监测帮助用户管理重要的生理活动。现阶段可以利用的体征数据传感器如下：

（1）体温传感器。

（2）热通量传感器：用来监测热量消耗能力，也可以用于血糖辅助计算和新陈代谢能力推算。

（3）体重计量传感器：用于计算 BMI 指数。

（4）脉搏波传感器：推算血压、脉率等数据。

（5）生物电传感器：可用于心电、脑电数据采集，也可用来推算脂肪含量等。

（6）光学传感器：推算血氧含量、血流速。

现在主流的可穿戴健康监测设备，都是设备终端，只用作传感监测，然后通过蓝牙将数据传输到服务器端，收集到每个不同的个体的数据而整合成为一个大型的数据库。

2）数据分析

健康大数据采集之后，就可以有针对性地进行数据分析。目前常见的数据分析方法包括以下几个技术方向。

（1）以数据挖掘为核心的知识发现技术。

数据挖掘，是从大量的数据中，抽取潜在的、有价值的知识的过程。数据挖掘所探寻的模式是一种客观存在的、隐藏在数据中未被发现的知识。

（2）以数据仓库为核心的数据整合技术。

以数据仓库为核心的医学数据整合系统，独立于已有的医疗机构业务系统，将分散的业务系统产生的不一致的数据进行整理、变换、集成，得到全面、高效、一致的信息。

（3）以商务智能为核心的智能决策技术。

将商务智能技术（BI）应用于卫生决策分析，使决策者摆脱传统报表的束缚，以全新的、先进的分析手段，多维度地深入理解需要的数据，为广泛、深入地分析提供新的有力工具。

上述数据分析技术，加上当今人工智能领域炙手可热的深度学习、贝叶斯推理网络等技术，可以给个人健康管理提供强大的技术支持，对收集到的数据进行最全面的解析。

3）行为干预

根据前期的数据采集、数据分析，可以清楚地了解每个人的健康状况、既往病史、生活习惯、身体指标等情况，利用个性化推荐技术，也可以针对每个人制订适合的行为规范干预计划。然后，可以通过智能软件进行线上互动提醒，也可以线上线下相结合，把线下服务更加高效地推送至个人，纠正用户的一些不良习惯，帮助用户养成良好的生活习惯。

2. 应用难点

在个人健康管理方面，面临的难点如下。

1) 关键数据的采集

目前市场上流行着各式各样的可穿戴设备或者家用医疗设备。但是，大部分产品一个共有的问题就是采集的数据并不能满足临床医疗要求的精准度级别。跟个人健康相关的指标，需要使用专用的传感器或设备放置在特定的身体部位才能进行精确采集。但是，目前大部分可穿戴设备都设计得比较便捷、通用（例如，手环、腕表等穿戴起来很方便），却无法在数据采集精度上达到医疗体系的标准。这就给以后的数据分析及行为干预留下了一些先天缺陷。

这一点需要跟随未来智能硬件技术的发展，设计制造出更加精确的可穿戴设备，来逐渐提高数据采集的精度。

2) 数据标准化

利用当前的数据采集手段，可以采集到海量的健康数据。但是，当进行数据分析的时候却常常发现，采集到的大部分数据是没有用的，真正有用的数据只是少部分。

这就提出了什么样的数据才是有用的数据？也就是需要在数据采集之前就制定智能数据标准，并且需要广大可穿戴设备及家用医疗设备制造商来共同遵守这样的标准才行。

3) 数据孤岛

智能硬件和手机 App，是用户健康类数据的主要来源。目前用户的健康类数据独立存在于各智能硬件、手机 App 之中，"数据孤岛"明显。另外，对健康管理非常重要的核心医疗数据，保存在各家医疗机构，即使用户本人也无法获取自己的全部医疗数据。这些数据如果能够很好地共享、串联起来，对于健康管理来说无疑将是非常大的促进。但是，在当前社会环境及政策背景下，从医疗机构获取到用户的医疗大数据还没有明确的可行办法。

3. 应用创新性

1) 数据采集层面

由于监测技术的大力发展，目前已经可以收集到的数据包括基因数据、代谢数据、身体健康的表型数据。另外，随着传感器技术、测量技术的进一步发展，相信今后能够采集到的个人健康相关数据类型会越来越多，数据的精度也会越来越高。无论从"量"上还是从"质"的方面，都会体现出技术创新带来的红利。

2) 数据分析层面

大数据分析技术、人工智能相关技术的引入，可以把以前分离的医疗数据（部分）、体检报告数据、智能穿戴设备数据、用户使用移动健康管理系统的数据打通融合起来发挥更大的作用。利用这些打通后的数据，必将为用户提供更好的健康管理解决方案；同时，这些数据也促使健康管理朝着更有利于用户的方面改进。

3) 行为干预层面

运用先进的互联网（含移动互联网应用）技术与健康移动终端监测产品进行联网对接，对客户身体健康指标进行实时跟踪、数据分析，当发现健康指标发生异常变化时，及时、主动地联系、提醒和督促客户注意身体健康状况。从以前被动咨询转为主动服务，极大地方便了广大客户对健康的管理，真正实现了及时发现、及时治疗。

4. 应用案例

Welltoks 是一家健康管理公司，主要关注个人健康管理和生活习惯提升。其最有名产品的要数其 caféWell Health Optimization Platform 健康管理优化平台（见图 5-2）。这是一个以网站为主要入口的习惯干预和预防性健康管理计划，合作方有专门记录数据的可穿戴硬件 MapMyFitness、FitBit 和社交网络。它包含特定的计划和成效预测，同时以 Gaming 和个性化的数据将服务精确到个人。当用户按照 Welltok 提供的方案培养生活习惯时，它还会给予相应奖励，如积分、礼品卡或者现金，激励用户改善健康[14]。

caféWell 的优势在于提供服务解决方案，降低 IT 技术门槛，减少人群健康管理人员的实施风险，加快产品上市速度，提高成本的可预测性。平台既能满足每一位顾客的特殊需求，也能为细分产业设计全套解决方案。

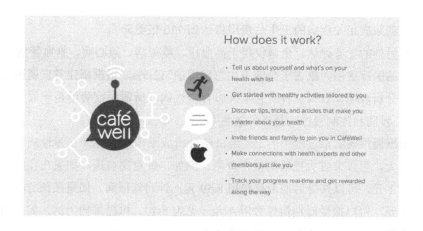

图 5-2　caféWell Health Optimization Platform 健康管理优化平台

5.1.2　慢性病健康管理

1. 国内慢性病背景

随着社会经济高速发展和人民生活水平的不断提高，慢性非传染性疾病（慢性病）对居民健康的影响日趋严重，已成为我国重要的公共卫生问题和影响劳动力健康、居民医疗费用增加及因病致贫、因病返贫的主要因素，对劳动力和社会经济造成巨大损失。

根据世界卫生组织在 2016 年 4 月 7 日世界卫生日发布的消息，糖尿病等非传染性疾病是中国首要的健康威胁。中国大约有 1.1 亿名糖尿病患者；更值得关注的是，还有近 5 亿名的成年人处于糖尿病发病风险阶段，超过 53%的糖尿病患者并未得到诊断。根据 2010 年的调查显示，中国糖尿病患者治疗率仅为 25.8%。每年糖尿病和糖尿病并发症导致近 100 万人死亡；令人担忧的是，其中近 40%的死亡为过早死亡（在 70 岁以下人口中）。如果不采取措施，到 2040 年中国糖尿病患者将增至 1.5 亿人，并成为中国社会沉重的疾病负担。

据了解，慢性病的卫生总费用占中国卫生总费用的 7 成。一种观点是我国每年用于糖尿病及其相关疾病的医疗支出达 500 亿美元，占国民医疗总支出的 13%，其中 80%用于并发症的治疗。一位业内专家举例称，糖尿病并发症引发的心梗治疗费用远远高于其他原因。根据国际糖尿病联合会的预测，到 2040 年中国在糖尿病相关疾病的卫生总费用将达到 720 亿美元[15]。

据另外的学者评估,全国仅用于高血压、糖尿病、冠心病、脑血管病 4 种慢性病的医疗费用,就占了全国卫生总费用的 12.5%。根据福建省直属医疗保险数据分析表明,20%左右的老年人患有慢性病,所需医疗费用是一般人群的 3.9 倍。预防和控制慢性病是当务之急[16]。

根据慢性病防治过程中的卫生经济学分析成果[17],前期预防在慢性病管理中作用重大,可以节省大批后期治疗费用。例如,针对高血压,如果在预防阶段每投入 1 元,可以接受后期治疗费用 8.59 元;针对糖尿病,如果在预防阶段每投入 1 元,可以接受后期治疗费用 4 元(见表 5-1)。以糖尿病为例,如果通过人工智能等手段影响 5 亿名糖尿病前期患者,通过慢性病管理助手来帮助他们改善生活习惯,并使其中的 1 亿人避免发展为糖尿病,就可以为国家减少大约 1000 亿美元/年的远期治疗费用支出。

表 5-1 慢性病预防的效果

慢性病	在疾病预防方向每投入 1 元,可以节省的治疗费用
高血压	8.59 元
糖尿病	4 元

2. 慢性病管理对象

慢性病管理对象包括 3 个部分[18]。

(1)疾病管理:慢性非传染性疾病,如高血压、糖尿病、心脑血管病等。

(2)认知管理:慢性病患者对所患慢性病的认知,患者因所患慢性病而引起的消极心理状态,患者与所患慢性病相关的行为方式。

(3)环境管理:慢性病患者所处的社会环境,又可以划分为微观社会环境和宏观社会环境。微观社会环境主要包括家庭环境、工作环境、朋辈群体、社区环境和卫生服务环境等。宏观社会环境主要指患者所处的阶层、社会阶层之间的关系及社会阶层结构的变迁方式等。

上述对象涵盖了人的生理、心理、社会 3 类基本属性,现有的众多理论和实践都已经证明生理、心理、社会属性之间的相互制约关系。这表明,如果单纯地对人的某一方面的属性进行干预将受到其他两个方面属性的牵制,将无法达到预期的效果,即使在短期内能取得一定效果,干预效果也难以长期维持。

3. 慢性病管理的方法

在明确了慢性病管理对象的基础上,就可以采用对应的方法进行有效管理。对于生物医学意义上的慢性非传染性疾病,管理的基本方法自然是生物医学的监测、用药及监督患者执行医嘱。对于患者的认知和心理干预,基本方法为加强健康教育以改变患者对疾病的认知进而改变患者的行为;对于心理动力不足的患者,则应采用心理干预以增强其改变不健康生活方式、行为方式的愿望、毅力等。对于患者的社会环境干预,基本方法为社会工作的小组工作方法、社区工作方法和政策评价方法等。由于人的生理、心理、社会属性之间存在相互制约关系,因此慢性病管理需要采用综合性干预方法,即团队干预方法。

4. 慢性病管理中的创新

以糖尿病的预防为例,其管理中的创新如下。

(1)数据采集阶段:在家庭场景下,可以使用各种各样的家用便携式测试仪,在家完成血糖、血压、血脂的日常监测;在医院场景下,可以完成糖化血红蛋白监测、眼底检查、心脏及肾功能检查等项目的监测。另外,结合患者存于医疗机构里面的其他 EHR、EMR、LIS 等系统中的数据,以及能够获取的患者生活习惯相关的数据,就可以展开针对糖尿病的数据分析。

(2)数据分析阶段:可以根据上述患者的医疗大数据,使用数据挖掘相关技术,针对患者患病风险程度做出分析,并对于患者疾病相关的可控危险因素做出识别。分析结果可以给医生及患者提供重要参考。

(3)行为干预阶段:人工智能技术在医生端可以辅助医生制订个性化随访方案,优化治疗方案,最终达到提高血糖达标率、降低医疗费用的目的;在患者端可以提供个性化健康教育、实时生活方式干预、精准营养管理、智能疾病检测等,以达到降低糖尿病并发症、提高生活质量的目标。

5. 应用案例

Virta Health(见图 5-3)是美国的一个在线专业医疗诊所,能够安全、可持续地逆转 2 型糖尿病,不需要药物或手术,致力于从糖尿病管理转向糖尿病逆转。通过在线设置专职医生和健康教练提供连续的远程护理,Virta 有助于降低血红蛋白 A1c(血糖的测量),同时减少或消除药物[19]。

通过几十年的研究，包括其创始人和顾问，Virta 正在推动两个主要的创新。首先，Virta 的技术是采用高度个性化的方法来摄取碳水化合物和营养性酮症（当身体燃烧脂肪作为其主要燃料来源而不是葡萄糖时）。其次，Virta 的技术平台和人工智能实现了每个病人的护理计划的连续性、远程化和个性化，并由 Virta 医生和健康教练通过在线方式提供[20]。

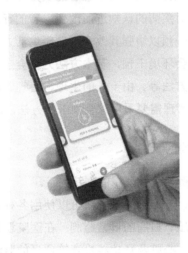

图 5-3　Virta Health

这些创新使 Virta 能够高度参与个性化护理，以安全地大规模逆转 2 型糖尿病。在线诊所通过提供医生监督、专门的健康教练、应用程序和生物标记物追踪工具，以及社区和个性化营养和护理计划来实现这一点。

5.1.3　精神健康管理

1. 国内居民精神健康现状

精神疾病已成为亚太地区第二大健康问题，2009 年 6 月 13 日《柳叶刀》杂志发表了北京回龙观医院流行病学研究中心主任费立鹏对我国 4 省（浙江、山东、青海、甘肃）精神障碍的流行病学调查结果[21]。结果显示，我国精神障碍患病率高达 17.5%，情感障碍（包括抑郁症在内的情感疾病）的患病率为 6.1%（见图 5-4）。

在我国制定的精神卫生工作目标中要求,普通人群精神卫生知识知晓率到 2015 年达到 80%。但据上海市 2012 年调查结果显示,精神卫生知识知晓率总体不足 50%,对精神疾病的总体识别率不足 37%,远未达到国家的规划目标。

以上数据说明目前我国精神疾病患病率较高,按上述比例测算,我国有 2 亿人患有精神疾病。但前往医院就诊、接受治疗和干预的比例很低。原因可能有很多,如病耻感,又如本身疾病知晓率很低,病人不知道这些疾病是什么及怎么治,而偏远地区则没有精神科或精神疾病医院可供就诊等。

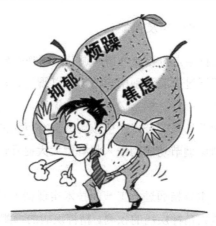

图 5-4　精神障碍与情感障碍

同时,我国的精神疾病医护人员数量十分短缺。《中国卫生统计年鉴》数据显示,2014 年我国每万人配备的精神科医师和护士分别是 1.8 人和 3.7 人,不仅远低于高收入国家水平,而且低于全球平均水平。由于精神疾病医护人员的存量和培养周期是一定的,所以精神疾病预防、诊断、治疗各环节均需要新技术的引入进行辅助,以改善医护人员供不应求的现状[22]。

2. 行业痛点及业务需求

我国精神健康服务发展不平衡,地区差别较大,大中城市发展较好,而广大农村地区近于空白,群众亦缺乏基本的心理健康知识。整体来说,服务提供远远不足,体现在从业人员数量较少、质量偏低、机构服务能力不足等方面。在我国,部分有心理咨询需求的民众的收入水平无法承担每疗程总计 5~8 个小时、每次几百元不等的心理咨询费用。目前虽然北京市部分社区将心理咨询纳入医保，但覆盖范围较小、支持力度不足。

这些行业痛点都需要人工智能技术的介入，来提高从业者的工作效率，提升用户使用满意度。例如，采用人工智能辅助诊断的形式收集病人的基本情况、病情病史，有助于在就诊时缩短医生的问诊时间、提高诊断效率。采用人工智能辅助治疗技术干预的用户端产品（如 App）可以帮助精神疾病患者随时随地地通过客户端与有辅助治疗功能的 AI 机器人沟通，或者通过客户端与线上的治疗师沟通。

3. 精神健康管理的框架及功能

精神健康管理的框架，可以分为情绪调节、精神疾病管理两类。

情绪调节，主要通过人脸识别用户情绪，以聊天、推送音乐或视频等多种交互方式帮助用户调节心情。根据亿欧智库的调查，目前国内还没有或媒体尚未披露致力于情绪调节场景的公司，但该场景拥有巨大的市场潜力，尤其是通用型语音机器人，情绪调节功能的嵌入将有望大大提升语音机器人的用户体验和用户使用活跃度。

精神疾病管理，主要指通过人工智能技术实现精神疾病的预测和治疗，目前全球的公司中多数为精神疾病的预测。精神疾病的预测，主要通过语音识别、图像识别和基于量表的数据挖掘技术实现预测效果；精神疾病的治疗，主要打造人工智能心理咨询师，提供个性化治疗。

另外，人工智能辅助诊断系统还可以采用一些心理量表和标准化诊断工具，对病人的病情进行初步的测量和鉴别。医生可以根据人工智能已经收集的基本情况，以及心理测量结果对病人进行更详细的问诊。医生还可以结合人工智能的诊断结果和自己的诊断，给出最终诊断结果。

4. 人工智能解决方案及创新点

人工智能技术的应用大大突破了心理健康服务的时空限制，降低了支付成本，有利于缓解我国心理健康医疗资源紧张的问题。未来经过不断完善疾病数据库和智能问诊技术，人工智能产品也将助力提高心理疾病的诊断效率和识别率。

人工智能产品的出现为不愿直接前往精神科和咨询机构的人群提供了很好的途径，他们也能随时随地进行咨询和了解，帮助其及早识别心理疾病、了解心理健康知识。问诊后的科室推荐、转入医生服务和咨询平台也将有助于提高患者就诊率和治疗率。

5. 应用案例

1）情绪调节应用案例

EmoSPARK（见图5-5）是目前比较典型的致力于情绪调节的人工智能公司，其EmoSPARK智能控制设备采用了人脸跟踪与识别、情感处理技术、智能语音技术。第一，EmoSPARK能够对每位家庭成员的面部进行追踪和记录，从而形成每位家庭成员的面部数据集，用来区分人脸；第二，EmoSPARK能够通过面部表情进行情绪识别，一共包含8类情感：快乐、悲伤、恐惧、厌恶、信任、愤怒、惊喜和期待；第三，EmoSPARK能够个性化地为用户推送音乐或视频，改善用户的实时情绪和开心指数。EmoSPARK采用安卓系统，能够与智能手机、计算机、平板电脑、电视等设备连接（只要有摄像头即可）。

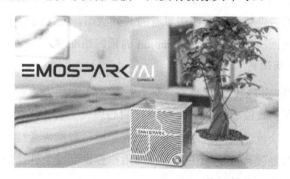

图5-5　EmoSPARK

2）心理疾病预测案例

MIT人类动力学实验室（Human Dynamics Lab）的一项长达8年的研究，证明了人际交流中社交信号的存在，以及实现对这些社会信号的计算机检测和理解。曾在MIT攻读MBA的Joshua将这项研究成果应用于商业的探索中，成立了Cogito公司（见图5-6）。

Cogito公司采用科研合作模式，与美国麻省总医院合作完成一项国家精神健康研究项目。研究采用Cogito的一款名为Companion的智能手机App，该App通过分析患者声音模式的细微变化，来检测患者是否有抑郁症、躁狂症、躁郁症复发的可能。

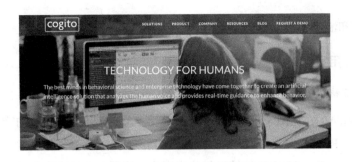

图 5-6　Human Dynamics Lab 创建的 Cogito

该研究项目从医院的 MoodNetwork 系统中挑选 1000 名测试者，每日使用 Companion 录入语音日记，Companion 将主动追踪主要行为指标，如物理孤立性、社会连接性、疲劳程度等主要的情感障碍症状，以积累症状复发的各项特征，给予患者长期、有效的治疗和关怀。在此基础上建立健康档案库，并进一步用于改善人们与抑郁症、躁郁症患者的共处状态。在此过程中，Cogito 也在积累大量患者数据，不断优化 Companion 的预测精准度。

3）心理疾病治疗案例

X2AI（见图 5-7）创立于硅谷，是一家致力于利用人工智能进行心理疾病治疗的科技公司。其核心为一款称为 Tess 的心理人工智能算法，能够在与用户进行语音或文字交流过程中，通过自然语言处理、智能语音技术，并结合大量心理咨询知识与经验构成的知识图谱，为用户提供高度个性化的心理治疗、心理教育和心理健康相关的提醒。

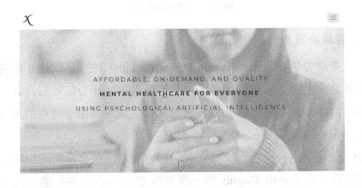

图 5-7　X2AI

X2AI 提供了一款名为 Karim 的人工智能聊天机器人，与非政府机构战地创新团队（Field Innovation Team，FIT）合作，通过 Karim 帮助难民进行心理治疗。在此过程中，不仅对 Karim 背后的算法进行了大量训练，而且证明了算法的有效性，Karim 的治疗效果在后期得到了体现。

X2AI 重视用户使用的便捷性，所以并没有将 Tess 设计成为一款应用程序，而是作为一个可以在短信、Facebook、Messenger、网络浏览器等用户正在使用的平台上使用的电话号码，类似于一段程序，用户可以在需要时随时调取进行对话。

当今医学模式已由过去单纯的生物医学模式发展成为"生物—心理—社会"共同作用的模式，这已成为整个医学界的共识。因此，使用人工智能技术在医疗健康领域辅助诊疗也需要同时考量生物因素及心理社会因素，加入精神健康管理的方法，学会"两条腿走路"。

5.1.4 营养健康管理

营养健康管理，顾名思义，即专业的健康管理人员（健康管理师、公共营养师、营养医师等）根据人体所需的能量及营养合理安排膳食，并适当地进行运动锻炼，以及其他的干预措施包括心理调节等来避免疾病的发生或者延缓疾病的发生。医生目前主要根据病人已有的疾病进行膳食调整，帮助通过药物、手术等手段消除疾病，是治已病之病。

根据流行病学调查表明，现代人约有 50%不定期出现食欲不振、头痛、失眠、心绪不宁、精神萎靡、注意力不集中、疲劳、健忘及性功能障碍等现象。导致这种现象的原因是现代生活中的环境污染、饮食结构不合理、嗜烟酗酒及来自社会竞争的各方面压力等，其中饮食结构不合理是常见的原因。利用营养健康管理的思路，使用一定的方法了解用户的饮食习惯，是改善健康状况、帮助用户从亚健康恢复的一个重要途径。

营养管理在营养学场景中的运用，常见的是利用 AI 技术进行食物识别，实现个性化合理膳食。

爱尔兰都柏林的一家创业公司将人工智能与生物分子学相结合，进行肽（食品类产品中的某些分子）的识别；根据每个人不同的身体情况，使用特定的肽来激活健康抗菌分子，改变食物成分，消除食物副作用，从而帮助个人预防糖尿病等疾病的发生，杀死抗生素耐药菌。

国内营养管理相关的人工智能公司的应用场景有两类。第一类是通过连续血糖监测，发现不同食物的餐后血糖变化，从而指导用户用餐；第二类是通过对菜品的图像识别，利用机器学习的方法实现菜品种类及分量的识别和分析，用来指导用户合理用餐。这个方法可以根据用户拍照上传的菜品图片，自动识别其中的食物种类，判断菜品所含热量、胆固醇、脂肪、升糖指数等指标，并根据每个人的身体状况（如减肥、高血脂、脂肪肝、痛风等）推荐该菜品是否适合食用。国人尚未普遍树立正确的营养饮食意识，反而是电视台上充斥的并无科学道理的伪保健节目，给民众带来了更多的困惑。

5.2 风险预测与防控

医生临床环境中的误诊、漏诊一直是临床医疗管理中的难题，通过科学、有效的方式协助医生提高诊断的准确性非常必要。医疗环境的复杂及场景之多，人工智能技术可针对大数据学习分析后，实现诊断风险监控管理，有效地降低误诊、漏诊发生的可能。

另外，临床上许多疾病都是可以预防的，但是其发展速度相对缓慢，病况加重到一定程度才会在临床发现，虽然医生可以借助许多工具进行疾病预测，但疾病的复杂性和混杂的数据在很大程度上会影响预测效率和准确性。人工智能借助强大的计算能力和自我学习能力能显著提高预测准确率。

5.2.1 个人健康风险预测与干预

1. 基因预测的背景

预测个人健康领域的疾病风险，最主要的一个途径是通过基因测序与检测，提前预测疾病发生的风险。

基因检测，是运用生物分子手段，通过对人体是否携带某种疾病的易感基因进行检测和分析，从而对受检者患某种疾病的风险进行预测，为受检者提供相应的健康指导，以便有针对性地展开疾病预防。目前在基因测定中所得到的结果聚焦于预测性基因检测：这些检测是在出现任何症状前鉴定人们患有某种病的可能性。现在已经可以对 1300 多种疾病进行检测，而随着越来越多的疾病相关的基因被发现，这意味着可以进行更多种疾病的风险预测。

预测型基因检测既可以寻找那些因为单基因错误的遗传而导致的"家族性疾病"（如镰刀样贫血等），也用于判断常见的多基因遗传性疾病的发病风险（如老年型痴呆、心血管疾病、失明、癌症等）。其好处是：一个阴性检测可以带来极大的心理缓解作用；而一个阳性检测也会带来好处，它可以消除不确定性，让人们可以决定自己的未来。一个阳性检测可以让人们得到最好的生存机会，降低生病的风险。了解疾病的遗传风险，可以采取干预措施，降低发病的概率，提高健康水平和生活质量，延长寿命。

2. 人工智能在疾病预测中的作用

据麦卡锡发布的一份报告，预计到 2025 年，全球将会累计产生 10 亿人次的全基因组数据，而检测基因的成本将下降到接近 0。考虑到每个人的全基因组数据将会达到 100GB，如何对这些海量数据进行解读？现有的生物信息方法基于统计学模型，而谷歌子公司 Deep Mind 的科学家发表了一篇论文[23]，提出一个名为 DeepVariant 的检测工具，使用深度神经学习中的卷积神经网络 CNN 来检测基因组上的单碱基突变（SNP）和小的插入缺失，其准确性超越了当前主流的生物信息学软件 GATK。来自康奈尔大学的另一组研究者又独立地发表了一篇用类似方法检测基因变异的软件[24]。这两篇论文的出现，彰显了深度学习在基因组数据挖掘领域的巨大潜力（见图 5-8）。

每个人的体内都包含着 3 亿对碱基，这些碱基的排列方式决定了生老病死的方方面面，找到了基因组的差异之处，就可以帮助了解疾病的易感性，也可以知道人体的个体特征。对基因数据的传统分析方法，基于贝叶斯统计和专家的经验，针对不同的检测物种，需要人工调节和试错，而针对不同的测序平台，也需要进行特异性的配置。基于深度学习的方法，巧妙地利用了图像识别领域成熟的技术，不仅可以利用通用的学习流程达到现行软件相同的水平，更获得了由美国 FDA 监管的 SNP 检测算法比赛的第一名[25]。由于这两项研究都还处于初期，考虑到深度学习算法巨大的提升空间，在可以预见的未来，基于深度学习的基因检测算法将会有更大的施展空间。

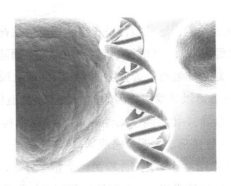

图 5-8　基于深度学习的基因组数据挖掘

3. 应用难点

大多数常见疾病是多基因的疾病，是环境因素与遗传因素互相作用才导致的疾病，所以对基因检测的结果要准确理解。目前，预测性基因检测的结果对多基因疾病来说大多数提示可能性，而不是确定性。阳性结果可能带来心理冲击，并对家庭和社会关系产生影响。

另外，基因检测是重要的医学检查新技术，具有其他方法所没有的特点。但是，基因检测不能替代体检和实验室检查，而应该结合分析。基因检测不能检查人类所有的疾病，目前可以用于 1000 余种与遗传相关的疾病，以后随着研究的深入会扩大。

4. 个人健康的疾病干预

这里主要是针对基因检测做出疾病预测之后的干预方法——基因疗法。

基因疗法是指将外源正常基因导入靶细胞，通过替代异常基因、封闭致病基因、剪去致病基因、修复受损基因和重建基因调控系统等，以纠正或补偿因基因缺陷和异常所引起的疾病，从而达到治疗的目的。全世界已获准的基因治疗临床试验方案达 1000 多项，其中 66% 是针对癌症的治疗。基因治疗的必要条件是发病机制在 DNA 水平上已经清楚要转移的基因已克隆分离，该基因正常表达的组织可在体外进行遗传操作。

基因治疗方式包括直接基因治疗和间接基因治疗。

（1）直接基因治疗（致病基因的原位置换）：纠正突变基因，在原位修复缺陷的基因，以达到治疗目的。这是较理想的基因治疗策略，由于存在某些问题，目前正在努力之中。（未实现。）

（2）间接基因治疗：导入外源正常基因，代替有缺陷的基因。对靶细胞而言，没有去除或修复有缺陷的基因。

5. 应用案例

加拿大多伦多大学生物医学工程教授布伦丹·弗雷在 2015 年创办了一家深度学习基因公司 Deep Genomics（见图 5-9）。他认为在基因组学领域运用当前最热门的深度学习技术，可以改变现在的医学。

目前大多数深度学习的应用试图赋予机器人类的能力，而弗雷更希望机器能做人类不能做的事。虽然人类擅长文本分析、语音识别，但人类不了解基因信息。一个能够深度学习的系统可以处理大量的基因数据，也可以比人类更好地理解基因突变。

弗雷的团队通过深度学习的方法,让机器学会通过测量细胞内的内容物（如特定蛋白浓度等指标），与基因检测数据结合起来，以细胞作为一个整体而得出最终诊断结论。同时，结合深度学习技术，研究人员查询基因突变与疾病的关联就好比是进行谷歌搜索一样方便：研究人员将一个 DNA 序列输入系统进行查询，系统将自动鉴别突变，并告知这些突变将导致什么疾病及致病原因。

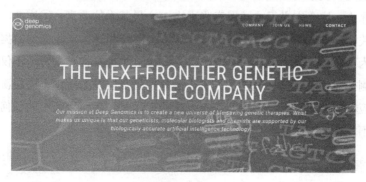

图 5-9　Deep Genomics

5.2.2　临床诊断风险与辅助决策

疾病诊断准确率在医学技术不断发展的今天依旧不容乐观。四川华西医科大学的调查研究结果发现，过去 50 年即便诊断技术在快速发展，临床误诊率依然在30%上下。例如，鼻咽癌、白血病、胰腺癌、结肠癌等恶性肿瘤的平均误诊率在40%以上；肝结核、胃结核、肠系膜淋巴结核等肺外结核的平均误诊率也在40%以上。

基于自然语言处理和机器学习技术，学习医疗数据，吸收权威专家多年的宝贵经验，理解医生撰写的病历，并根据病历内容给出疾病预测，比对人工智能预测结果与医生诊断结果，可以科学地给出诊断风险，从而实现诊断风险监控。

AI 辅助诊断基于自然语言处理与机器学习的技术基础，对病历与文献指南学习后，让人工智能具备了读懂病历、分析病历的能力，实现了 500 种疾病的分析预测，并可实现诊断风险监控。同时，结合疾病诊断与鉴别诊断需要的医学百科信息，辅助医生疾病诊断与鉴别诊断，尽可能地降低误诊、漏诊的可能性。

5.2.3 公共卫生事件预测与防控

公共卫生系统的流行病检测是指有计划地、连续地、系统地收集、整理、分析和解释疾病在人群中的发生及影响因素的相关数据，并及时将监测所获得的信息发送、反馈给相关机构和人员，用于疾病预防控制策略和措施的制定、调整和评价。这个定义反映了疾病监测的 3 个最基本的要素：①连续、系统地收集相关疾病的数据和资料；②汇总、分析、解释和评价所收集的数据和资料使之成为可用的信息；③及时将监测信息发送给相关机构和人员，不仅应包括使用监测信息用于决策的机构和人员，还包括处于监测系统中不同层次的参与者，还应将监测信息以一定的方式向公众发布。上述 3 个要素中的任何一个的缺失都不能构成一个完整、有效的监测系统或监测活动。

1. 预测基础技术

1）基于历史数据的流行病预测方法

基于历史数据的定量预测是运用统计方法和数学模型，通过对一些历史数据的统计分析，对事物未来的发展趋势、增减速度及可能达到的发展水平做出说明，并且以数学模型来表达基本规律，从而对未来发展进行预测。以国家疾控中心统计、发布的数据为基础，以各种预测方法的建构核心。几种常用的定量预测方法为回归分析法、时间序列分析法、灰色系统预测法、马尔柯夫

（Markov）预测法、人工神经网络法等。这些方法都运用了数学建模的思想，在建立过程中隐含了建模的几个基本步骤。

（1）模型的假设：通过合理的假设简化实际问题，舍弃其中的次要因素，考虑其中最主要的因素。

（2）模型的建立：将实际问题转化成数学问题。

（3）模型的求解：求出数学问题的答案。

（4）模型的检验和应用：把数学问题的解应用于实际问题的解决，是数学建模思想在疾病预测方面的一个应用[26]。

2）基于搜索大数据的流行病预测

除上述利用历史数据进行流行病预测的方法之外，近年来，由于互联网技术和应用的飞速发展，搜索大数据用于流行病预测的方法也已经做出非常准确的流感预测，让人眼前一亮。

随着搜索引擎日益成为人们查询生活信息的主要渠道，网络搜索数据成为流感监测的理想数据源。在每天百度搜索框 60 亿人次的搜索量中，有 6000 万人次在搜索与医疗健康相关的词语，与疾病相关的搜索每天超过 1500 万次，与医院相关的搜索每天超过 300 万次，与医生相关的搜索每天超过 50 万次[27]。这一现实基础使得基于搜索数据的流感监测成为可能。相比于其他数据源，搜索引擎数据具有更强的倾向性和即时性，搜索关键词直接地反映了查询人的意图，而且搜索数据是可以实时统计的，可以保持与流感疫情的完全同步。此外，搜索数据调查的人群范围更广泛，它可以显示某个地区全体网民对于流感的关注情况，得到的数据更接近真实的整体。近年的一些研究也表明，互联网搜索信息有助于公共卫生和流行病监测。

多种模型实证表明，搜索数据信息和历史数据信息具有部分互补性，即网络搜索数据中包含历史信息中没有的信息，这部分信息反映了因变量的当期变异。因而，网络搜索数据是历史信息的有益补充，历史信息能够较好地预测因变量的趋势，而搜索信息保障了即时预测的准确性。所以，联合使用以上两种信息的模型具有较好的监测效力[28]。

2. 应用难点

对于基于历史数据的疾病预测来说，一般所使用的数据是疾控中心从各个地区的医疗机构或相关服务机构搜集而来的。由于不是每个患者都去医疗机构看病了，部分患者也许通过自行买药处理了。所以，疾控中心的报告跟真实的发病率会有差别。另外，流行病监测网络的数据从数据上报到形成报告并公布于众，都需要一个过程。因此，这种数据报告也常常会严重滞后于疾病爆发的情况。

基于搜索大数据的流行病预测虽然通过谷歌在 2009 年对流感进行预测的成果进行了很好的证明，但这种方法本身也有很大的局限性。第一，搜索数据本身就具有很大的干扰，例如，一些人搜索感冒，并不一定就是得了感冒，而是对这一病症感兴趣，想了解一下。这就需要花费大量的精力来识别搜索意图去除这些干扰；第二，搜索词可以反映疾病之间的相关性，却给不出它们之间的因果关系，无法从逻辑上的推理过程说明疾病爆发的原因；第三，这种基于搜索大数据的方法，只能从趋势上给出一个大概的估计，无法将预测结果做得非常精确。

综上所述，只有将历史数据、搜索数据及其他能够获取的其他流行病相关数据结合起来才能得到较准确的公共卫生领域的流行病预测。

3. 公共卫生事件的现场干预

对于已经爆发或者经过技术手段预测出来即将爆发的公共卫生群体时间，一般可以采取以下 7 种干预措施。

（1）诊断试验：在进行现场干预之前，有必要对这些试验在人群中的灵敏度和特异度进行评价。

（2）治疗性措施预防：主要指治疗性的药物或措施用于疾病的预防控制。

（3）药物治疗：首先，快速评价某治疗性药物在人群中的应用（用于病例），是否可以有效地减少某病的发病率和死亡率，如结核、麻风等；然后，视情况给发病人群用药，这样可以减少病原体的传播（降低发病率），或者治愈、减缓病情（降低死亡率）。

（4）疫苗预防：广义的疫苗包括全部预防性免疫制剂，如菌苗、毒苗、免疫球蛋白等，可以用来预防或者消除感染。

（5）媒介生物控制：常常是指针对环境的预防性干预措施。例如，杀虫剂的新配方和新使用方法；新的或改良的生物制剂；减少人与媒介生物接触的措施（如蚊帐、纱窗、个人防护措施）等。

（6）教育干预措施：通过教育和宣传的手段改变人们的行为，也是疾病预防控制中常使用的措施，如戒烟、母乳喂养、良好的个人卫生习惯、良好的饮食习惯、良好的生殖卫生习惯等。

（7）改变环境：许多疾病的预防控制都是通过环境的改变来实现的，如改造厕所、提供清洁生活用水、开展污水处理、清除临时积水、消除灌木、好的粮食保藏方法、通风透光等。

4. 应用案例

1）基于历史数据的流行病预测应用案例

美国疾病控制和预防中心的流感监测系统（FLUVIEW），其主要功能是对美国全境实行流感监测，对每周的流感数据进行详细监测并形成综合报告。该报告概括地描绘和揭示了流感在美国的总体情况，以及可能在何时、何地发生流感，追踪与流感有关的疾病状况，确定当前流行病毒种类，检测流感病毒的变异情况，评价重大流感流行对美国死亡人数的影响[29]。

2）基于搜索数据的流行病预测应用案例

大数据时代来临的标志，首先是谷歌流感趋势上线运行，开启"实时"流感预报先河。该系统不仅整合了流感暴发的历史数据，更重要的是对"实时"网络流感信息进行监测，从而对流感进行"实时"预测。这将是未来一段时间流感预报系统研究的重点之一。2009年谷歌公司Ginsberg等在《自然》杂志上发表文章，通过分析谷歌的大量搜索查询数据来跟踪人群中的流感病例。由于某些查询的相对频率与出现流感症状的患者就诊比例高度相关，据此可以准确地估计美国每个区域每周流感活动的水平，时间上的滞后只有1天。在互联网搜索用户众多的地区，该方法能够利用用户的查询探测流感的传播。谷歌公司据此建立了"谷歌流感趋势"，利用人们在网上对他们的健康问题寻求帮助的趋势来预测流感流行情况。通过追踪"咳嗽""发烧""疼痛"等词汇，只要用户输入这些关键词，系统就会展开跟踪分析，创建地区流感图表和流感地图，可以提示流感在哪里扩散。谷歌在美国的9个地区进行了测试，并且发现其比疾病控制和预防中心提前7～14天预测了流感的爆发。为验证"谷歌流感趋势"预警系统的正确性，谷歌多次把测试结果与美国疾病控制和预防中心的报告进行比对，证实两者结论存在很大相关性。谷歌希望这一发现同样能帮助预测其他流行病[30]。

第 6 章
Chapter 6

人工智能+院中诊疗

世界卫生组织估计，全球约有 430 万名医生和护士的缺口。资源缺乏带来的影响，往往体现在每个患者可以得到的诊疗时间上。一项研究估计，美国医生在每位病人身上平均花费 13～16 分钟。在国内，此前有报道称医生平均接诊时间为 4～6 分钟，更有调查称："门诊医生平均只肯听病人述说病情 19 秒。"目前人工智能的应用将在一定程度上缓解这种尴尬状况。人工智能产品 IBM Watson 分析了数千个基因突变，最终确诊一位 60 岁的日本女性患有一种非常罕见的白血病，并提供了适当的治疗方案，而几个月前她曾被医院误诊。Watson 的整个诊断过程不到 10 分钟，如果换作人类医生，这个诊断需要耗时数周才能做到。现在，Watson 的肿瘤解决方案已经进入了 21 家中国医院。如果说诊断疾病尚早，近期人工智能帮医生解读医疗影像则是发生在我们身边的现实，大量国内外创业公司涌入了这个热门领域。2000 年，Intuitive Surgical 达·芬奇系统正式获批上市。这个手术机器人最初用于支持微创心脏搭桥手术，后来又在前列腺癌治疗方面取得进展。除达·芬奇系统之外，还有很多公司也在不同领域推出了手术机器人。人工智能也在手术室里辅助进行麻醉管理，包括术前评估、方法选择及术中管理等方面。一些医疗健康机构已经开始使用人工智能来减少医生和护士收集患者信息的时间，这有助于降低成本，但是有可能进一步减少医生和患者交流的时间。可以预计在不远的未来，人工智能技术将融入医院信息管理系统中，为医护人员带来更加便利、准确、智能的应用。

6.1 智能影像诊断

基于医学影像学的计算机辅助技术可以划分为计算机辅助检测（CADe）和计算机辅助诊断（CADx），前者着重于检测，只需要计算机标注异常征象，而后者侧重于病情诊断和预后策略选择，因此，CADe 是 CADx 的基础和必经阶段，CADx 是 CADe 的延伸和最终目的。CADx 被视为医生的"第三只眼"，其广泛应用有助于提高诊断的敏感性和特异性。

传统的 CADx 通常分为 3 步。首先，医学影像的预处理，目的是定位病变位置，让计算机从复杂的解剖背景中将病变及可疑结构识别出来，针对不同的病变，CADx 需要采用不同的图像处理方法，基本原则包括图像质量评价、图像增强、图像滤波。其次，病变特征提取，将上面提取的病变影像进一步量化，并对具有诊断价值的影像学表现进行分析，如病变的大小、密度、形态特征等。最后，模式识别，将前面得到的特征向量输入模式分类器，包括人工神经网络、支持向量机、贝叶斯网络、规则提取等，它们将采用特定的学习型算法，将特征向量映射为诊断决策。

传统上，CADx 架构需要事先对关键特征进行定义和学习，最具挑战性的是进行特征定义，包括亮度、密度、体积、面积、纹理特征等，不同特征与问题的关联性也不同，这种关联性将直接影响机器学习的性能。随着高性能计算和大数据的产生及存储技术的产业化，诞生了深度学习技术，与传统的机器学习方法相比，最大的区别在于：操作者无须定义特征，只需要输入原始数据，机器将通过输入的图像数据与输出的目标概念之间的上百万个权重连接来自主寻找最有代表性的特征，特征隐含在深度学习框架中。将深度学习作为 CADx 的核心，不仅能简化 CADx 的架构，还能充分利用海量医学影像数据的优势。可供学习的数据越多，诊断就越精确。因此，深度学习需要漫长的学习和优化过程，需要研究者更好地构建深度学习框架，更需要医疗、影像和深度学习 3 个方面团队的密切配合。

现代医学是建立在实验基础上的循证医学，医生的诊疗结论必须建立在相应的诊断数据基础上，影像是重要的诊断依据，医疗行业中 80%~90%的数据都来源于医学影像。所以，临床医生有极强的影像需求，他们需要对医学影像进行各种各样的定量分析、历史图像的比较，从而能够完成一次诊断。医学图像与其他"数字影像和通信"（DICOM）一样，有一个存储和交换医学图像数据的标准解决方案。该标准包含一个文件格式和一个通信协议。所有病人的医学图像都被保存在 DICOM 文件格式里。这个格式中保存着病人的受保护健康信息，如病人姓名、性别、年龄，还有一些医疗图像的数据。"医学成像设备"创建了 DICOM 文件。医生们使用 DICOM 阅读器和能够显示 DICOM 图像的计算机软件应用程序来查看医学图像，并且根据图像的信息做出诊断。

但是，对于图像的识别，长久以来人工智能的研究者们大多采用图像匹配的方式进行，并没有找到较好的特征提取方式。2010 年，随着深层神经网络这种更好的建模、训练方法的出现，深度学习的概念逐渐浮出水面。深度学习属于表征学习，拥有较强的表征处理能力，可以很好地把很多现实问题转换为可处理的形式。深度学习擅长处理的就是高维度、稀疏的信号，图像就是这些信号中一种有代表性的形式。在医学影像领域，使用的算法通常为卷积神经网络（CNN）。假设世界（图像）是由很多很小的部分（特征）组合而来的，而当卷积网络作用于图像时，随着深度的增加会提取出更高层次的抽象特征，而这些特征对图像的识别非常有用。原始的机器学习方式需要手工设计特征，再在设计后的特征上训练分类器，而深度学习使特征抽取及表示更加自动化，因此现在已经成为图像处理的主导性技术。深度学习被视为一种自动学习层级化特征表示的学习方法。

人工智能在医学影像数据挖掘和分析中包括数据预处理、图像分割、特征提取和匹配判断 4 个主要过程，前 3 个过程的核心是图像识别，而匹配判断则要通过深度学习来"学会诊断"。人工智能在智能医学影像诊断的概念是计算机在医学影像的基础上，通过深度学习完成对影像的分类、目标检测、图像分割和检索工作，从而协助医生完成诊断、治疗工作等临床医疗工作。

人工智能的本质是计算机通过对已有资料进行经验积累，自动提高对任务的处理性能。人工智能在图像处理上的能力分为 4 类：影像分类、目标检测、图像分割和图像检索。这 4 类能力在医学影像上分别对应图 6-1 中的 4 个功能。

医院大数据里 80%～90%的存储容量被影像数据所占据，现在的计算机可以识别结构化的文本数据和结构化的影像数据，且正在探索将功能性医疗图像和结构性图像相融合的方式，以获得更好的诊疗效果。

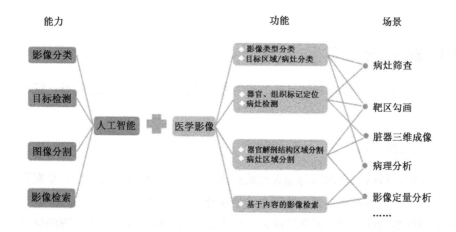

图 6-1　人工智能能力分类

人工智能影像诊断可能会在以下 3 个方面对现有的临床诊疗过程带来较大改变。

（1）把有效诊断信息更好地呈现给医生。人工智能能够完成脏器的定位、分类及分割工作并将可疑位置进行标注，相当于承担了低年资医师的角色，为高年资医生去除了诊断干扰信息，将更直接的诊断信息呈现出来。

（2）帮助医生进行医学影像定量分析。相对于计算机，医生更加擅长定性分析。但是在临床诊断实际工作中，需要对病变进行更加精准的判断和定量的分析，这些工作包括各种各样的多模态分析、历史图像的比较、病人人群的分析等，需要图像分割、图像配置、功能图像分析等技术的参与，而这些正是人工智能所擅长的。

（3）人工智能影像协助解决成像和智能图像识别问题，协助建立同时兼具标准化和个性化的医学成像及诊断流程标准。标准化是指医学成像图像质量的标准化，个性化是根据不同患者的个体情况进行效果最佳的成像检查。针对医学图像中的异常病变，人工智能系统直接标注病灶，影像诊断医生进行审核，可以明显提高医生的诊断效率。总体而言，成像和图像分析结合起来，将健康人的图像进行筛选，呈现给医生异常的图像，并做初步的标注，极大地提高了医生的效率和诊断的稳定性，并在定量分析上带来了前所未有的新方式。

6.1.1 放射影像应用

人工智能在放射影像领域目前的应用方向包括疾病筛查、病灶勾画、脏器三维成像等。

1. 肺部结节筛查

据统计，2016年美国因肺癌去世的病人占总癌症致死病例的27%。早期筛查是降低死亡率的重要手段。然而由于早期肺癌病人一般缺乏明显临床症状，也无特异的生物标记物，因此目前筛查的主要方法是通过放射影像检查肺部是否存在可疑病灶。胸部放射影像技术中最常用的包括X线胸片和CT肺部检查。相对于X线胸片的扁平二维图片，CT扫描可以提供肺部的三维信息，因此其筛查的准确率远高于X线胸片。低剂量CT扫描因为其扫描速度快、放射剂量小等因素，非常适合年度体检。美国一项持续多年的全国肺部筛查研究（National Lung Screening Trial）显示，每年使用低剂量CT对高危人群（年纪较大、有吸烟史或者家族病史的人群）进行胸部体检，7年内肺癌死亡率比用普通X线胸片检查的人群低20%。因为低剂量CT扫描的优秀筛查效果，其在美国已逐渐成为常规体检项目，相信其他的国家也会逐渐推广应用这种方法。

推广这种筛查方法的一个主要障碍是CT影像诊断的巨大工作量。早期肺癌多表现为肺部结节，它们尺寸小、对比度低、形状异质化高，因此筛查工作是由影像科医生人工读片完成的。但是，每位被检者的胸部CT图像至少有100多张，精细级的扫描甚至多达600张，所以随着体检人数的快速增长，人工处理的方法越来越难以胜任此项任务。

在过去的10多年里，多种针对肺部结节CT筛查的计算机辅助诊断（CAD）系统被开发出来，其中公开的、有代表性的系统有ISICAD、SubsolidCAD、LargeCAD、ETROCAD等。这些CAD系统通常包含3个步骤：①数据影像预处理；②建立疑似结节集；③降低疑似集的误报。

步骤①的任务是将输入影像标准化，固定图像分辨率和层间距；划分其中的肺部组织，裁除其他组织区域；降低数据噪声。步骤②的任务是使用各种算法，尽可能多地挑出影像里所有结节区域。这个步骤为了增强算法对结节的敏感性，一般对误报率不做严格要求。步骤③的目标是在生成的疑似集中尽可能剔除非结节情况，降低系统的假阳性误报率。

上述几个检测系统都基于传统的机器视觉算法，随着人工智能的广泛应用，以深度卷积网络为代表的人工智能算法也陆续出现，代表有 ReCTnet 和 ZNET。检测方法如下。

1) ReCTnet

这是由 P. Ypsilantis 等人设计的一种融合深度学习领域里的两种最重要的网络结构——卷积网络和循环网络的方法，这样既可以学习每张影像图的内部特征，也可以学习各层图像间的顺序特征。作者先用卷积神经网络训练可以区分一层影像的子区域，是否包含结节的分类器，再结合 CT 影像的上下邻接层，用循环网络优化此分类器。诊断时，整套 CT 影像送入系统，训练好的分类器遍历每层影像的每块子区域，计算区域含有结节的概率，得到三维概率地图。最终设置合适的阈值，将三维地图中的高危区域输出。即使不经过后续削减阳性误报的操作，此系统已经达到 90% 的敏感度和每套 CT 有 4.5 次误报率的水平。

2) ZNET

此系统基于 O. Ronneberger 等人设计的 U-Net。U-Net 是一种像素级图像分割的深度卷积网络，比较适用于生物、医学影像方面。ZNET 系统采用 U-Net 输出的各像素是否属于结节的概率，构建每层 CT 影像的像素概率地图，并选取合适的阈值，将其中的高危区域划分出来，再通过机器视觉算法，将各区域合并，输出最终的疑似区域集。

如果说在肺结节的发现领域，人工智能与传统的机器视觉算法的敏感度不相上下的话，在结节假阳性的剔除、降低疑似集误报领域，现在已经完全是人工智能的天下了。传统的模式识别方法对形状多变、类似体多的中小结节的选择能力十分有限。代表性的人工智能算法如下。

3) CUMedVis

CUMedVis 是由香港中文大学 Q. Dou 等人设计的三维深度卷积神经网络。对比相应的二维 CNN，三维 CNN 可以整合更丰富的空间信息，通过其自身的分级结构提炼出更有代表性的隐含特征。作者采用 3 种不同的三维 CNN 结构框架，它们的输入大小和内部结构各自不同，处理立体 CT 影像数据。使用这 3 种网络处理 CT 影像中的同一空间区域，计算得出此区域包含肺结节的概率结果 $p1$、$p2$、$p3$，并用简单的线性组合 $p=30\%\times p1+40\%\times p2+30\%\times p3$ 计算此区域是否包含肺结节的最终概率 p。设置阈值，当概率 p 小于阈值时，判断为假阳性。作者的方法解决了影像中肺结节自身差异大、类似体多带来的挑战。

4) DIAG CONVNET

这是由 A. Setio 等人设计的多角度二维深度卷积网络。对于疑似区域集中的每个待筛区域，从长、宽、高 3 个方向获取其 50mm×50mm 的子图像，以及它们各自前后相邻的各两片大小相等的子图像，共 9 张图。对应每张图，应用二维深度卷积网络进行特征提取，再连接降维至 16 个特征，最后模型基于 9 张子图的共 144 个特征进行分类，得出区域包含结节的概率。设置阈值，当概率 p 小于阈值时，判断为假阳性。

5) CADIMI

CADIMI 由 T. Bel 等人设计。对于每个疑似区域的中心，从每个维度方向上各取前、中、后 3 张子图，作为一张影像图片的 3 个通道输入并训练深度神经网络。在评测时，取测试层及临近 4 层共 5 层（并少量位移，以对应其中心），同时计算其包含结节的概率，计算 5 次平均值为最终概率。同样设置阈值，当概率 p 小于阈值时，判断为假阳性。

除了 CUMedVis、DIAG CONVNET、CADIMI 3 种人工智能算法，前面介绍过的 ReCTnet 和 ZNET 也是假阳性检测方法。因为人工智能的自身特性，发现结节的方法就是计算此区域为结节的概率，所以发现与筛选的结果是同步生成的。

为提升系统的检测能力，肺结节辅助诊断系统将会朝着多模型整合的方向发展，例如，在建立疑似集的步骤方面，简单地合并几种算法结果就可以增加系统对各类型结节的敏感度。因为每种模型都有自己的适用范围，合并在一起可以增加综合适用范围。但是，对于假阳性筛选步骤来说，多模型结果的简单合并或者平均操作不一定能增加模型的选择性，需要通过一套方法评判各模型在各种条件下的选择能力，确立其各自的适用条件，才能更好地降低假阳性率。此外，随着人工智能算法的飞速发展，越来越多的优秀算法正在被开发出来，可以提高已有方法的准确度。另外，人工智能模型的训练将会逐渐实现从需要标注病灶区域的强监督学习，到仅基于标注诊断结果的弱监督学习。人工智能模型从 CT 影像数据中自行学习影像与临床肺癌诊断的关联。这样的弱标注数据人力消耗很少，非常适合大数据训练集的制作。与围棋中的 AlphaGo 类似，只有经过大量数据训练的人工智能模型才具有出类拔萃的检测能力，才能真正在临床诊断中发挥作用。

人工智能进行肺部筛查的步骤为：首先，使用图像分割算法对肺部扫描序列进行处理，生成肺部区域图；其次，根据肺部区域图生成肺部图像，利用肺部分割生成的肺部区域图像，加上结节标注信息生成结节区域图像；再次，训练基于卷积神经网络的肺结节分割器，对图像做肺结节分割，得到疑似肺结节区域；最后，找到疑似肺结节后，使用 3D 卷积神经网络对肺结节进行分类，得到真正肺结节的位置和置信度（见图 6-2）。

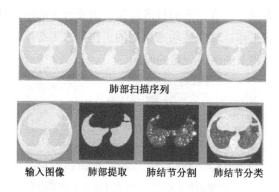

图 6-2 人工智能肺部筛查

人工智能在肺部结节筛查方面的应用不断深入，但是，目前人工智能辅助医学影像诊断面临以下几个问题。

（1）现在的人工智能还是单一的检查设备。疾病的筛查比较复杂，单纯根据影像进行诊断比较困难，很多结节相似，但却是不同的疾病，一种疾病也可能有多种影像，所以诊断必须要结合临床的资料，如化验检查、肿瘤标志物、病理、基因等，还有 CT 核磁共振等一系列的检查。疾病的诊断是综合影像的分析，是诊断思维的应用，所以目前的人工智能的影像诊断还是比较单一的。

（2）诊断正确率的问题。尤其是诊断假阳性和假阴性的问题，这需要人工智能影像诊断产品不断改进、完善。

（3）多器官的诊断。人工智能产品目前的研究重点放在肺结节上，除肺以外，还有纵膈、胸壁、软组织等。医生在诊断过程中不可能只看肺结节，病人在肺部之外的其他部位也可能存在问题。此外，深度学习的算法有很多，不同的算法框架下结论肯定是不同的。

（4）病人的隐私问题、伦理法律问题。人工智能医学影像产品一旦落地并广泛使用，患者隐私、伦理等方面的问题需要进一步考虑。

2. 病灶靶区勾画

病灶靶区勾画（见图6-3）与治疗方案设计会占用肿瘤和放疗科医生大量的临床工作时间。放疗是肿瘤三大治疗方式（手术、化疗、放疗）之一，每个肿瘤病人的 CT 图像一般有上百张，医生在病灶靶区勾画时，需要对每个图片上的器官、肿瘤位置进行标注，这个过程按照传统的方法需要耗费数个小时。靶区勾画与治疗方案设计具有一定的技术含量，需要医生的临床经验，但是其中包含了大量的重复工作，这些劳动密集型的工作是人工智能的专长，利用人工智能进行相关工作将节约医生大量的时间。

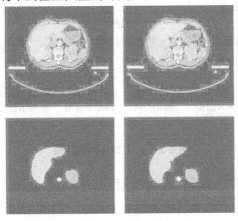

图 6-3　病灶靶区勾画

肿瘤相关临床科室信息系统借助人工智能方法，将肿瘤治疗过程中各独立分系统、各环节产生的数据信息对接，然后整合进行肿瘤治疗流程的控制和管理，同时实现质量控制，形成以下标准化流程：系统根据具体癌症类型自动生成诸如 CT 的检查项目，然后根据影像学检查图像，利用图像识别技术和人工智能技术自动勾画相应靶区，系统自动生成具体的放射性照射方案或者手术方案后，交由医生最终确认。为了做好质量控制，系统会全流程跟踪上述及之后的治疗与检查结果。

3. 器官三维成像

人工智能器官三维成像是以核磁共振、CT 等医学影像数据为基础，对目标器官定位分割，在计算机上显示患者的内部情况。医生手中的探针指向哪里，系统实时更新显示，让医生对病人的解剖位置一目了然，使外科手术更快速、更精确、更安全。自动重构器官真实的三维模型，实现医生可通过专用设施，在增强现实的虚拟空间里全方位直接观看到患者真实人体结构的解剖细节，并可通过手势和语音操作，实时进行器官和病变的立体几何分析，精确测量目标结构的区位、体积、径线、距离等参数，同时还可进行虚拟解剖作业、模拟手术切除、手术方案设计和手术风险评估。

器官三维成像产品最早出现在手术导航系统中，但早期准确率不高，随着人工智能的加入，成像结果趋于准确，逐渐为医生所接受。器官三维成像主要应用在外科手术中，其能够将病人术前或术中影像数据与手术床上病人解剖结构准确对应，帮助医生了解病灶与器官管道系统的相互关系，计算器官和病变体积，从而确定手术切除线路，可以极大地提高外科医生的手术精确度，进而减小手术创面，最大限度地减轻手术患者肉体上的痛苦。

此外，在早期食管癌智能筛查系统、乳腺癌人工智能辅助诊断系统、人工智能甲状腺结节检测及诊断、人工智能脑卒解决方案等方面，也有一定的研究进展和发展前景。

6.1.2 病理影像应用

作为"大影像"的一部分，人工智能已经开始逐步应用于病理诊断，如细胞学初筛、形态定量分析。组织病理诊断包括辅助预后判断、组织学分类及良恶性鉴别，并且现已证实自动组织病理诊断系统在许多肿瘤良恶性、组织分类及预后判断方面有价值（肺癌、乳腺癌、神经母细胞瘤、淋巴瘤、食道癌前病变等）。

病理诊断是许多疾病尤其是肿瘤性疾病最终诊断的金标准。病理切片的审查是一项非常复杂的任务，需要多年的培训才能获得专业知识和经验。我国病理医生缺乏，卫生计生委统计年鉴显示我国病理科执业医师（含执业助理医师）只有不到1.5万人，与原卫生部制定的每100张病床配备1~2名病理医生的标准差距悬殊，我国病理医生的缺口总数可达10万人。不同的经过严格训练的病理医生对同一个患者的诊断也存在差异性，如病理科医生对某些类型的乳腺癌和前列腺癌的诊断一致性低至48%。通常情况下，病理医生负责审查病理切片上可见的所有生物组织，但是每个患者有很多病理切片，经过40倍放大后每个切片上都有上亿的像素，阅片工作量极大。

为了解决临床病理医生时间有限并提高诊断准确性的问题，将人工智能引入临床病理学工作和研究是很好的切入点。人工智能可以缩短病理诊断的时间、提升诊断效率，最主要的是，它还能提供更加准确的诊断结果。人工智能的有效使用可以真正帮助病理医生提升判读水平，从精准诊断开始，真正实现精准医疗。人工智能的参与给数字病理研究带来了革命性的变化。谷歌公布了他们利用深度学习算法辅助病理医生工作确定病理图像是扩散到淋巴结的乳腺癌还是扩展到临近乳房的乳腺癌的情况。他们使用标准的深度学习方法，如GoogLeNet，尽管产生的肿瘤概率预测热图稍显嘈杂，但已经达到了普通医生水平。在经过将训练神经网络放在不同放大倍数的图像上进行学习之后，算法的定位得分（FROC）达到89%，明显超过没有时间约束的病理学家诊断得分73%。目前国内已有多家企业将人工智能引入到了病理学的研究（见图6-4）。

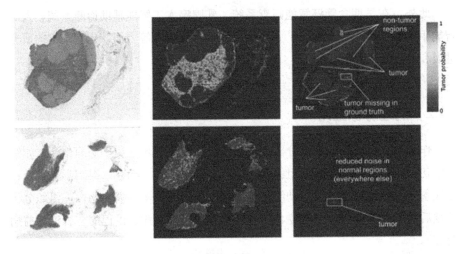

图6-4 人工智能病理诊断

6.1.3 内窥镜影像应用

目前研究较多、较为成熟的是人工智能医学影像的食管癌早期筛查项目。食管癌是常见恶性肿瘤之一，由于缺乏足够的认知和有效的早期筛查手段，目前我国早期食管癌检出率低于10%。人工智能工程师和临床医生合作，团队对数十万张食管内镜检查图片进行分类，采用双盲随机方法，由不同级别医生进行循环评分标注后，交由人工智能技术团队进行图像处理、增强，借助深度学习技术，使得人工智能筛查食管内镜检查用时缩短，对早期食管癌的发现准确率较高。引入人工智能技术辅助医生对食管癌进行筛查，可以有效提高筛查准确度，促进准确治疗，有望攻克早期食管癌难筛查的世界难题，也有助于消除不同地区医疗水平差异，给患者提供水平一致的诊断和治疗。

目前这一研究面临的问题是不同厂商、不同成像条件下食管内镜成像质量的一致性和可评价性。

6.1.4 其他影像应用

目前研究较多、较为成熟的是人工智能糖网病筛查项目，2016年谷歌在权威杂志JAMA上发表文章，认为人工智能糖网病诊断精度可用于临床。

糖网病是"糖尿病性视网膜病变"的简称，是常见的视网膜血管病变，也是糖尿病患者的主要致盲眼病。中国是全球Ⅱ型糖尿病患者最多的国家，随着糖尿病患者的增多，糖网病的患病率、致盲率也在逐年升高，是目前人群中第一位的致盲性疾病。医学研究证明，高血糖、高血压、高血脂是糖网病发生的重要危险因素。因为糖网病早期往往没有任何临床症状，而一旦有症状，病情已较严重，容易错过最佳治疗时机。所以糖网病的治疗效果取决于治疗是否及时。但是由于我国眼科医生匮乏、居民重视程度不高，目前我国糖网病筛查的比例不足10%。糖网病筛查没有大面积普及，一方面是因为医生少、患者多，另一方面也存在一些客观问题。

（1）糖网病患者基数大，增长快，眼底设备的普及速度远远无法满足需求，但是由于眼底设备昂贵，对于欠发达地区来说，大量采购并不现实。

（2）随着人们对糖网病筛查的重视及国家的推进，眼底读片的需求在增加，现有医生的数量已经无法承担这些工作量，导致医生过劳，误诊、漏诊的情况出现。

（3）从事眼底读片的医生培训速度慢，存在差异性，也就导致不同的医生读片结果存在差异，致使诊断结果缺乏定量信息。

（4）眼底读片的数据管理与分析操作难度大，目前现状是数据简单存档保存，但数据整理工作量大，因此读片数据再次利用难度很大。

（5）糖尿病患者往往因为高龄或罹患全身多系统并发症而出行不便，居住地又距地区内有足够眼病服务能力的医疗机构较远，在医疗机构等待或检查时间又较长。

这些痛点主要是医患供需不平衡导致的，而图像识别是人工智能的专长，利用人工智能进行初步筛查，将大大改善目前糖网病筛查的现状。在临床实验阶段，使用人工智能进行糖网病筛查的流程为：患者利用手机、手持式眼底照相机及专业眼底设备拍摄眼底照片后，上传到系统或者云端，然后输入自己的病史（也可以是医生输入），系统就会自动给出辅助参考意见。需要后续深度检查治疗的患者交由医生复查，无糖网病、轻度无须后续深度检查治疗的患者，给出健康指导建议。

2017年斯坦福大学学者在权威杂志Nature上发表文章，认为人工智能皮肤癌诊断精度达到专家水平，这方面的相关研究也有很大的临床应用前景。

6.2 临床辅助决策

人工智能辅助临床医疗决策已有多款产品落地并进入日常临床使用，这其中包括2014年微软利用Intelligence Engine剖析健康数据，为患者就诊和意外就诊做准备；2015年IBM Watson系统分析医学文献和病患诊疗记录，为患者提供高质量循证型个体化的诊疗方案；2016年Google DeepMind Health建立健康风险警告系统，借助移动终端推送健康风险警告，并及时通知医生等。

6.2.1 人工智能疾病筛查

1. 精神分裂症的筛查

在精神疾病中，精神分裂症患者具有较显著特征，常表现为非自主发声，讲话中短句居多，语义混乱，"这个""那个""一个"之类的模糊词使用频率高，句与句连起来的表意含糊不清等。2015年，一组研究人员根据精神分裂症的语言特征制作了一个人工智能模型,通过分析谈话记录,准确地预测出了哪一组年轻人可能患精神错乱(精神分裂症主要症状)。

2. 对抑郁症、创伤后应激障碍的预测

对于抑郁症、创伤后应激障碍等精神健康受损人群而言,精神崩溃可能表现为一种缓慢发作的形式,情绪危机不会只从一次心理治疗中完全显现。2015年3月,《Telemedicine and e-Health》刊登了一篇用机器学习预测产后抑郁的论文,目的是建立产后抑郁症发作的风险分层模型,以便提前干预。同时开发一款 App,目标用户是产后希望了解自己情绪的妈妈。人工智能在创伤后应激障碍(PTSD)方面的诊断和治疗,以及对精神疾病的监控上,能起到相当大的作用。

3. 自闭症筛查

美国儿科医学会建议父母在孩子出生后的第9个月到第36个月进行多项发育障碍的早期筛查,其中最重要的项目就是自闭症。尽早的筛查可以有效地避免错过黄金干预时间。一旦错过,这些发育障碍造成的影响很可能会伴随患者的一生。然而,根据美国疾病控制和预防中心的报告显示,美国有约15%的儿童患有不同程度的自闭症等发育障碍,但其中只有不到一半的儿童接受过早期筛查。Cognoa 设计了一套人工智能应用于儿童自闭症早期筛查的 App,用户通过软件可以智能地对自闭症儿童进行筛查。通常自闭症儿童在3岁前无明显特征,而传统筛查方式需要提前预约、前往医疗机构、等候医生筛查等一系列程序。因此,很多父母在未发现孩子有明显异常的情况下,不会"杞人忧天"地带孩子去做自闭症筛查。人工智能筛查 App 的出现,让父母不再需要进行烦琐的准备工作,只要一部智能手机就可以随时随地对孩子进行自助式的自闭症筛查。填写完孩子的基本信息,然后根据孩子的具体情况回答15~20个和他们行为有关的问题,最后系统会自动生成筛查报告。整个筛查方案的关键在于那套在线问卷设计的可靠性和结果的准确性。这些问题的理论依据来源于 Cognoa 创始人 Dennis Wall 博士超过5年的临床研究之上。在此期间,他们的团队在哈佛医学院和斯坦福医学院对超过十万名自闭症儿童的患病情况进行了跟踪。临床研究中产生的信息汇总成庞大的数据库,再利用机器对海量的医疗数据进行学习,从而训练出一套独特的算法。当用户在 App 中输入儿童的行为信息,系统会根据已经建立的算法得出对应的筛查结论。

4. 阿兹海默症预测

来自英国的 Avalon AI 公司通过脑部核磁共振（MRI）图像，预测在未来患老年痴呆症的概率。他们利用深度学习技术开发计算机医学影像诊断工具，目前对老年痴呆的有效预测准确率已经达到了 75%。目前医学界诊断痴呆症病情程度的生物指标主要有两个：一是海马体（相当于大脑记忆芯片）的大小；二是脑室的大小，因为脑室体积会随着脑组织退化而增大。Avalon AI 公司的研究员通过细致地研究大脑灰质和白质的变化、脑脊液的情况，观察大脑从轻微认知损害发展成老年痴呆的过程中，这些物质会有什么相应的改变。要进行这些研究，首先需要制作一个大脑 3D 磁共振图像，把它与其他样本进行对比，然后用卷积神经网络（CNNs）的技术来对这个图像里的大脑做特征分析。卷积神经网络的原理和人的皮肤类似——网络的每一层都提取这个大脑扫描图中一些简单的特征，然后层层叠加，重新组合成复杂的特征集合。这种神经网络的分析方法不仅需要横向分析同等失智程度大脑的相似特征，还需要纵向比较不同失智程度大脑的相异特征。通过层层分析对比，就能够判断大脑是否损伤，或者失智程度有多严重。

6.2.2 人工智能疾病预测

1. 脑疝预测

大面积脑梗死是一种常见并且非常严重的神经内科疾病，其发病人数约占所有脑梗患者 10%，但是死亡率极高，大约为 80%。大量研究表明患者在症状发生恶化之前积极的干预效果比后期干预更好，因此早期对患者预后进行有效判断从而选择有效的治疗方案是关系到脑梗患者治疗成败的关键。《中国卫生统计》在 2014 年刊登了一篇名为《利用人工智能系统预测大面积脑梗死患者的转归》的论文，利用人工神经网络多层感知机建立多因素预测模型，对大面积脑梗患者的预后进行预测，在单因素模型中，预测效果最好的受试者工作特征曲线下面积为 0.87，最终得到结论，人工智能随机森林模型可用作医学辅助诊断系统来预测脑疝在大面积脑梗患者的发生。

2. 慢性肾病分级预测

目前世界上超过 5 亿人患有不同的肾脏疾病,但是全社会对于慢性肾病的知晓率不足 10%,因为慢性肾病早期没有明显症状,很容易被忽略,很多患者等到肾功能恶化时才去就医。因此肾病分级预警具有重要的临床价值。我国科研人员曾经基于人工智能对肾小球过滤进行预测,通过 BP 神经网络构造了预测模型,从而最终构建出一个实用性良好的慢性肾病分型预警模型。

3. 心脏病患者死亡预测

英国科学家在《放射学》(Radiology)杂志上发表文章,研究结果认为人工智能可以预测心脏病人何时死亡。英国医学研究委员会下的 MRC 伦敦医学科学研究所称,人工智能软件通过分析血液检测结果和心脏扫描结果,可以发现心脏即将衰竭的迹象。研究人员是在通过对肺高压患者的研究得到上述结果的。这项技术能让医生发现需要更多干预治疗的患者,从而拯救更多的生命。肺内血压的增高会损害部分心脏,大约三分之一的患者会在确诊之后的五年内死亡。目前的治疗方法主要有,直接将药物注射到血管及肺移植。但是,医生需要知道患者还能存活多久,以便选择正确的治疗方案。研究人员在人工智能软件中录入了 256 名心脏病患者的心脏核磁共振扫描结果和血液测试结果。软件测量了每次心跳中,心脏结构上标记的 3 万个点的运动状况,将这个数据与患者 8 年来的健康记录结合,人工智能软件就可以预测哪些异常状况会导致患者的死亡。人工智能软件能够预测未来五年的生存情况,预测患者存活期只有一年的准确率大约为 80%,而医生对于这个项目的预测准确率为 60%。

4. 骨关节炎发展预测

卡内基梅隆大学生物工程博士 Shinjini Kundu 在一次会议上,展示了人工智能在骨关节炎发展方面进行预测的研究。骨关节炎是关节软骨退化造成的骨损伤,或关节边缘的反应性增生。以往患者只有在感觉到疼痛的时候才会去医生处就诊,才能通过 MRI 图像发现问题,而此时软骨已经出现问题。在 Shinjini Kundu 的研究中,通过收集大量人群 10 年间的软骨 MRI 影像数据,通过人工智能去寻找健康人群和患病人群的影像差别。正常人软骨上的水是均匀分布的,而骨关节炎患者的 MRI 图像上红色部位有水聚集。人工智能通过大量图像数据的学习,能够发现正常人软骨中的异常,从而预测出未来三年其患骨关节炎的概率。据介绍，这套系统目前的准确度已经达到了 86.2%。

5. 流行病风险预测

医疗人工智能通过对医疗大数据的收集分析，可在多个方面提高医疗系统的效率。人工智能在公共卫生领域中的应用，可以帮助疾控部门提升疾病预防和控制的水平。通过人工智能预测模型加医疗大数据的收集，完成城市或国家层面的流行病风险预测。通过这样的预测，将大大提高居民健康的管理水平，有助于降低医疗成本支出。中国平安保险公司与重庆疾控中心联合研发的全球首个流感预测模型取得阶段性进展，利用中国平安保险公司的大医疗健康数据和人工智能技术，以及重庆市疾控中心监测数据，能够提前一周预测流感发病趋势，并在验证中取得准确的预测效果。该流感预测模型将帮助重庆公共卫生部门及时监控疫情，并指导民众进行疾病预防。模型能够精准预测个人和群体的疾病发病风险，提升疾病事前预防的成功率，帮助政府医疗系统降低国家疾病与防控工作的成本。重庆市疾控中心与平安科技团队共同参与流感预测模型的研发工作。该模型融合了疾病防控的业务知识经验和人工智能技术，进一步提高了流感预测的准确性。通过长达三年的历史数据验证，该流感预测模型能够准确预测流感的发病趋势。

6.3　手术机器人

达·芬奇机器人手术系统以麻省理工学院研发的机器人外科手术技术为基础。Intuitive Surgical 随后与 IBM、麻省理工学院和 Heartport 公司联手对该系统进行了进一步开发。FDA 已经批准将达·芬奇机器人手术系统用于成人和儿童的普通外科、胸外科、泌尿外科、妇产科、头颈外科及心脏外科手术。目前达·芬奇机器人手术系统是一种高级机器人平台，其设计的理念是通过使用微创的方法实施复杂的外科手术。达·芬奇机器人手术系统由三部分组成：外科医生控制台、床旁机械臂系统、成像系统。

从患者角度看，达·芬奇机器人手术系统的具体优势包括以下 3 点：
（1）手术操作更精确，与腹腔镜（二维视觉）相比，因三维视觉可放大 10～

15倍,使手术精确度大大增加,术后恢复快、愈合好。

(2) 曲线较腹腔镜短。

(3) 创伤更小,使微创手术指征更广;减少术后疼痛;缩短住院时间;减少失血量;减少术中的组织创伤和炎性反应导致的术后粘连;增加美容效果;更快投入工作。

从医生角度看,达·芬奇机器人手术系统的具体优势为:可以增加视野角度;减少手部颤动,机器人"内腕"较腹腔镜更为灵活,能以不同角度在靶器官周围操作;较人手小,能够在有限狭窄空间工作;使手术人员在轻松的环境下工作,减少疲劳,精力更集中;减少参加手术的人员数量。

达·芬奇机器人手术系统与人工智能相结合,融合现代医学影像成像技术,在自动规划手术路径方案、手术出血爆发点预测等方面有很好的临床应用前景。同时,由于其手术臂的控制完全实现了数字化,更利于通过互联网传输信号进行远程手术。

第 7 章
Chapter 7

人工智能+院后康复

人工智能+院后康复的主要目的在于提高居民的基本生活水平、减轻家人和护理人员的劳动强度。

康复医学指的是为需要康复的患者开展治疗护理工作，并在骨科和物理医学的基础上形成物理治疗、作业治疗、语言治疗、心理治疗、康复工程等多学科协同治疗的工作模式，此后它和预防医学、临床医学、保健医学一起被WHO定义为第四类医学。随着全球老龄化的加速和慢性病患者的激增，康复作为现代医学的第三极，已经成为了全球健康管理的新引擎[31]。

现代新兴的智能传感器技术、云计算技术、人机交互技术的发展，给康复医疗产业带来了革命性的契机。2014年国外上市了多家康复器械公司，康复医疗机器人开始进入人们的视野，帮助有行动障碍等问题的患者重新站立和行走。2016年备受关注的AR、VR产业也开始进军康复医疗市场，并取得了许多新的发现和成果。

7.1 康复机器人

机器人是近几十年才受到世界各国研究者的关注，美国、日本、韩国等发达国家纷纷将研发机器人作为本国科技发展的重要策略。其中，美国在机器人技术方面起步早，Intuitive Surgical公司研发的医疗外科机器人——da Vinci机器人早已经推向市场。中国也将机器人技术研究归入了国家长期科学与技术发展规划，并取得了一定的研究成果，如北京航空航天大学的医疗脑外科机器人、华中科技大学的肢体康复机器人、山东建筑大学的中医按摩机器人和上海交通大学的智能轮椅等。

7.1.1 护理康复机器人

护理机器人具有在面向病人所处复杂的生活工作环境中能够安全稳定地完成各种护理任务的能力,是将传统的康复护理机理与先进的机器人技术相结合的体现。利用护理机器人辅助医护人员对病人进行康复护理,可以将医护人员从繁重的体力劳动中解放出来。

1. 智能轮椅和机器人化多功能护理床

国外的研究人员很早就关注了护理机器人的研究,并投入了大量精力。为帮助因疾病等原因造成身体痛疾的老年人或残疾人,针对护理机器人的研究,国外研究人员最初把目光投向了智能轮椅或护理床的研究,以帮助患者实现部分自理功能。其中发展最成熟的成果是麻省理工学院研制的半自主智能轮椅 Wheelesle 系统和不莱梅大学重点实验室研制的依靠语音识别控制的智能轮椅 Friendl 系统,这些智能轮椅系统自身携带计算机,患者通过人性化的人机交互界面给轮椅下达指令,智能轮椅通过自身安装的各式各样的传感器来及时准确地反馈信息,从而辅导患者及时调整[32]。

中国曾在 2003 年研发了机器人化多功能护理床,可通过七块床板的协调控制帮助患者完成不同体位的护理。之后该护理床升级到可以实现患者的心电、呼吸、血压、血氧饱和度及体温五个生理参数的测量。2010 年研发的多功能智能护理床,不但能智能地完成各种体位的调整、帮助患者腿部康复运动及大、小便自动护理等,而且能作为智能轮椅使用,完成了护理床和智能轮椅的完美结合。另外,还有智能护理服务机器人,其主要功能是对患者进行全自动的大、小便护理和辅助性按摩,有效防止患者因为身体瘫痪而出现的局部皮肤溃烂或褥疮等现象。

2. 仿人护理机器人

为突破智能轮椅或护理床自身定位的局限性,扩大护理机器人的应用范围、满足患者日益增多的不同护理需求,国内外研发了其他种类的护理机器人。日本早稻田大学与一些研究机构合作研发的仿人护理机器人 TWENDY-ONE，采用具有全方位移动能力的移动平台，它具有冗余的多自由度，活动范围更加广泛，运行也更加灵活，可以完成各式各样的护理工作。Care-O-Bot 是研究人员设计的高水平机电一体化的护理机器人，它的躯干安装在底座上，支撑着传感器、机械手和托盘，具有全向移动的能力。双臂护理机器人还包括 PR2 护理机器人，它不仅能自主抓取物体，最主要的特点是其机械臂和灵巧手能自主灵活地打开冰箱，大大增加了自主工作能力[33]。

我国在护理机器人方面的研究还处于起步发展阶段，起点低、发展慢，但随着对护理机器人研究力度的加大，护理机器人的研制还是取得了一定的阶段性成果。国内一些知名高校都展开了对护理机器人的设计研发，如清华大学、上海交通大学、哈尔滨工业大学等，不过目前研发的护理机器人和国外研究的比较成熟的产品还有很大差距。

中国海洋大学计算机系智能技术与系统实验室研发的"海乐福"机器人已经在青岛附院应用，其主要用于给传染病房间病人运送药品、食物等急需物品。由于其结构表面经过特殊处理，可以直接用化学物质进行消毒处理而不会对护理机器人有所损害，这对于在疫情传染区的应用非常重要。该机器人采用红外线导航，能够识别外部的复杂环境，人机交互系统的应用更有助于医护人员或患者与护理机器人间的顺利交流，通过智能辨识系统快速、准确地识别并执行医护人员或患者发出的各项需求命令，具有一定的自主规划工作能力。

中科院研发的护理机器人——"护士助手"机器人能够完成简单护理任务，如巡视病房、运送药物等，结构功能都相对简单。之后在此基础上又研发了 CASIA-1 护理机器人，其中装有大量触觉红外传感器、超声波传感器、红外线传感器，再加上彩色相机来保证能准确无误地完成任务。它的工作任务是代替人在传染区传递 X 光片、血液样本和病人所需药品、食物等，充当医护人员和病人之间的媒介。执行护理任务时须将目的地输入计算机内，计算机会自主绘制地图信息，护理机器人就会按照确定的合适轨迹路线行走。

3. 饮食护理机器人[34]

随着人口老龄化的加重，失能老年人和残疾人的有效护理和护理所需人力资源紧缺之间的冲突日益加剧。饮食护理是最重要的日常活动，护理人员必须频繁地与被护理者交流以便帮助他们选择食物、选择喂食的时间间隔等。这些护理活动必将耗费大量人力资源，而现有的机器人技术日渐成熟，特别是语音识别和图像处理技术的发展，已经可以代替这些护理人员了。饮食护理机器人为残疾人和失能老年人的日常饮食护理活动提供了一个有效的解决方案。它可以为需要护理的人提供饮食支援，其服务的对象主要为失能老年人和残疾人，特别是手部残疾或那些因患有脑血栓、肌肉萎缩而造成的手部不灵活的患者，甚至手缺失的患者。

从 20 世纪 80 年代开始，英国、美国等发达国家陆续研发了多种饮食护理机器人。这类护理机器人的出现极大地减轻了护理人员的作业负担，为残疾人和老年人的日常生活带来了许多便利。1982 年，荷兰开发了名为 RSI 的服务机械手，具有喂食和翻书的功能。1987 年，英国开发了日常生活护理的康复机器人 Handyl，它使用 5 自由度的机械臂和 3 种可拆卸托盘来满足使用者的不同需求，不但可以帮助用户吃饭，还可以帮助用户在吃饭时得到水或饮料。1999 年，美国生产的电动助餐器具 Winsford Self-Feeder 由两个机械臂共同辅助进餐，一个机械臂装有勺子，另一个机械臂用于将盘子里的事物推到勺子上。2009 年，美国开发的 Meal Buddy 机器人是世界上首个四轴饮食护理机器人，它包括一个 3 自由度的机械臂和配套的餐盘和餐桌，它在餐盘的设计上充分考虑到喂有汤汁的食物可能造成的汤汁滴落问题，因此，设计时在碗的上方加了一个横杆，每次装完食物后，就会在横杆上刮一下勺子底部，这样就可以避免汤汁的滴落。日本神奈川工科大学研制的面向四肢瘫痪用户的喂食机器人，由辅助进食机器人系统和人机交互系统组成，能够采集头部和脸颊的运动信号，实现人机交互功能，操作简单，为四肢瘫痪用户提供了良好的助餐环境。

国内对饮食护理机器人的研究和应用起步较晚，与西方发达国家相比差距还比较大。目前，市场上饮食护理机器人产品几乎被西方国家垄断，售价一般在几万元人民币到十几万元人民币不等，不能得到很好的普及和推广。因此，我国在该类机器人研发过程中，应在实现功能的基础上努力降低成本，使其能够更好地为残障弱势群体服务。同时，机器人的功能应该多样化，可以满足不同类型食物的喂食需求，如喂食流质、半流质和固体食物，还应该提高其便携性和对不同使用环境的适应性。此外，机器人的安全问题也不容忽视，应采取限位开关、急停按钮等机械保护的硬件来保障安全，还要设置软件保护措施，确保使用者的安全。

7.1.2 智能康复机器人

机器人辅助技术是医疗机器人的重要分支，已经成为了国际机器人领域的一个研究热点。在康复领域，机器人辅助技术不仅提供了有效的治疗和评价手段，而且为深入研究人体运动康复规律，以及大脑与肢体的控制和影响关系提供了另一种途径。使用机器人辅助治疗提高了效率和训练强度，是较常规治疗手段更具有发展潜力的康复手段。个人护理机器人则是机器人辅助技术在服务机器人中最重要的应用。

1. 外骨骼机器人[35]

近 20 年来，外骨骼机器人作为一款辅助人体康复的装备得到了广泛的应用。民用领域方面，外骨骼机器人可以帮助老年人正常行动；医疗领域方面，外骨骼机器人在辅助残疾人正常生活的同时，也大大减轻了医务人员的工作压力。一项个案研究报道，慢性偏瘫患者接受为期 6 周的机器人训练后，其行走耐力、速度和步行能力都有明显改善。其他研究者不仅发现机器人训练能够改善慢性期偏瘫患者步行能力，还对患者的平衡功能甚至平衡信心有积极影响。配合机器人的主动训练也有助于严重下肢功能障碍患者步行能力恢复。高速机器人训练比传统的步行训练方式更能改善患者的步行能力及平衡功能。

外骨骼机器人是把人的智力与机械的力量融为一体的机电系统，靠人的智慧来控制机器人，发挥机器人能量动力的优势，辅助人类完成自身无法完成的任务。外骨骼机器人集成了传感、控制、信息耦合、移动计算等机器人技术，为人类提供了身体支撑、保护、助力[36]。

国际对于外骨骼机器人的研究比国内更为成熟。麻省理工学院的外骨骼助力机器人是最早期的助力行走外骨骼机器人，它通过下肢助力机构辅助人行走。美国加州大学伯克利分校研制的 BLEEX 外骨骼机器人由 2 条助力机械腿和相应的背部支架构成，机械腿包含踝部、膝部、髋部 3 个关节，关节自由度的设计采用拟人化的思想，踝关节 3 个自由度，膝关节 1 个自由度，髋关节 3 个自由度，采用液压直线驱动代替人体肌肉的伸缩，实现关节的转动。美国加州大学伯克利分校还推出 ExoHiker 外骨骼机器人，负重 75 千克时行走速度达到 0.9 米/秒，在无负重情况下可以达到 1.3 米/秒。ExoHiker 的应用环境较 BLEEX 更广泛，甚至可以帮助人快速攀爬陡坡和楼梯。伯克利仿生科技公司研发的 eLEGS

机器人是专为轮椅残疾人定制的外骨骼机器人，通过肩部肩带、背包式夹子等与人体相连。在拐杖的辅助下可以帮助下肢患者自然步态行走，最大行走速度可达 3.22 千米/小时。日本筑波大学 Cybernics 实验室于 2002 年研发出一款穿戴型助力机器人，并命名为 HAL（Hybrid Assistive Leg）。该装备的研究目标是帮助年迈者及残疾人进行正常的运动。第 5 代产品 HAL-5 不仅可以用于加强正常人体的运动能力，还可以辅助有伤病的残疾人正常行走。HAL-5 的质量约为 15 千克，它的整个系统可以承受 140～220 千克的重物[37]。

国内对于外骨骼机器人的研究相对而言滞后于国外。海军航空学院于 2006 年首次推出第 1 代外骨骼机器人，2 年之后又展示了第 2 代外骨骼机器人，可以实现穿戴者的负重行走。中国科学院和中国科学技术大学研制出的一种下肢外骨骼机器人在单条机械腿上配置了 6 个自由度（机械髋关节 3 个，机械膝关节 1 个，机械踝关节 1 个，足底 1 个），采用电池为能源，并且在外骨骼架上安装了多种传感器和编码器，通过这些感知系统装置获取人体的运动信息，最后采用伺服电动机驱动方式协调并辅助穿戴者运动。哈尔滨工业大学也开展了关于康复训练的外骨骼机器人的研究；上海大学和浙江大学也分别研制出不同用途的下肢外骨骼机器人；清华大学、原陆军第二炮兵学院、中科院合肥智能研究所、东南大学、海军航空大学、南京理工大学、上海大学、浙江大学、哈尔滨工业大学、东南大学、中国科学技术大学等科研单位也逐渐开始了外骨骼机器人技术的研究。

目前，大多数国家的科研机构对外骨骼机器人的研究都处于基础起步阶段，比较领先的国家主要是美国和日本。法国、俄罗斯、韩国等也在外骨骼机器人技术上有所建树。而我国对外骨骼机器人领域的探索比较晚，但随着外骨骼机器人在社会上的需求量不断增大，我国国家自然科学基金、863 计划和科技支撑计划等也逐渐开展了相应的研究。

2. 儿童上肢康复机器人[38]

脑瘫是因各种因素导致脑部非进行性病变，形成永久的、可以变化的姿势异常或运动异常。对脑瘫患儿要采取早期护理干预，年龄越小，康复效果越好，而脑瘫造成上肢功能障碍及智力落后的患儿通过儿童上肢康复机器人康复治疗，效果明显。

儿童上肢康复机器人辅助治疗小儿脑瘫，可以使患儿在语言表达及认知能力上有明显的提升。由于康复机器人是通过患儿的肢体活动度来调节操作模式的，因此对患儿肌张力和改善关节活动度有一定的影响，通过常规护理与儿童上肢机器人的辅助康复治疗训练，可降低患儿肌张力，改善肩关节、肘关节、腕关节的活动度，从而提高患儿的运动能力。

儿童上肢康复机器人将上肢训练和认知训练结合起来，在屏幕上出现几十种不同的场景，患儿握住机器人通过机器人手臂去抓去握，从而达到康复训练目标，有利于认知障碍的患儿脑功能恢复。儿童上肢康复机器人的优势是可以在大范围的三维运动空间内进行上肢体重支持，它可以支撑整个上肢，并提供以下自由运动方向：肩关节水平内收或外展、肩关节前屈或旋后、腕关节屈或伸等，上肢康复机器人可以灵活地为患肢提供驱动力，既可以提供平面运动训练，也可以带动肩和肘进行三维运动。

目前河南省郑州市儿童医院等医院已开始对脑瘫患儿进行儿童上肢康复机器人辅助治疗，康复效果良好。

7.1.3　智能康复辅具

康复辅具是残障人（包括老年人、残疾人、伤病人）补偿或改善功能，提高生存质量，增强社会生活参与能力的最直接有效的手段之一[39]。对于残疾人补偿或替代其身体功能障碍，对于老年人提高或改进其日常生活活动能力，对于伤病人采取非手术、非药物的工程手段帮助其恢复健康，康复辅具是帮助残障者回归社会的最基本和最有效的手段。对于某些身体功能障碍，配置辅具甚至是唯一的康复手段。

构建辅助器具适配体系，推进无障碍建设；制订和实施国家残疾预防行动计划，有效控制残疾的发生和发展。康复辅具迎来了前所未有的重要战略发展机遇，也面临着艰巨的挑战。

在视力残障康复方面，发达国家的视障康复事业已经发展得较为成熟。例如，欧美等国于20世纪80年代着手研究基于信息化技术的盲用辅助产品，如盲文电子显示器、盲用软件、盲用数字有声书等，并已在视障群体中推广使用，改变了他们的学习、工作、生活模式，提高了视障者参与社会、独立生存的能力。目前国内的科技公司也已经开始助力盲人的无障碍信息交流。科大讯飞公司已经通过人工智能技术在政府网站信息无障碍改造、盲人有声电子书、盲人上网软件及特殊教育课堂教学辅助系统等方面取得了一系列成果，实现了盲人通过语音操作计算机，帮助盲人实现读屏功能，已经在国内盲人上网中广泛使用[40]。

在听力语言残障康复方面，尽管我国近年来取得了较快发展和显著成绩，但听力语言学科间缺乏深入的整合和创新。国产助听器质量较差，无法广泛推广和应用。进口产品价格虚高，很多听障家庭无法承担相关费用。助听器听力补偿技术与人工耳蜗听觉重建技术缺乏客观系统的评估。人工耳蜗自20世纪80年代问世以来，全世界已有近10万名聋人植入了人工耳蜗，其中2/3以上为儿童，而我国至今全部依靠进口，尚无自己的产品。进口人工耳蜗产品价格过高，多数家庭无法负担购买装置及之后的听力语言康复费用。

在肢体残障康复方面，目前我国肢体残障相关辅助器具配置缺乏客观评价，智能化康复设备缺乏，相关产业刚刚起步。而美国、英国等发达国家都已建立了统一的基础平台，提供了标准化的配置规范。2008年北京残奥会上运动员使用的假肢、矫形器、轮椅车等高端技术产品大部分出自国外公司，其中，竞技性辅具产品基本上全部来自国外公司。我国生产的轮椅只有普通型，运动轮椅、竞技轮椅尚未生产，一些高端轮椅的核心技术仍掌握在发达国家的企业中。德国、日本、冰岛的假肢生产公司都拥有造价20多万元的微电脑控制智能假肢关节，而我国现在的假肢生产厂家还仅仅以仿制国外20世纪80年代的机械式假肢关节为主。用于截瘫、小儿麻痹后遗症及其他脊柱、肢体畸形患者的矫形器的应用在国外已经极为普遍，而我国装配的这类矫形器则十分有限[41]。

目前智能康复辅具包括了智能假肢、智能矫形器、智能轮椅、智能移动辅具、智能家居与环境控制辅具、智能生活辅具等。"十一五"期间，我国科技主管部门和行业主管部门积极推动智能辅具研发，科技部通过科技支撑计划、863计划等国家科技计划支持了多个专门面向重度残障者的重大科研项目，部分项目已取得一批高水平的科研成果，包括若干个智能生活辅具等标志性新产品，将陆续推向市场，这些成果为智能辅具产品的进一步研究奠定了良好的基础，有力推动了我国智能辅具事业的发展[42]。

1. 智能假肢

智能假肢是由人、计算机和控制系统组成的人机一体化系统，是康复辅具发展的一个重要方向。智能假肢相对于传统假肢，具有感知外界条件变化（来自使用者和接触环境）并进行自适应的能力，可以使穿戴者感觉更加舒适。我国于1994年就开始了智能膝关节研究。上海交通大学研制了生机电一体化的假肢样机，中南大学则开发了能自然跟随穿戴者步速的CIP-Ⅰ型智能人工腿。2009年由河北工业大学、国家康复辅具研究中心、清华大学联合成功研制的国产智能假肢气压膝关节，采用了四连杆与气压缸的一体化设计，利用传感器实现步态和步速识别，智能控制器能够根据穿戴者的行走速度自动调整汽缸阀门开度，实时调整假肢的摆动速度。2012年又研制了气压阻尼可调智能假脚，实现了仿生踝足一体化；研制开发出能够同时控制假肢膝关节与踝足运动的仿生大腿假肢协调控制器和踝足一体化装置，对其性能进行了检测和临床试用验证。

2. 智能矫形器

目前研究的智能矫形器主要包括上、下肢智能矫形器。从功能上看，外骨骼机器人（动力外骨骼）属于矫形器的范畴，是一种与穿戴者肢体紧密贴合并一起运动，通过提供外力来满足人体对机动性和支撑性需要的可穿戴型机器人。外骨骼康复机器人正在逐渐取代早期的末端导引式康复机器人。上海大学正在研制一种下肢步态矫形器。清华大学、上海交通大学、西安交通大学、天津大学、河北工业大学、中科院合肥智能机械研究所等相关科研机构，也正在开展下肢外骨骼技术相关研究工作，在该领域也进行了一些有益的探索。

3. 智能助行器

智能助行器是辅助人站立与行走的智能化的工具和装置。为帮助和改善各种下肢功能障碍人群的步行能力，智能移动辅具已成为国内外机器人与康复领域的研究热点。长安大学与陕西福音众达电子科技有限公司联合研制的截瘫康复机器人助行器，适用于T4和T4以下脊髓损伤，以及一切下肢肌无力的截瘫患者。它能使患者像正常人一样站立和行走。

4. 智能家居与环境控制辅具

智能环境控制辅具帮助重度残障者控制家居中日用电器设备，提供一个利用残障人尚有的功能与电气设备间的人机接口。所利用的功能是某一部位的动作，如某一手指的微动、眼球动作、声音、吹气等。人机接口由传感器、处理电路和信号发送等部分组成，通过它们将人体动作转变成电信号并与需操作的设备连接。基于脑机界面的环境控制系统的研究正引起各国的重视。

脑机接口系统是神经科学和信息处理技术学科交叉的一项创新成果[43]。人在思维时，大脑皮层会出现特定的电活动，在头皮记录到的这种电活动通常称为脑电波。通过实时记录脑电波，在一定程度上解读人的简单思维，并将其翻译成控制命令，来实现对计算机、家用电器、机器人等设备的控制。基于脑机接口原理设计的装置有望帮助神经肌肉系统瘫痪的病人实现与外界的交流，例如环境控制、轮椅控制、操作计算机等。

目前，许多国家的实验室开始探索和开发脑机接口技术，这项技术是为帮助那些因神经肌肉损伤而行动受到阻碍的人（如肌肉萎缩、中枢神经系统损伤、重度中风的病人等），使他们不需要依靠周围的神经和肌肉，只利用脑部的信号，来达到与外界沟通、传递信息、自主活动及自我照顾等目的。脑机接口技术的发展，不但能够节省社会负担，减轻病人及其家庭的痛苦，还能让病人独立行动，建立患者与外界的沟通桥梁，提高病人的生活品质，有着很大的经济效益和社会效益。最近由美国科学家研制的"思考帽子"（Thinking Cap）已经可以直接用人的思想控制计算机。

清华大学成功开发脑机接口系统，可用思维踢足球。只要戴上特殊的电极帽，盯着按不同频率闪烁的放大的数字键盘，在心中读出键盘上的数字，就能将脑电波传入计算机，通过计算机完成拨打电话。经过训练，就可以通过大脑控制外物，由于系统只是记录信息，不刺激大脑，所以不会损伤大脑意识。清华大学医学院神经工程研究所的专家们成功地研制出脑机接口系统。清华大学医学院神经工程研究所的这个研究小组在处理和解读神经信号方面已经进行了近 20 年的研究。研究所负责人高上凯教授告诉记者，1999 年他们在国际上较早研制成功了解读视觉脑区信号的脑机接口系统，并创造了每分钟 60 比特的最高通信速度，即每分钟可以用脑电波向计算机中输入 18 个数字，可以在一分钟内用脑电波轻松拨出一个手机号码。而国际上同类系统的速度一般在 25 比特左右。经过改造，这样的系统也可以用来浏览网页、操控家电等，帮助人类实现"心想事成"。

这项研究最初的想法是帮助那些丧失了运动能力但大脑功能正常的残障人，让他们通过这样的系统用自己的思维直接操控轮椅、假肢，甚至使用计算机。目前这一研究已经成为新兴交叉学科——神经工程的核心研究领域，它极大地推动了人们对于人脑思维能力的认识和利用。这项技术不仅在残障人康复领域，而且在军事、人工智能、娱乐等方面的应用也初见端倪。当然，人类离完全解读思维的奥秘还有很长的路要走，也许这个过程将是无止境的，目前的工作也只是掀开了人类简单思维活动的一角，并通过工程方法的创新找到了应用。目前实验室已经和国内一些医学康复研究机构开展合作，研究如何利用这种系统帮助残障人提高生活质量或者加速康复。

7.2 虚拟助理

2016 年 6 月，国医改办发〔2016〕1 号《关于推进家庭医生签约服务的指导意见》提出，到 2017 年，家庭医生签约服务覆盖率达到 30%以上，重点人群签约服务覆盖率达到 60%以上。到 2020 年，力争将签约服务扩大到全人群。家庭医生随访服务的居民会越来越多，服务内容也会越来越深入和细致，家庭医生的工作量越来越大。

广义的院后康复既包括需要借助器械的功能康复，也涵盖出院病人的依从性管理，其关键在于"配合"，在传统模式下主要指出院病人与医生及康复师之间的配合，但由于医生难以顾及院后随访，而康复师又极为缺乏，使得院后康复难以实现。人工智能+院后康复可以通过虚拟助理应用实现医疗管理的目标。

7.2.1 院后随访管理及康复监控

医疗随访是医疗服务机构医疗服务管理过程中较为重要的一个部分。医疗随访可获得患者愈后身体恢复情况、治疗的远期效果及各种治疗方案在临床上的后期表现情况等相关临床数据，医疗服务机构通过对医疗随访信息数据进行统计分析，并加以利用，为医学教学、服务管理和科学研究提供客观、真实的医疗服务结果，并指导医疗服务管理向科学化、精细化方向发展。在我国，门诊、固定电话预约和邮寄信件是过去主要的随访方式，伴随着计算机管理和网络通信技术的发展，对随访服务的管理更加趋向智能化，过去用纸质记录卡来记录随访情况的方式越来越不能适应医院的信息化、数字化管理[44]。

一方面，居民经济水平的改善，对生活质量的要求也得到了提升，如对身体健康更加重视，一旦身体不适，大部分人就会到医疗服务机构寻求医生的帮助。由于各地区的经济发展不平衡、医疗资源的配置不合理、传统的医疗服务机构的服务方式存在着诸多弊端等原因，导致医疗服务效率低，医疗服务的总体质量差。有的患者术后医疗随访服务不到位，导致疾病复发或患者身体恢复的质量差，由此医疗服务机构经常受到患者的批评和责难，随访引发的医疗服务问题及医患纠纷的报道经常见诸网络、报纸等媒体，引起社会群体、医疗服务机构及医疗卫生行政管理机构的广泛关注。

另一方面，计算机、互联网、人工智能和网络通信技术被大量应用于医疗服务领域，医院的数字化建设正被各医疗服务机构的管理者所关注，医院信息管理系统（Hospital Information System，HIS）目前在大部分医院已建成，针对临床的手术安排、药品供给和医护值班安排的信息化系统临床信息系统（Clinical Information System, CIS）也广泛应用，提高了手术室的利用率，方便医生护士及时了解手术患者的状况；同时为便于医生对医学影像资料的读取，影像归档和通信系统（Picture Archiving and Communication System, PACS）、放射科信息管理系统（Radiology Information System，RIS）等也在医疗服务管理过程中被应用。这些信息系统为患者疾病诊治和身体的康复带来了传统医疗服务方式无可比拟的积极作用。

远程医疗随访服务是医疗服务的延伸，基于网络的随访更具有对患者疾病复发或并发症处理上的及时性和有效性，为患者术后身体的康复有一定的积极作用，同时也为医疗服务机构的服务模式创新提供参考[45]。

国外远程医疗随访服务管理较为完善，已研发支持手机、PDA、互联网的糖尿病、癌症患者远程网络随访系统。患者也可在康复治疗中运用远程医疗随访服务管理系统与医护人员沟通，这些也能给患者愈后带来较好的效果。

在我国的一些经济较发达的城市，许多医院的患者较集中，医护人员对运用计算机网络进行医疗服务不是很专业，基本还停留在了解的阶段，临床远程医疗服务工作的正常开展无法得到保证，导致远程医疗随访服务管理工作不具备科学性、系统性及合理性。

人工智能+语音随访是国内对于院后随访的一种尝试，以科大讯飞为首的人工智能公司在该领域已开发相关产品。目前可以实现：

（1）对于定期需要到社区体检的居民提前电话告知，询问居民能否来体检，并采集统计居民的回复，方便医生安排工作；向居民告知一些社区活动、专家坐诊、签约政策宣传等。

（2）对一些慢性病患者，如高血压、糖尿病，定期进行电话随访，询问居民病情，根据病情提醒居民一些注意事项。

（3）对居民定期进行一些健康资讯、养生知识等的宣传贯彻，让居民切身感受到家庭医生服务的获得感。

对于居民而言，定期的随访提醒，让其能够及时得到医疗服务，节省就诊时间，提升获得感。对医生来说，能够减轻随访工作量，节省大量的时间，提升绩效考核指标，提高签约医生首诊率、转诊率、慢性病控制率，以及提升居民对社区服务的满意度。对于基层卫生机构，提升社区的服务能力和服务范围，节省服务成本、提升居民和医生满意度，提高签约机构就诊率。对卫生主管单位来说，能够及时了解基层机构和医生服务情况，提升家庭医生知晓率、签约率、基层首诊率等指标。

7.2.2 远程康复管理

远程医学的设想于 20 世纪 60 年代在美国被首次提出，20 世纪 90 年代得到进一步应用和发展。远程医学是利用远程通信技术，以双向传送数据、语音、图像的方式开展的远程医学活动。20 世纪 90 年代，美国远程医学协会和国防部卫生事务处将其定义为：以计算机技术、卫生通信技术、全息摄影技术等高新技术为依托，充分发挥大医院或专科医院的技术设备优势，对医疗条件差的边远地区等进行远距离诊断、治疗或医疗咨询。远程医学是医学研究、通信技术、计算机技术结合的成果[46]。

远程康复是指应用互联网技术和通信技术在不同地点间传输电子康复数据，方便快捷，无时空界限，为偏远地区和医疗技术不发达地区的待康复人群带去福音，具有跨时空、零距离和实时互动的特点，在脑卒中病人康复、慢性病护理、老年人护理和儿童保健等方面广泛应用。根据参与者和实施场所的不同，分为家庭远程康复（HTR）、远程指导的家庭康复（HRTG）、社区远程康复（CTR）和远程指导的社区康复（CRTG）。HTR 是指病人利用电视、计算机等设备，接受设备终端专业康复医师的指导，模拟一对一的康复锻炼。HRTG 是指社区医务人员在病人家中对其进行康复治疗，同时接受专业康复医师的指导。CTR 是指病人在社区医疗中心借用其场地和技术设备，接受专业康复医师的指导。CRTG 是社区医务人员对病人指导的同时接受远方专业康复医师的指导。

专业人员通过远程会诊、远程培训、远程心理疗法、远程监控对病人开展指导[47]。

科技的发展，特别是通信技术和互联网技术为远程医疗和远程康复的应用提供了技术保障。在病人、照顾者、社区医护人员与专业康复人员间通过电话、数字电话、视频会议、文件传递、电子邮件、多媒体技术模拟面对面的康复训练，专业人员对训练的强度和时间进行全面的监督；针对病人病情制作 Flash 动画、功能锻炼动作图解，通过电子邮件进行资源传递。

目前，针对脑卒中远程康复项目、脑卒中远程康复模型已经在美国及其他国家许多卫生机构得到实施和普及。近年来，一些针对脑卒中病人康复锻炼的生物学产品不断问世，基于 Internet 的远程控制康复训练机械臂、基于力反馈的远程辅助康复机器人等，为脑卒中远程康复提供了更多的选择。

作为一种新兴的康复手段，远程康复可以通过双向互动通信技术为患者提供远距离的康复服务，包括疾病的咨询、预防、诊断和治疗。目前已有证据表明，远程康复与住院康复相比，在提高卒中患者的运动功能和日常生活活动能力上具有相同的效果，但远程康复可节约患者的时间和交通成本。同时，调查发现卒中患者对远程康复设备有很高的需求。

远程康复设备的硬件主要由传感器、患者终端、医生终端、云服务器组成，目前远程设备的传感器大多有训练功能局限、体积大、不易穿戴、价格昂贵等缺点。如奥地利 Tyromotion 研制的 Pablo® 系统是一个手持式的康复设备，该设备里含有一个传感器，可以感知关节的屈伸角。配合一系列应用软件，它可以为病人提供交互式的康复训练。然而，单个传感器不能重建涉及多关节的运动状态，因此无法完成复合关节或全身的康复训练。还有一类是基于机械臂的远程康复设备，它可以通过机械臂里的传感器探测上肢的姿态，并通过配套软件以交互方式协助病人训练，这类产品包括 MIT 研制的 MIME、MIT-MANUS 及各种 CPM 机等。

目前，远程康复医学在脑卒中病人的康复中应用发展较快，服务模式和技术支持也在不断完善。与国外相比，国内研究尚处于起步阶段。在互联网技术发展相对滞后的广大农村地区，一方面有待于网络技术设备的建立和完善，另一方面则是依托电话等通信设备或建立分级的康复系统，扩大受惠人群。病人接受度方面，尽管远程康复技术经济便捷，出于对各种因素的考虑，病人仍旧倾向选择传统的面对面的康复指导，医护人员可通过知识宣传和讲解，加深病人对远程医学和远程康复的理解[48]。

第 8 章
Chapter 8

人工智能+临床科研

临床医学科研（临床科研）是指以疾病的诊断、治疗、预后、病因和预防为主要研究内容，以患者为主要研究对象，以医疗服务机构为主要研究基地，由多学科人员共同参与组织实施的科学研究活动，目的在于认识疾病的本质，并进行有效防治，达到保障人类健康和促进社会进步的目的。临床医学按照研究范围分为微观研究和宏观研究等，按照性质分为基础研究、应用研究和开发研究等，按照研究对象分为动物实验、临床试验和社区干预试验等。

临床科研方法学（即临床流行病学）将流行病学的群体观念引入临床科研，是指导临床科研的方法学，其核心内容包括临床科研的设计、测量和评价（Design，Measurement and Evaluation，DME）3 个部分。在设计阶段，主要工作内容涉及问题提出、建立假设、选题立题，临床科研方案设计，选择合适的受试对象，选择数据收集、分析和整理的方法等工作；在临床科研测量阶段，通过定量的方法衡量临床科研中发生的各种问题与现象，包括记录疾病频次与分布、症状体征与分布规律等各类临床指标、生物学指标、生活质量、卫生经济学数据；在临床科研评价阶段，需要运用科学的方法，制定出一系列标准，进而评估各种临床科研活动，包括分析临床科研是否有利于提高临床诊疗水平，研究成果是否可靠，临床研究成果的统计学意义，临床研究成果的社会效益与经济效益等内容。

由于临床医学科研的研究对象复杂、内容广泛、涉及学科众多，造成临床试验和药物研发的项目周期较长、投资巨大，并且科研成果成功概率较低。造成上述问题的重要原因之一是数据数量和类型增长与人工专家信息处理能力之间的矛盾。众所周知，临床科研过程中产生海量的临床数据，连同真实世界证据和各类公开数据集，需要处理的数据复杂性在快速增长，但是传统依赖专家经验的人工模式难以高效率地处理复杂数据,难以从海量信息中实现知识发掘。通过人工智能、大数据和云计算等信息技术,帮助医学研究者更加高效地回顾已有的研究成果,消除在各个医疗机构内部的壁垒数据孤岛,临床科研人员利用复杂的数据分析手段和机器学习技术对这些数据进行综合分析,在极其简单、快捷的情况下进行数据整理及建模分析等,最大限度地发掘出临床科研数据的潜力,进而提高临床试验成功的可能性,降低药物研发过程的成本。

1. 疾病病因和治疗方案研究

伴随着精准医疗技术的高速发展,基于基因测序带来的大数据和日新月异的临床试验、疗法产生的数据洪流,远远超出了人类的个体信息处理能力,应用人工智能相关技术对癌症等复杂疾病的基因测序数据进行分析和处理成为精准医学领域临床科研的新热点。

利用人工智能计算,可以加速蛋白质交互作用的模拟过程(该过程在早期癌症的形成中扮演了重要的角色),进而发现各类癌症的成因;人工智能计算科研提升科学家们对 DNA 和 RNA 中基因签名的理解,进而帮助科研人员预测哪一种疗法会对患者产生作用;通过人工智能计算,整理数以百万计的癌症患者资料,从而构建一个综合性的监测癌症疾病转移和复发的数据库,实现利用人工智能来帮助医学科学家更好地研究癌症等复杂疾病。

IBM、麻省理工学院及哈佛大学发起的癌症基因组计划,通过对数千个抗药肿瘤进行研究,并利用 IBM Watson 强大的计算和机器学习能力帮助理解癌症如何对药物产生耐药性。与此类似,Nvidia(计算机图形芯片制造商)和美国国家癌症研究所、能源部合作,准备开发一个名为"癌症分布式学习环境"的人工智能框架平台。

美国 GNS Healthcare 公司使用随机贝叶斯网络建模与仿真软件将不同的生物医学和保健数据流转换成代表个体患者的计算机模型,使研究人员能够通过揭示个体患者的最佳健康干预措施,大规模地提供个性化医疗。2017 年 9 月,GNS Healthcare 公司宣布利用人工智能技术找到了帕金森病的一个进展标志物,这项研究发表在了《柳叶刀》的子刊《The Lancet Neurology》上。研究人员利用其机器学习技术,GNS 从 312 名帕金森病患者和 117 名对照组志愿者中收集到了遗传学和临床的数据,并将遗传学上的变异与疾病的进展联系起来。这一系统找到了一个称为 LINGO2 的基因,与另一个遗传变异一起,用来预测患者运动能力衰退的进展情况。

2. 临床研究信息汇总与分析

临床科研人员在进行临床科研的设计阶段，需要查阅大量科研文献，进行科研课题选择、科研方案的设计等工作。由于医学领域文献更新较快，造成临床科研人员在选题与方案设计阶段浪费大量时间。使用人工智能技术从成千上万个数据源的数十亿个不同的数据点中获得洞察，使研究人员通过从多种医学数据源（包括出版物、临床试验、会议和论文、监管文献）中查看信息，协助改善决策制定，确定竞争白色空间，消除研究中的盲点。

BenchSci 是一家聚焦在抗体研究领域的临床科研知识检索平台的加拿大公司。该公司利用机器学习技术从各种公开研究中提取抗体使用数据，解读数百万的研究文章，为其他医学专家提供超过 210 万个来自其他公司、独立研究机构和用户的图片信息，对比超过 370 万个抗体数据，帮助科研人员在抗体临床研究中缩短计划实验的时间，降低抗体研究方案设计与材料准备的不确定性。

随着大数据时代的到来，互联网与医疗的深度融合使得医疗数据呈指数级增长趋势，基于基因测序、生物分析、云计算等技术的进步与发展，医疗健康大数据被广泛应用于临床决策支持、药物研发、远程病人数据分析、公共卫生领域等方面。由于医疗数据分布广而无序、医学信息的极度不对称及相关数据标准的缺乏，并不能确保数据采集的准确性、完整性和及时性，对于医疗健康大数据应用的关键要素——数据质量也就无法保证。在现阶段医疗数据剧增时期，大数据治理显得尤为重要。

数据治理领域在国外已经有相关标准来引导，如 ISO 38500 的 IT 治理模型、国际数据管理协会（DAMA）关于数据治理的 7 大环境要素、数据治理协会（DGI）的数据治理框架模型、国际商业机器公司（IBM）提出的数据治理成熟度模型等。

医疗保健机构并没有相应的数据治理经验与实力来展开相关研究，仅能够在数据标准定制与传输领域参与。基于数据本身的使用与生命周期等规则都没有明确标准，也没有比较好的方法来解决。

我国数据治理在金融、通信、互联网等领域都有较多的相关研究，但是由于中国医疗领域的特殊性，数据治理更多的都是医院体系内的研究，只停留在理论层面。国家信息技术服务标准工作组提出数据治理 3 大关键要素：数据治理准则、数据治理域和数据治理实施方法论。

基于自然语言处理的人工智能技术，对存量的医疗数据做分析学习后，针对时间、空间、语义等其他多维度做信息的重新排布治理，可以极大地促进医疗数据治理工作。例如，利用机器学习技术不断地补充医学知识，在医用术语上利用大数据实现多表述的归一化。利用自然语言与机器学习技术对自然语言表述的病历做高精度结构化，并实现患者相关数据的关联展示，进一步在数据检索阶段实现高度智能化的语义理解，方便科研分析。

3. 临床试验匹配

在传统临床科研过程中，需要科研人员对受试对象产生的各类数据进行筛选和核对，确保进入临床科研的测量阶段的病例数据符合科研要求。由于待筛选的受试对象数量较多（通常数百至数千例），且其中涉及电子病历中各类文字记录信息处理，需要耗费科研人员大量时间，也容易出现人工审核差错，进而造成临床科研时间的延长，以及影响临床科研成果的成功率和有效性。

2017年6月初，IBM及其合作伙伴在2017年美国临床肿瘤学会（American Society of Clinical Oncology，ASCO）年会上发布了一组数据，展示与纪念斯隆-凯特琳癌症中心合作共同训练的 IBM Watson 的临床试验匹配工具（Clinical Trial Matching，CTM）的相关科研成果。在为期16周的试验过程中，科研人员利用该临床试验匹配工具处理了2620例肺癌和乳腺癌患者。利用该工具的自然语言处理能力，阅读病人的临床试验报告、评估病人的电子病历相关记录信息，并结合医生医嘱的建议及排除标准，排除了94%的不合格病人病例，进而将临床试验筛查时间从1小时50分钟缩短到了24分钟，时间节省了78%。

第 9 章
Chapter 9

人工智能+药物研发

药物研发是人工智能的又一个重要的应用领域。药物研发人员需要对各种不同的化合物及化学物质进行测试,这个试验过程中的错误尝试耗费了太多的时间和金钱。由于不断试错的成本太高,越来越多的药物开发厂商开始转向计算机和人工智能,希望利用这种技术来缩小潜在药物分子的范围,从而节省后续测试的时间和金钱。

本章首先分析传统药物研发的方法及其面临的困难,指出人工智能在药物研发中应用的几个主要医学领域(如抗肿瘤药等);然后分析人工智能在药物研发领域的主要应用,包括新药临床试验效果预测、临床试验患者招募、药品适应症和副作用分析、药品不良反应识别等;最后简要介绍一些人工智能在药物研发领域应用的典型案例。

9.1 传统药物研发的方法及其挑战

药物的发现和筛选经历了以下 3 个阶段。

第 1 个阶段是随机筛选药物阶段,主要在 1930—1960 年。这是一个偶然发现的时代,随机筛选药物的典型代表就是利用细菌培养法从自然资源中筛选抗菌素。

第 2 个阶段是高通量靶向筛选,主要在 1970—2000 年。这个时代技术更加先进,可以使用高吞吐量的靶向筛选大型化学库。组合化学的出现改变了人类获取新化合物的方式,人们可以通过较少的步骤在短时间内同时合成大量化合物，在这样的背景下高通量筛选的技术应运而生。高通量筛选技术可以在短时间内对大量候选化合物完成筛选，经过发展，已经成为比较成熟的技术，不仅仅应用于对组合化学库的化合物筛选，还更多地应用于对现有化合物库的筛选，如降低胆固醇的他汀类药物，就是这样被发现的。

现在是第 3 个阶段，即虚拟药物筛选阶段。科研工作者将药物筛选的过程在计算机上模拟，对化合物可能的活性做出预测，进而对比较有可能成为药物的化合物进行有针对性的实体筛选，从而可以极大地减少药物开发成本。

虽然药物研发方法经历了几个重要的阶段，但是开发新药仍然是一项漫长而且低效率的工作。整体来说，药物研发面临严峻的挑战，成本高昂且研发周期太长。

一般估计，开发一种新药平均需要 10 年时间，耗资 15 亿美元，但随着药物开发难度的增大，目前可能一种新药会耗资 40 亿～120 亿美元，还不能保证成功。新药研发除了要求药品的疗效外，还需要保证其安全性，必须经过动物实验和Ⅰ、Ⅱ、Ⅲ期临床试验。而即便Ⅲ期临床试验后批准上市，还有Ⅳ期临床研究，即新药上市后的再评价。数据显示，所有进入临床试验阶段的药物，只有不到 12%的药品最终能够上市销售。

人工智能技术为克服药物研发面临的这些挑战带来了契机，近几年在多个药物研发的医学领域都有利用人工智能的成功案例。

9.2 人工智能技术在药物研发领域的应用

9.2.1 人工智能在药物研发应用的主要医学领域

从全球的情况来看，作为全球当下最热门的科技话题之一，随着大数据、云计算及计算机深度学习等多个方面取得突破，人工智能在药物研发领域的应用已然是一个前景广阔的新兴领域。当新药研发遇到人工智能后，通过数据生成假定药物，显示出更快、更高效率开发新药的潜力。

目前人工智能帮助药物研发主要应用在 3 大医学领域：抗肿瘤药、心血管药及孤儿药与经济欠发达地区常见传染病药。抗肿瘤药和心血管药的共同特点就是市场规模大、增速快，2015 年的销售金额均超过 1000 亿美元。利用人工智能对药物进行挖掘，可以显著降低成本和开发难度。至于孤儿药与经济欠发达地区常见传染病防治药，因为市场价值低，药企的收益不足以覆盖其研发成本，企业积极性不大。利用人工智能则可以节约成本，为罕见病患者和经济欠发达地区的传染病患者提供药物。

9.2.2 人工智能在药物研发领域的主要应用

在医药领域，最早利用计算机技术和人工智能，并且进展较大的就是在药物挖掘上，如研发新药、老药新用、药物筛选、预测药物副作用、药物跟踪研究等，均起到了积极作用。这实际上已经产生了一门新学科，即药物临床研究的计算机仿真（CTS）。而实际上，人工智能及机器学习可以应用在药物开发的不同环节，包括从新药筛选到临床试验的整个过程中的每个阶段。

1. 新药筛选

在新药筛选时，人工智能可以帮助获得安全性较高的几种备选物。当很多种甚至成千上万个化合物都对某个疾病显示出某种疗效，但又对它们的安全性难以判断时，便可以利用人工智能所具有的策略网络和评价网络及蒙特卡洛树搜索算法，来挑选最具有安全性的化合物，作为新药的最佳备选者。

2. 新药副作用筛选

对于尚未进入动物实验和人体试验阶段的新药，也可以利用人工智能来检测其安全性。因为每种药物作用的靶向蛋白和受体都并不专一，如果作用于非靶向受体和蛋白就会引起副作用。人工智能可以通过对既有的近千种已知药物的副作用进行筛选搜索，以判定其是否会有副作用，或副作用的大与小，由此选择那些产生副作用概率最小和实际产生副作用危害最小的药物进入动物实验和人体试验，从而大大增加成功的概率，节约时间和成本。

另外，对于未知副作用的情况，利用人工智能可以从海量 EMR 数据中识别药物不良反应和药物相互作用，来弥补因为样本局限在临床试验中未能发现的药物治疗问题，最终目标是使得药厂制出疗效更好的药，医生开出更安全合理的药方。

3. 新药临床试验效果预测

利用人工智能还可模拟和检测药物进入体内后的吸收、分布、代谢和排泄、给药剂量—浓度—效应之间的关系等，让药物研发进入快车道。

医药公司在新药物的研发阶段，通过基于药物临床试验阶段之前的数据集及早期临床阶段的数据集进行建模分析，尽可能及时地预测临床结果，确定最有效的投入产出比，配备最佳资源组合，从而降低研发成本，生产更有针对性和高回报的药物且更快推向市场。原来一般新药从研发到推向市场的时间大约为 13 年，使用预测模型可以帮助医药企业提早 3～5 年将新药推向市场。

4. 临床试验患者招募

在药物研发进入临床试验伊始，科研工作者需要招募临床试验患者。利用人工智能可以挖掘招募患者的医疗数据，评估招募患者是否符合试验条件，从而加快临床试验进程，提出更有效的临床试验设计建议，并能找出最合适的临床试验基地。

5. 药品适应症和副作用分析

在进入临床试验阶段后，人工智能可以实时或者近乎实时地收集临床试验患者的不良反应报告，分析临床试验数据和患者记录，确定药品更多的适应症、发现药品副作用，从而对药物进行重新定位，或者实现针对其他适应症的营销。

9.3 人工智能技术在药物研发领域的应用案例

9.3.1 IBM 的沃森机器人筛选新药

最著名的药物研发深度学习模型可能是 IBM 的沃森机器人。IBM 于 2016 年 12 月与辉瑞制药（Pfizer）公司签署协议，协助辉瑞制药公司的免疫肿瘤药物研发。沃森机器人可以快速分析大量的文本数据，并使用大量实验室数据、临床报告和科学出版物测试猜想，以此来寻找潜在药物。

9.3.2　Exscientia 公司协助赛诺菲和葛兰素史克设计化合物

英国人工智能企业 Exscientia 与葛兰素史克（GlaxoSmithKline，GSK）达成了一项协议，Exscientia 使用其人工智能平台，协助葛兰素史克进行 10 款新药研发。Exscientia 将按研发成果获得款项，总计 3300 万英镑，约折合 4300 万美元。

这是 Exscientia 继与赛诺菲（Sanofi）合作开发双特异配体之后的第 2 个大型合作项目。在与赛诺菲合作的项目中，Exscientia 利用其人工智能驱动平台及自动化设计能力鉴定具有协同作用的药物靶点组合，然后利用 Lead-Finding 平台鉴定针对这些靶点的双特异性小分子药物。Exscientia 负责所有化合物的设计工作，赛诺菲则提供化学合成的实操部分。

9.3.3　BenevolentAI 帮助强生集团进行临床试验

位于英国伦敦的 BenevolentAI 成立于 2013 年，是一家致力于人工智能技术开发和应用的公司，是欧洲最大的 AI 初创公司，在全世界排名第 5。这家公司建立了一种有望更快更好开发新药的人工智能技术，他们的目标是建立人们期盼已久的"制药企业 2.0"，利用人工智能助力新药开发，避免代价高昂的临床试验失败。

BenevolentAI 的核心技术是一个称为 JACS（Judgment Augmented Cognition System）的人工智能系统。他们利用人工智能把人、技术和生物化学结合起来，集中处理全世界大量高度碎片化的信息，用以加速科学研究和发展，其挖掘文献和研究数据库的算法与沃森机器人非常类似。自 2013 年以来，BenevolentAI 已经开发出 24 个候选药物，且已经有药物进入临床 IIb 期试验阶段。

强生集团与 BenevolentAI 达成合作协议，强生将一些已经进入临床阶段的试验药物连带专利一起特许给 BenevolentAI，而 BenevolentAI 将利用人工智能系统来指导临床试验的进行和数据的收集。

9.3.4 Atomwise 预测新药有效性和安全性

成立于 2012 年的 Atomwise 是一家利用超级计算机进行药品研发的前沿医学公司，总部位于美国旧金山。其商业模式是为制药公司、创业公司和研究机构提供候选药物预测服务。迄今为止，Atomwise 已经与斯坦福大学、Scripps 研究所等著名科研机构合作开展了 27 个药物研发项目，与默沙东也有药物研发合作项目。

Atomwise 通过与 IBM 超级计算机合作，设计了一套名为 AtomNet 的系统。该系统通过分析数据库，并用深度学习神经网络分析化合物的构效关系，于药物研发早期评估新药风险。早在 2015 年，这家公司宣布寻找埃博拉病毒治疗方案方面有一些进展，在不到 24 小时的时间内就成功地对 7000 多种药物进行了分析测试，在为时一周的时间内，又从已有的药物中找到两种或许能用来抗击埃博拉病毒的药物。

Atomwise 还发起了人工智能分子筛选奖励计划，向多达 100 个大学研究实验室免费提供 72 种潜在的治疗化合物。Atomwise 将使用 AtomNet 平台筛选 1000 万个分子，并为每个实验室提供 72 个靶向该实验选择的靶标的化合物。

9.3.5 Berg Health 筛选生物标志物

生物标志物是指可以标志系统、器官、组织、细胞及亚细胞结构功能的改变或可能发生的改变的生化指标，可用于疾病诊断、判断疾病分期或者用来评价新药或新疗法在目标人群中的安全性及有效性。

Berg Health 是位于美国波士顿的一家生物制药公司，成立于 2006 年。公司通过 Interrogative Biology 技术平台对患者样本进行高通量质谱分析，获得患者的基因组、蛋白组、代谢组及线粒体功能等多方面信息。在个这过程中，可以从一个患者样本中获得上兆个数据点，将这些数据与患者的临床信息相结合，通过人工智能分析，详细描绘出患者体内生物系统个体化状态。根据这些信息，研究人员可以进一步发掘与疾病相关的生物标记物、检测手段和治疗方法。

2016 年 10 月，Berg Health 公司宣布与美国国防部达成合作，利用人工智能技术开展新药研发。以寻找应对现有药物不起反应的侵入性乳腺癌治疗方案，将筛选多达 25 万个样本来寻找早期癌症的新生物学指标和生物标记。

9.3.6　京都大学联合制药和 IT 企业开发新药研发 AI

在全球制药企业纷纷削减研发经费的大背景下，日本京都大学和约 70 家制药及 IT 相关企业联合组成研究机构，已开发专门用于研发新药的人工智能，以大幅降低药品研发成本。京都大学教授熊田孝恒表示，目前进入临床试验阶段的药物的研发周期在 10 年左右，研发经费高达 26 亿美元，另外，只有不到 12% 的药品最终能够上市销售。而通过人工智能研发的药物周期可以缩短至三年，成本降低一半。

京都大学用于药品研发的人工智能的工作内容包括锁定致病蛋白质、筛选对蛋白质起作用的药物成分、评估药物成分的安全性并决定合成方法、制定临床试验计划以确定药效等。据悉，仅筛选药物成分一项，以往靠制药企业研究人员调查海量的国内外医学论文和数据，耗时又耗力，而人工智能则可以更快地处理庞大的医学文献数据。

9.3.7　Numerate 将 AI 应用于各个阶段的化学设计

Numerate 公司是将数据用于药物发现的 AI 公司之一，它将 AI 应用于各个阶段的化学设计。Numerate 和东京的 Takeda 公司合作，筛选靶标分子，设计和优化化合物，对药物的吸收、分布、代谢、排除及毒性进行建模，为 Takeda 提供临床试验候选药物。该协议的金额和特许权使用费并未披露。

9.3.8　明码生物科技的基因组数据分析

位于上海的明码生物科技（WuXi NextCODE）是一家全球基因组信息公司，致力于使用测序数据改善健康，并为世界各地的人们提供精准医学解决方案。明码生物科技与耶鲁大学的研究人员合作，共同使用该公司的深度学习算法来识别血管生长的关键机制。其结果可以推动抑制肿瘤血管生长类药物的研发进程。

9.3.9 葛兰素史克等联手推动肿瘤药物研发

美国奥巴马政府期间,作为癌症登月计划的一部分,工业界和学术界联合力量,应用人工智能加速药物发现。在 2016 年 1 月推出的加速医学治疗研发计划(ATOM)中,英国葛兰素史克公司、加州利劳伦斯利物莫国家实验室和美国国家癌症研究所强强联手,将计算方法和实验方法结合起来,推动肿瘤药物研发。该计划的计算部分,包括深度学习和其他 AI 算法,将在头两年内接受测试。他们希望一开始就有一个正确的假设,然后一年内推出候选药物。

9.3.10 Insilico 个性化药物发现和生物标志物开发平台

巴尔的摩的 Insilico 医学公司公布的 ALS.AI 是一个致力于肌萎缩性侧索硬化症的个性化药物发现和生物标志物开发平台。该公司主要从学术界吸取教训,专注于生成拮抗网络——一种深度学习算法,它能令两个神经网络建立拮抗关系,其中一个网络尝试开发一个模型,并不断改进这个模型,直到另一个网络无法区分模型是否处于构建阶段。该公司使用该工具分析,在不同分子孵育情况下,人类细胞系的转录和转录反应数据的数据库,以预测分子的治疗性质。这个方法主要观察正常组织和疾病组织的基因表达变化,然后看看什么分子可以改变这个差异。AI 还有可能将算法应用于表型和定性分析(一般需要几周,甚至数月),以加快临床前开发过程。

第 10 章

人工智能+行业管理

据人力资源和社会保障部（简称"人社部"）消息，截至 2016 年年底我国基本医疗保险（简称"医保"）覆盖人数超过 13 亿人，全民医保体系基本形成。随着医保覆盖面的扩大和医保程度的逐步提升，医保基金平衡面临严峻挑战。与此同时，各类医保欺诈违规行为层出不穷，严重干扰了医保制度的正常运行，危害医保基金安全。因此在行业管理方面，我们应该积极推动大数据、人工智能等技术在医保审核与监管领域的应用，实现对欺诈违规行为的准确识别，力争形成可复制的医保智能审核与监管模式，为医保控费奠定坚实基础。

10.1 医保基金日益吃紧，控费成医改主旋律

随着全民医保体系不断完善和人口老龄化加剧，我国医保基金支出水平增长迅猛。近年我国城镇基本医疗保险基金收入与支出情况如图 10-1 所示，城镇基本医疗保险基金支出增速在 2009 年、2010 年、2013 年及 2014 年均超过收入增速，医保基金支付压力与日俱增。

与此同时，医保欺诈违规行为突出，进一步加速医保基金的浪费和流失。2017 年 1 月 24 日，审计署公布基本医疗保险和城乡居民大病保险等医疗保险基金专项审计结果，发现 15.78 亿元医保基金涉及违法违规问题（约占抽查资金金额的 0.46%）。实际上，这只是医保流失基金的九牛一毛。据不完全统计：因欺诈骗保、过度医疗、医疗浪费等造成的医保基金不合理支出占基金总支出的比例高达 30%。

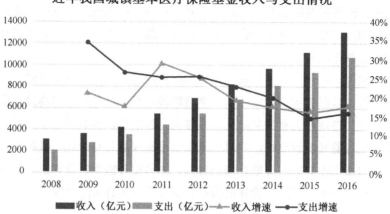

图 10-1　近年我国城镇基本医疗保险基金收入与支出情况（资料来源：国家统计局）

2016 年，人社部明确医保控费是未来医改主旋律。通过探索新型医保控费方式，推动医保智能化监管，帮助医保部门严查欺诈违规医疗行为，控制医疗费用的不合理增长，推进医保基金可持续发展。

10.2　传统审核弊端重重，AI 助力监管智能化

目前，我国医保控费经历了人工审核、规则审核和智能化监管 3 个发展阶段。

1. 第一阶段：人工审核

医保部门工作人员通过人工抽查、到医院巡视等方式，来检查医院是否存在挂床骗保等问题。其弊端在于监管缺位问题明显，人工依赖程度高，手段落后且效率低下，缺乏足够的震慑力。

2. 第二阶段：规则审核

医保部门通过搭建基于临床知识库的规则审核系统，对医院报销数据进行

自动审核。其弊端在于仅依靠有形的规则进行控费，医院可以快速熟悉并设法规避，从而削弱控费的长效性。除此之外，规则审核主要从合规性解决问题，确保医院的医疗行为符合部分临床规定。对于欺诈行为，尤其是对数据真实性存在问题的欺诈行为无能为力。

总的来说，以人工审核和规则审核为代表的传统审核手段不能保证医保控费的有效性，且监管审核主要停留在事后阶段。随着科学技术的高速发展，近年来医保欺诈违规行为愈加复杂化、多样化、隐蔽化，传统审核手段已经无法满足医疗服务监管的新要求，同时也无法满足医保业务科学化、数据化管理的要求。面对层出不穷的医保欺诈违规行为，如何提升医保反欺诈能力已成为包括我国在内的世界医保经办管理机构和专业人员面临的共同挑战。

3. 第三阶段：智能化监管

近年来，人类逐渐认识到人工智能重新整理行业竞争秩序的潜力，尤其是人工智能在精准性、客观性和超强的学习能力上表现出的极强优势，使之受到金融、医疗等行业监管部门的关注，使其展现出在反欺诈能力上的天赋。随着大数据、云计算、移动互联、人工智能等现代信息技术在卫生领域的广泛应用，健康医疗信息化建设加速，为人工智能与医保控费的结合提供了可能。在部分较早实现健康医疗信息化的国家，对医疗机构违规行为的智能化监管已形成较为成熟的运作模式。通过了解和分析国外的成熟经验，有利于我国医保智能监管体系的建设。

目前各国采取的主流监管模式是"政府主导+第三方监管"。在监管方式上注重监管过程的完整性，各国均采用事前、事中、事后的全方位监管方式。事前进行制度建设，通过法律法规建立惩处约束机制，减少欺诈违规行为发生的可能；事中通过信息系统的审查和对医疗行为的监督，尽量将欺诈违规行为扼杀在源头；事后对已发生的欺诈违规行为进行审查和惩处。同时，健全的法律法规和惩处机制为有效控制欺诈违规行为提供了重要保障。

值得关注的是，发达国家开始更多地将信息技术运用到医保监管上。例如，美国大约75%的管控型医疗组织机构在实施反欺诈行动中都通过运用专业的反欺诈软件系统来帮助稽核人员分析大量的数据、进行前瞻性调查，以检测和识别不一致的数据或形态等[49]。

10.3 医保智能审核与监管典型应用案例

电子科技大学大数据研究中心是目前国内规模最大、架构最完整的大数据产学研一体化机构。在探索人工智能+医保控费的智能监管模式上,电子科技大学大数据研究中心基于人工智能从医保支付、医疗行为等多层次、多角度、长周期、多粒度进行立体数据监控,从而改变单一业务角度控费在实践中容易被规避和模仿的弊端。

1. 案例一:医保大数据控费监管决策解决方案

针对医保支付的监控,即切入医保支付环节,通过严查欺诈违规行为,防止医保基金流失。电子科技大学大数据研究中心提出了基于人工智能的医保监管解决方案,构建了一套"防"(事前防范控费)、"审"(事中审核控费)、"挖"(事后数据挖掘)加"决策支持"的全流程医保监管体系,如图10-2所示。

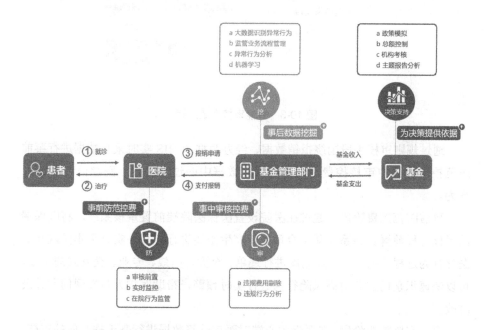

图 10-2 基于人工智能的医保监管解决方案

该方案采用了国际通用的事前、事中、事后全方位监管方式，可以提供智能审核、实时监控、大数据挖掘、监管业务、决策支持、数据可视化等 6 大服务，改变了以往缺乏专业支持、手段单一、效率低下的审核模式，实现了医保监管向智能化、精准化、高效化转变。

1）智能审核

智能审核系统流程如图 10-3 所示。

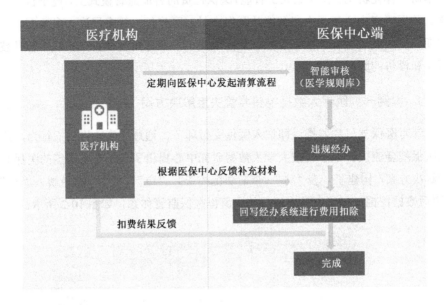

图 10-3　智能审核系统流程

通过规则审核手段围绕报销数据、经办数据和 HIS 实时采集数据进行事前防范控费和事中审核控费，识别隐藏在数据中的过度医疗、医疗浪费等违规行为。

事前防范控费阶段，通过在医院设置医保医院端前置审核系统，将医保端的稽核过程前置。该系统从不合理费用产生源头进行控制，实时采集医院端的医疗行为过程数据，利用规则库进行逐单、全面、高效、专业、交互式的审核，可以快速识别问题并对高风险行为进行实时预警，帮助医护人员发现问题并及时改正。

事中审核控费阶段，在医保中心端对医疗结算数据进行基于规则库的审核，剔除包括限适应症、限性别、阶梯用药、禁忌症、重复用药等在内的违规行为，可以有效降低医保审核人员工作量，提升医保审核效率。

智能审核使用的审核规则库参考基础目录（包括诊疗项目目录、诊断目录、药品目录等）、政策法规、临床知识库等行业通用准则，自建 22 类审核规则，600 余万条细则。

在智能审核基础之上，电子科技大学大数据研究中心结合医保审核业务，设计出一套科学、合理的线上办理流程，以规范业务办理流程，提升业务办理效率。业务办理后，通过从各维度对业务办理过程数据、结果数据进行分析，帮助管理者清晰掌握违规分布、业务办理效率相关情况，在解决医疗违规的同时，也可有效监督审核人员违纪行为。

2）实时监控

实时监控系统流程如图 10-4 所示。

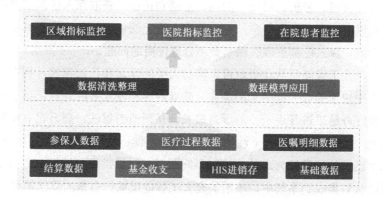

图 10-4　实时监控系统流程

根据医保部门关注的关键指标，通过从经办系统、HIS 系统实时动态获取数据，对各区县、医院及在院患者进行实时监控，对可能存在异常的数据进行实时预警，使医保管理部门可尽早对异常数据和行为进行干预，确保基金始终处于健康、可控的范围之内。同时充分利用丰富的大数据分析方法，对医院关键指标，如基金消耗、费用占比、门诊人次占比、平均住院天数、政策范围内报销比例等进行监控分析。由此实现对医疗行为的全过程实时监管，有助于规范诊疗行为，控制医疗费用的不合理增长。

3）大数据挖掘

大数据挖掘是基于人工智能的医保监管解决方案的核心组成部分，为此电子科技大学大数据研究中心打造了拥有自主知识产权的人工智能反欺诈引擎实现。该引擎把医学规则、经验规则作为先验知识，通过本体知识库和机器学习方法，构建自主理解、自主推理和自主学习能力。人工智能反欺诈引擎的核心技术是机器学习，机器学习是人工智能的子集，简单来说，机器学习是一种利用数据训练出模型，然后使用模型预测的方法。

人工智能反欺诈引擎正是利用机器学习方法，透过海量的医保经办业务和医疗机构数据洞察医疗行为的模式和关系，进而训练出包括案例推理、医疗行为模式分析、诊疗方案分析、医患网络扩散分析在内的百余种医保反欺诈模型。这些模型可以识别一些常见的欺诈场景，如挂床、套药、分解住院、医疗行为异常等，从而有效地甄别诸如此类的欺诈骗保行为。

人工智能反欺诈引擎用于事后数据挖掘阶段，通过将分散的知识片段连接起来，进行推理、分析、对比、归纳、总结和论证，获取深入的洞察及决策的证据，可以更全面地识别异常，解决规则审核无法识别的基于数据真实性带来的欺诈行为，深入挖掘更多医保基金不合理使用的问题。

同时，人工智能反欺诈引擎可以模仿人类的学习和认知模式，拥有从海量医保数据中快速提取关键信息的能力。随着后续经办业务的开展，该引擎可以自动收集经办结果进行进一步的学习成长，从而改善算法，提升已有模型的识别准确度，并且通过精细的个性化分析，掌握个体特质，构建多维度个体画像。除可识别已知的异常行为之外，还可不间断对未知异常进行挖掘，并由专业团队分析确认后集成到系统中，不断扩充人工智能反欺诈引擎的算法模型。

总的来说，人工智能反欺诈引擎的使用可以大大减少与过程任务相关的成本，且识别欺诈骗保行为的准确度随着运行时间的增加而提高，控费的长效性远远优于传统稽核手段。

4）监管业务

医保稽核是确保各项医疗保险政策准确执行、维护参保人员合法权益、保障医保基金有效使用及其安全的重要手段。

电子科技大学大数据研究中心根据国家标准《基本医疗保险待遇稽核业务规范》，并结合各地实际稽核业务办理，设计稽核业务线上办理流程。与传统业务相比，电子科技大学大数据研究中心将人工智能技术应用到监管业务流程中。在传统稽核业务中，大部分稽核部门需要人工识别异常行为，受制于人本身的精力和经验，导致稽核效果参差不齐。而在基于人工智能的医保监管系统中，利用机器学习、大数据算法从数据维度识别可疑行为,稽核人员再对可疑数据进行精准稽核,大大提升了稽核效率及效果。

5)决策支持

通过将"经验决策"转变为"数据决策",改变过去医保部门在制定政策时过于依赖已有经验、不够准确和全面、较为主观的状况。目前,决策支持包括基金仿真、总额控制、机构考核、主题报告分析等功能。

(1)基金仿真。基金仿真即政策模拟,是基于历史数据模拟医保政策调整对医保基金支出带来的影响。在该功能中,根据政策调整进行相应的参数设置,具体参数包括乙类支付比例、起付线、封顶线、报销比例、三大目录、特殊门诊及医疗机构相关信息,参数设置完毕后可生成仿真报告。在仿真报告中,从医疗机构、疾病、参保人群等多个维度对比历史实际医保基金消耗和政策调整后的模拟医保基金消耗,让决策部门可以直观地感受到政策调整给医保基金带来的影响。通过基金仿真模块,可以在发现问题进行政策调整时,实时感知基金态势,对政策运行效果进行反馈和评估,切实践行数据决策、科学决策。

(2)总额控制。总额控制的整体思路是在不降低医疗服务质量的同时,有效控制医疗费用的增长。在总额控制的年度指标分配中,将参考各医院前3年的实际报销费用、年度就诊人数变化、年度均次费用变化、重复入院率及考核得分等因素,以达到良好的政策引导效果。在医疗机构年度指标分配后,结合年中调整、年终清算的方式,实现更加灵活、有效的过程监督和管控。

(3)机构考核。机构考核是为了对医院进行管理而进行的考核机制,不同考核结果会影响医院结算的相关事宜。

(4)主题分析报告。在制定重大医保政策时,建立评估模型,提供分析报告,为政策制定提供支撑。医保智能监管系统从各业务场景出发,在医保基金、药品、医院、疾病等维度提供27类分析报告。如提供诊疗方案分组分析报告支撑支付方式改革;提供医院费用主题分析报告,支撑医院总额预算的制定;提供重点疾病分析报告,支撑专项重大疾病报销费用方案改革;提供药品主题分析报告,支撑药品目录制订及药品竞争性谈判等。

6)数据可视化

数据可视化系统借助于图形化手段,清晰有效地向用户传达信息或与用户沟通信息,提升用户体验。例如,主题分析报告形式,将医保部门关注的医院、疾病、药品、医保基金等内容直观呈现出来,便于医保部门全面感知医保基金态势，宏观管理医保基金运行动向，及时发现医保基金运行过程中的问题和风险点。

在主题分析报告基础上，为了满足医保各业务场景下更加灵活的报表需求，系统还提供了自定义分析，该功能可根据实际需要，通过简单的点击、拖曳等操作，实时生成所见即所得的各类报表。

电子科技大学大数据研究中心提出的关于医保智能化监管的解决方案，通过引入人工智能理念，深度挖掘数据本身的异常表现，来识别欺诈骗保行为。运用包括案例推理、医疗行为模式分析、诊疗方案分析、医患网络扩散分析在内的数百种大数据模型构建的人工智能反欺诈引擎，对医保结算数据、诊疗数据及经办数据等进行综合分析和挖掘处理。解决伪造材料、挂床、串换药品、串换项目、医疗行为异常、过度医疗、药品滥用等欺诈骗保就医行为。

表 10-1 是基于人工智能的控费手段与基于规则的控费手段的差异比较。

表 10-1　基于人工智能的控费手段与基于规则的控费手段的差异比较

	人工智能+医保控费	规则控费
控费长效性	基于人工智能的医保控费是一种更加长效的控费手段，通过数据之间的关联分析可以将过度医疗、欺诈骗保有效识别，而且信息化建设逐步完备，这种识别效果还会进一步提升	有形的规则，医疗机构可以快速熟悉，甚至通过一些工具进行规避，经过一段时间的运行，基于规则的手段将失去控费的能力
欺诈骗保识别能力	基于人工智能的控费手段，可以有效解决合理性问题，如当次就诊是否应该发生，治疗费用是否应该在这么高的水平等。人工智能通过关联单次就诊数据、历史就诊数据、其他人就诊数据及就诊医院、就诊疾病、参保单位等更多的维度进行综合分析，从而挖掘存在于数据之中的逻辑悖论，有效识别欺诈骗保问题	基于规则的控费手段主要从合规性解决问题，确保医疗机构的医疗行为符合国家的医保规定及部分临床规定，对欺诈行为，尤其是数据真实性存在问题的欺诈行为无能为力
自主进化能力	内置了一套人工智能反欺诈引擎，除可以通过内建的数百种算法模型进行欺诈识别之外，还具备自我学习成长能力。通过正常稽核业务经办过程，引擎收集稽核经办之后的结果，进一步学习这些结果，从而纠正之前识别错误的数据，提升引擎在未来识别欺诈骗保行为的准确率	基于规则的方式只能设置固定的阈值，不能根据形势的发展进行自我调节和优化
处理的数据维度	人工智能技术底层会构建一个分布式存储与并行式的计算平台，该平台具备如下能力：①以高效地处理超过 TB 的数据，这也保障了各种人工智能反欺诈的算法模型有效工作	基于规则的控费手段只能处理一些简单规则的数据，如什么人、看了什么病、用了什么药这种规则的数据，而对医生用自然语言所描述的一些症状信息，检查检验报告信息就无法进行处理了

续表

	人工智能+医保控费	规则控费
处理的数据维度	②平台提供了文本挖掘、图片挖掘等能力，可以有效拓展平台处理的数据类型。如未来可以针对检查检验报告、医嘱数据等进行分析，提升反欺诈能力	基于规则的控费手段只能处理一些简单规则的数据，如什么人、看了什么病、用了什么药这种规则的数据，而对医生用自然语言所描述的一些症状信息，检查检验报告信息就无法进行处理了
平台的延展性	人工智能技术由于依托底层的大数据平台，可以非常容易地对接其他业务系统的数据，如人社其他险种及其他业务部门的数据，可以有效补充反欺诈使用的数据维度，同时也可以增加应用场景，向智慧人社、智慧医疗方面进行延展	基于规则的控费手段只能用于控费

整体上讲，基于人工智能和基于规则的手段是相辅相成的，基于规则的手段主要解决合规性问题，基于人工智能的手段主要解决合理性问题。从长效控费的角度来看，基于人工智能的手段会更优异，基于规则的手段未来会作为一个规则符合性验证工具而存在。

2. 人工智能对医疗机构违规诊疗行为的识别与监管

针对医疗行为的监控，即深入医疗服务发生环节，通过识别违规诊疗行为，控制医疗费用的不合理增长。电子科技大学大数据研究中心发现，在目前已知的医保欺诈违规行为中，医疗服务发生环节存在的过度医疗和医疗浪费占有较高比例，如重复检查、过度检查、过度治疗、大处方、滥用药品（滥用高价药、抗生素）、延长疗程或住院时间等，这些违规诊疗行为不仅造成了巨大的医疗资源浪费，同时也导致了医保基金的大量流失（见图10-5）。

针对滥用药品问题，电子科技大学大数据研究中心曾进行一项关于I84.102（混合痔伴有并发症）使用参麦注射液违规情况的分析，利用人工智能精准识别过度医疗等行为，控制医疗费用的不合理增长。

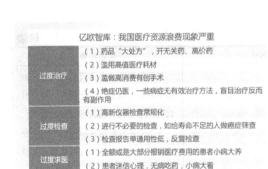 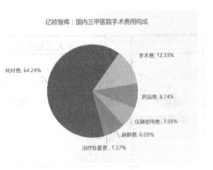

图 10-5　我国过度医疗情况概览（资料来源：亿欧智库）

1) 以大数据平台为支撑，精准识别医院违规诊疗行为

基于现有医疗卫生资源数据，电子科技大学大数据研究中心搭建了统一的大数据平台，实时汇集该区域内公立医院诊疗数据。通过抓取大数据，可以清楚地看到各家医院的情况，实现对多家医院数据的横向比较和对特定医院数据的纵向比较，发现隐藏其中的异常数据。同时利用丰富的大数据手段和人工智能引擎对异常数据进行深度挖掘，可以快速识别医院的违规诊疗行为，如对于同一种疾病的治疗，各家医院消耗的药品和耗材是否合理等。

针对识别出的违规或可疑数据，大数据平台会进行标注并自动提示其违规原因和存在的问题，便于医保稽核人员进行人工复核。同时该结果也将经由平台反馈给医院，由医院举证去异议，医保部门再判断是否予以医保支付，平台将根据医保结果不断完善算法，将可疑转为违规，逐步提升审核监管的精准度和智能化水平。除此之外，以大数据平台为支撑，还能拓展指标监控、病种管理等多个监管方向，实现对医疗机构违规诊疗行为的多维度监管。

2) I84.102（混合痔伴有并发症）使用参麦注射液总体情况

在大数据平台上，电子科技大学大数据研究中心经过分析发现，针对I84.102（混合痔伴有并发症）的情况，参麦注射液在所有二乙级医院中使用的总体概率为2.8%，其中457医院使用比例达到54%，远高于其他医院（见图10-6）。但该药品不是治疗此疾病的常用药品，并且这种药品价格较高。

3) 针对I84.102（混合痔伴有并发症）各医院花费情况分析

电子科技大学大数据研究中心通过横向比较二乙级医院在治疗I84.102（混合痔伴有并发症）的平均花费情况和住院人数情况，其中457医院属于花费较多的医院（见图10-7）。

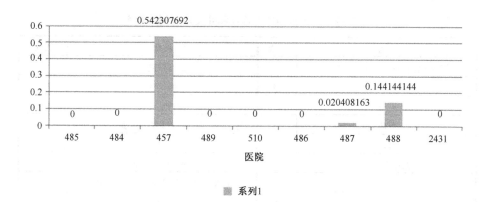

图 10-6　参麦注射液使用比例直方图

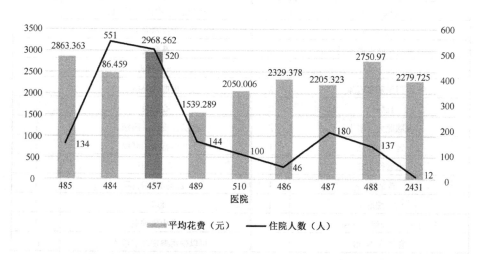

图 10-7　二乙级别医院治疗 I84.102 的平均花费和住院人数情况

4）针对参麦注射液在 457 医院使用的综合分析

电子科技大学大数据研究中心针对参麦注射液在 457 医院的使用进行了病例数分析、症状分析和费用分析。在 457 医院，累计有 520 名 I84.102（混合痔伴有并发症）住院患者，其中 282 名患者使用了参麦注射液。根据个人病案中的诊断和并发症病例数量显示，可以使用参麦注射液的病例仅为 13 例，占实际使用参麦注射液病例的 4.6%；使用参麦注射液的患者平均花费为 3310 元，比没有使用参麦注射液的高出 746 元。由此得出，可能是医院滥用药品，存在过度医疗的问题（见表 10-2）。

表 10-2　个人病案中的诊断和并发症病例数量表

疾病	人次	疾病	人次
混合痔伴有并发症（主诊断）	282	乙肝恢复期	1
肛乳头肥大	74	胆囊炎 NOS	1
肛裂	37	女性盆腔炎	1
肛瘘	13	短暂性脑缺血（阿尔瓦雷斯氏综合征 TIA）	1
外痔	13	肛门狭窄	1
血栓性外痔	6	慢性心肌缺血	1
慢性胃炎	5	肛门皮肤黑色素细胞痣（M87200/0）	1
高血压	4	腰椎病	1
糖尿病 NOS	4	子宫炎	1
高血压Ⅲ	3	重型贫血	1
贫血 NOS	3	老年性（萎缩性）阴道炎	1
肛周脓肿	2	急性咽喉炎	1
椎基底动脉供血不足	2	鼻窦炎	1
冠心病	2	急性胃炎	1
肛门生殖器疱疹	2	出血性外痔	1
直肠炎	2	心肌炎	1
前列腺肥大（增生）	2	过敏性皮炎（湿疹）	1
肾病综合征	1	其他特指的肝癌	1
血管性头痛	1	高血压Ⅱ	1
高血压Ⅰ	1	肠易激综合征	1
前列腺增生	1	湿疹	1
肺结核病，经组织学所证实	1	鼻中隔偏曲	1
脊椎病 NOS	1	可以使用参麦注射液人次	13

注：阴影部分为有可能使用参麦注射液的疾病。

第 11 章
Chapter 11

人工智能在卫生领域的其他应用

11.1 人工智能在分级诊疗和精确转诊中的应用

所谓分级诊疗,就是要按照疾病的轻、重、缓、急及治疗的难易程度进行分级,不同级别的医疗机构承担不同疾病的治疗,实现基层首诊和双向转诊。

建立分级诊疗制度,是合理配置医疗资源、促进基本医疗卫生服务均等化的重要举措,是深化医药卫生体制改革、建立有中国特色的基本医疗卫生制度的重要内容,对于促进医药卫生事业长远健康发展、提高人民健康水平、保障和改善民生具有重要意义。

11.1.1 分级诊疗现状

根据 2015 年国务院办公厅发布的《关于推进分级诊疗制度建设的指导意见》[50],对于分级诊疗政策设定的总体目标如下:

到 2017 年,分级诊疗政策体系逐步完善,医疗卫生机构分工协作机制基本形成,优质医疗资源有序有效下沉,以全科医生为重点的基层医疗卫生人才队伍建设得到加强,医疗资源利用效率和整体效益进一步提高,基层医疗卫生机构诊疗量占总诊疗量比例明显提升,就医秩序更加合理规范。

到 2020 年,分级诊疗服务能力全面提升,保障机制逐步健全,布局合理、规模适当、层级优化、职责明晰、功能完善、富有效率的医疗服务体系基本构建,基层首诊、双向转诊、急慢分治、上下联动的分级诊疗模式逐步形成,基本建立符合国情的分级诊疗制度。

1. 分级诊疗取得的成效

（1）建立起覆盖城乡的医疗卫生体系。目前，我国已经在农村建立起以县级医院为龙头、乡镇卫生院和村卫生室为基础的农村三级医疗卫生服务网络；在城市建立起各级各类医院与社区卫生服务机构分工协作的新型城市医疗卫生服务体系。

（2）分工协作机制初步形成。通过规范双向转诊机制，实施上下联动和分工协作，让患者在就近的社区得到更为便捷和规范的诊疗。发挥社区卫生服务机构诊治常见病、多发病、慢性病的能力，使康复期患者回到社区进行后续治疗，同时使二级、三级医院节省出更多卫生资源和精力用于疑难重症患者的抢救和医疗队伍的培训、学科建设。

（3）群众就医负担有效降低。通过医保政策引导，群众小病就近就能获得便捷、低廉的基本医疗服务，大病则顺利转到上级医院，从而降低就医成本。目前，社区卫生服务机构门诊和住院的均次费用比三级医院低 50%以上[51]。

2. 分级诊疗落地过程中面临的问题

（1）"基层首诊"无法落实。由于基层医疗机构能力有限，因此得不到患者的信任，同时居民对疾病规律认知不够，对基层医疗机构服务能力持怀疑态度，随着居民收入水平的提高，看病就医趋高、趋大、趋上、趋重，促生"看病难"的同时加重了"看病贵"。另外，基层医疗机构资源配置有先天不足，对于优秀人才缺乏吸引力，对于基层首诊的激励动力不足，这就造成基层医务工作者缺乏动力，对患者能推则推、向上转诊盲乱无序的现象。

（2）"双向转诊"机制不完善，"上得去下不来"。一方面是各级医疗机构之间的服务差异性大、连续性差，如由于基层医疗机构药物配给不足，常发生大医院转下来的患者面临药物短缺的境遇；另一方面，各级医疗机构之间信息平台不共享，"信息孤岛"依然存在，不利于患者的转诊；再者，由于利益分配问题，大医院也有营业收入（简称"营收"）的压力，不太愿意向下转诊自己的病人。这些情况都加剧了转诊过程中患者"上得去下不来"的现象。

（3）"急慢分治"政策措施不到位。各级医疗机构的医疗资源分布不均匀，造成了医疗资源综合利用效率和效能低下的情况。例如，急危重症和疑难杂症患者享受不到三级医院的优质医疗资源，而基层医疗卫生机构又门可罗雀。究其原因，主要是缺乏分工协作机制，各级医疗机构对于各自服务功能定位不准；

缺乏技术指导标准，造成分转诊标准不一，或以机构营收为依据在分转诊过程中做出不合理的操作。

11.1.2 人工智能在分级诊疗中的作用

1. 服务于基层的智能辅助诊疗系统

医疗行业资源严重不足，人工智能在提高诊疗效率、降低治疗成本等方面的优势使其应用价值受到业界看好。萨特健康系统高级数据科学家 Andy Schuetz 在接受 HealthCare IT News 采访时说道：我们对深度学习的初步应用使我相信这些人工智能技术在医疗健康领域将会产生巨大价值。根据国际数据公司行业分析师 2017 年的分析，在 2018 年，将有 30%的医疗健康系统运用人工智能对患者数据进行分析，并提供个性化治疗建议。同时将会有半数的癌症患者能接触到人工智能参与制订的诊疗方案，癌症诊治费用和死亡率将会减少 10%[52]。

智能辅助诊断系统（以百度医疗大脑为例）的底层技术模块一般包括以下几个部分：

（1）医疗知识图谱。将从医学书籍、医学文献、病历数据中得到的医学知识，以知识图谱的形式组织起来，用来支撑医学诊断过程。

（2）医疗推理引擎。利用深度学习加贝叶斯推理网络的混合网络，依据知识图谱中的医学逻辑，实现从症状到疾病的诊断推理，并可以给出诊断逻辑及依据解释。

（3）问诊对话引擎。当涉及人机交互的场景，可以利用自然语言理解和多轮深度问答技术，将人们说的症状描述口语化内容转换成医学标准用语，同时识别出来用户的问诊意图，从而实现人机对话的无缝对接。

上述智能诊断辅助系统的一般分析步骤是：诊断引擎在收到请求后，首先会进行医疗信息提取，然后根据患者具体症状描述，调整疾病的先验概率，对诊断结果进行概率分布，解决诊断逻辑复杂、用户表达多样的技术难点。基于知识图谱技术与"大数据基因"优势，将疾病与症状、药物、检测、手术多维联系起来，一方面能确保准确理解患者表述，另一方面可拓展用户数据，连接大众健康。

目前智能辅助诊断系统解决方案可充当家庭医疗顾问、医生诊疗助手、医学知识库三大医疗角色，将人工智能技术引入诊前、诊中、诊后三大环节。其中家庭医疗顾问，为用户提供智能轻问诊、诊疗服务个性化推荐、个性化体检咨询与智能推荐等服务。医生诊疗助手可以在医生诊疗过程中对医生进行信息推荐及罕见病提示，防止医生漏诊、误诊，也可以帮助医生采集并整理患者信息及向患者解释诊疗信息。医学知识库则是为教育和培训场景服务，方便医学生或年轻医生更加快速地获得准确的医学知识[53]。

智能辅助诊断系统，以辅助工具的形式进入基层医疗机构，辅助基层医师来提高他们的诊断水平，降低漏诊、误诊率。当人工智能技术帮助基层医疗机构提高了诊疗水平之后，患者才能信任基层医生，才能把患者留在基层，真正助力国家的分级诊疗国策落地。

2. 服务于医联体的智能云服务

分级诊疗的实现，离不开医联体与智能云服务，二者是相辅相成的关系。医联体的建立和日常运营在云端进行，而智能云需要医联体（具体而言是各等级医院的医生）集中于云端，才能实现分级诊疗。

目前促进实现分级诊疗的单位，从服务医联体的角度来讲，均以搭建云平台为方式实现远程门诊及双向转诊、区域影像诊断远程托管与会诊、影像高速三维后处理重建等多种功能。

医疗智能云服务系统一般使用如下技术来提供远程服务。

（1）云计算技术。供可用的、便捷的、按需的网络访问，进入可配置的计算资源共享池（资源包括网络、服务器、存储、应用软件、服务），这些资源能够被快速提供，只需要投入很少的管理工作。这一平台通常需要提供如下技术：编程模式、海量数据分布存储技术、海量数据管理技术、虚拟化技术、平台管理技术等。

（2）远程通信技术。医疗智能云系统中传送的医学信息主要有数据、文字、视频、音频和图像等形式。其中数据和文字信息的数据量小，对通信要求不高。视频和音频信号数据量较大，在远程实时会诊中通常需要同时传送视频和音频信号。还经常需要用到一些医学影像信息，如 X 线胸片、CT 图像等静止图像和运动图像，这些都需要传输速度较快、较稳定的通信网络。

（3）诊疗和临床检测工程技术。如心电图、血压、血氧等生理和电生理参数的检测技术，B超、CT等医学成像技术，血液、尿液、体液的各种生化含量指标的检测技术。由于远程医疗的特点是患者在远地，有些面对面就诊时可以获取的信息可能无法获取或无法直接获取（如触摸等）。面临的问题就是怎样将这些信息进行数字化，并联网传输，这就对传统的医疗设备提出了新的要求。

医疗智能云系统的服务方式又分为实时（在线）方式和非实时（离线）方式两种。实时方式是指条件允许或紧急情况时使用，可以使患者获得及时的救助，但花费较高，操作难度较大；非实时方式是指将基层医疗服务需求方的资料随时传送给服务提供方，等待处理。位于大医院的专家可依据用户提供的资料做出相应的诊断。在医疗咨询、培训、教育等应用场所也经常用到。这种方式可大大减少对网络系统带宽的要求。

11.2　人工智能在医疗机构管理中的应用

医疗机构管理，指针对医疗机构内部、医疗机构之间各项工作的管理，主要包括患者服务、质量改进及患者安全、感染预防及控制、领导及常规管理、设施管理及安全、人员资质及教育和信息管理等。

医院机构管理服务，对于保障医疗质量安全、提高医疗服务水平、维护人民群众健康权益发挥着非常重要的作用。医疗机构管理中存在许多应用场景可供挖掘，包括开展智能语音及人工智能技术的应用，推动门诊电子病历的普及，优化病历结构化以挖掘更深层次数据价值；建设DRGs智能系统，降低医疗保险机构的管理难度和费用，进而宏观预测和控制医疗费用；采用医院传染病监测报告系统、护理质量和安全考核系统、单病种质量管理系统等专门用于医院管理的专家系统，提高医疗服务水平，助力医疗供给侧改革，更好地满足人民群众多层次、多样化的健康需求。

11.2.1　医疗机构管理现状

1. 医疗机构病历管理现状

在我国医疗领域长期发展过程中，各地方医院缺乏统一规范的临床结构化病历模型；基层医疗卫生机构的病历写作尤其缺乏规范性，并且存在医生直接复制粘贴病历内容的现象，造成病历重复率较高，使用价值很小；此外，我国医疗机构在患者回访机制的建立方面还处于萌芽期，患者回访率极低，这也使患者诊后延续性数据十分匮乏。

我国自 2002 年便已出台《病历书写基本规范（试行）》，开始对病历书写提出规范化办法；2009 年"新医改"政策出台后，更是将病历电子化、规范化列入国家卫生计划生育重点工作中，连续出台了多部文件，推动病历电子化与医疗数据产业化进程。2013 年，为进一步强化医疗机构病历管理，维护医患双方的合法权益，使病历管理满足现代化医院管理的需要，国家卫计委和国家中医药管理局组织专家对 2002 年下发的《医疗机构病历管理规定》进行了修订，形成了《医疗机构病历管理规定（2013 年版）》。新规定在 2002 版的基础上，结合最近几年陆续出台的相关法律法规进行完善，在一定程度上体现了医疗卫生体制改革的精神，同时也对医疗卫生机构提出了新的要求和挑战。

1) 新规定对病历管理的重点要求

医务人员应当按照《病历书写基本规范》《中医病历书写基本规范》《电子病历基本规范（试行）》《中医电子病历基本规范（试行）》要求书写病历。

门（急）诊病历由医疗机构保管的，保存时间自患者最后一次就诊之日起不少于 15 年；住院病历保存时间自患者最后一次住院出院之日起不少于 30 年。

2) 医疗机构病历管理过程中存在的问题

（1）传统纸质病历的缺陷。例如，保存分散，难以查找，容易丢失；内容采用自由文本形式，字迹可能不清，内容可能不完整，意思可能模糊；科学分析时需要转抄，容易出现潜在错误；只能被动地供医生做决策参考，不能实现主动提醒、警告或建议。

（2）电子病历录入任务重、效率低、准确率不高。某机构对 2016 年中国医院电子文本录入工作量的调查显示，超过 40%的医生每天在计算机前进行文字录入大约需要 4 小时，超过 50%的医生每天进行文字录入的时间占工作总时间的 40%。可见文字录入的方便性已成为影响医生工作效率、工作体验的重要因素，对有经验但习惯手写病历的医生，键盘打字录入显得尤为困难。书面工作已经成为严重影响医院工作效率、增加医院人力成本的因素之一。

在电子病历的录入过程中，模板的应用非常普及。但基于模板填写具体信息，工作量还是比较大；而且模板仅能解决一些常规情况的描述，如果完全按照模板填写,对每位患者的情况记录就缺少了个性化描述,不利于后续诊断利用。为提高电子病历录入效率,医生有时使用复制粘贴的方式,通过对相似患者的病历进行修改完成病历记录,但这样会不可避免地出现漏改、漏删的情况,在很大程度上增加了病历记录的出错率,对电子病历的准确性也是一个比较大的挑战。

(3)电子病历的信息利用不全。国内大部分电子病历系统对患者临床信息的描述性数据是以自由文本形式存在的,这种非结构化的输入形式允许临床医生使用任意词汇、代码或者缩略语来表示患者的情况,带来便利的同时也带来了诸多弊端。就形式存储而言,病历存储需要先进行结构化分析,然后以关系型结构的方式保存到数据库中,而在这方面的技术瓶颈还有待突破;就临床路径的建立而言,自由文本不利于医疗工作者利用临床数据形成科学的临床路径,最终支持临床医疗决策。目前国内面向临床决策的电子病历系统的研究主要集中在疾病的预测和监测方面,尚未实现对疾病诊断和治疗提供决策支持的功能。就信息共享而言,自由文本不利于患者就诊信息在不同级别、不同种类的医疗机构之间进行共享、交流,容易造成信息孤岛,对于区域化信息平台的建设是十分不利的。

2. 医疗机构数据管理现状

随着技术的进步,医疗数据越来越呈现出破碎化趋势。医院内系统多维分布,数据多分类沉淀于各个科室,形成多系统异源异构数据;数据标准不统一,数据质量参差不齐,不完整性显著;数据分散、规模大、增长迅速、冗余性强,共享和流通非常困难。例如,北大人民医院截至 2016 年 5 月,建设了 73 个系统、204 个子系统,一天就能产生 60GB 的数据,多年积累了 2000 多万份病历记录。

如何将分散在各个维度的医院数据(如 EMR、LIS、RIS 等)统一在一个数据层,实现数据归一,并建立高效安全的医院大数据平台,实现医疗数据的高效检索应用,助力医疗行业提高效率、降低成本,成为亟待解决的课题。

11.2.2 人工智能技术带来的新契机

1)软硬一体化语音电子病历解决方案,通过与医院合作训练模型和优化产品

语音作为人与生俱来的能力,也是最理想的人机交互方式。基于智能语音技术的软硬一体化语音电子病历解决方案,使用专业级的定向麦克风主动降噪,

在医患沟通、诊疗处置过程中全程录音，医生以口述的方式描述相关病历内容，通过部署在后端的语音识别、自然语言理解引擎，在医生工作站实时呈现医患交流文本内容、自动生成结构化电子病历；待医生回到工作站时，只需要对病历文本内容进行简洁修改确认，即可打印提供给患者，并同步完成电子版保存。公司与医院进行科研合作，前者通过脱敏病历数据和临床使用不断训练模型、优化算法；后者免费使用语音电子病历产品，并与公司共享优化后的产品。

2）循环神经网络推动自然语音处理技术发展，进而优化病历结构化相关应用，挖掘数据深层次价值

病历结构化主要用到自然语音处理技术。随着深度学习的发展，循环神经网络算法进一步推动自然语音处理技术的发展。目前，无结构化病历数据转换成结构化病历数据需要以下3个方面的技术支撑（见图11-1）。

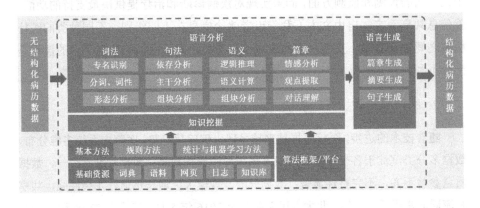

图11-1　自然语音处理结构图

（1）算法框架和医学术语资料库。维护扩充医学基础资源库，包括词典、语料、网页、日志和知识库等；持续钻研规则方法，不断更新统计与机器学习方法等基本方法。

（2）语言分析技术。基于医学术语资料库识别专有名词，将无结构的病历数据变成一个个的分词，拆分成很多数据源的词汇；通过句法分析、语义分析、篇章分析等技术将自然语音录入的临床表述识别为语义化的临床表述。

（3）语言生成技术。通过篇章生成、摘要生成、句子生成，最后形成通过计算机能够查询分析的结构化病历数据。

目前国内提供病历结构化服务的公司，往往面向医院提供开放性平台服务，以服务换数据的形式，实现共赢。具体的业务模式分为两类：

（1）开放性的中文病历语义 API，提供医院无缝对接的可插拔式模块。

（2）提供智能病历分析服务，服务类型和范围较广，如为保险公司做医疗风险评估、精准医学大数据中心的业务规划和组织架构设计、协助重大研究课题进行前期分析研究、开发医疗人才培养系统等。

提供病历结构化服务的公司，医保控费、药物安全、决策支持方面作用巨大。例如，帮助保险公司发现并减少过度医疗行为，帮助药企监控新产品的安全性等，美国的医疗保险预测公司 Inovalon 帮助美国 76 万名医生及相关保险公司节约数十亿美元的保险开销。再如，硅谷创业公司 CLOUD MEDX 的智能二次入院监控系统，根据对患者的数据分析，减少了其客户 30%的二次入院情况，为每家医院平均节约 200 万美元的年度开销。

3）建设医疗大数据平台，以数据作为驱动力，进一步形成医疗大数据的新生态，挖掘医疗大数据价值

从数据源来说，以美国为例，其医疗大数据包括临床、保险申报、基因组、移动医疗、环境等各类数据。这些数据的用法集中在病人、医院和临床科研 3 个方面。

（1）从病人角度着手，打通院内院外的数据联系，依托于新的手段和技术，把预防、治疗、康复及自我健康管理形成一体化的管理和服务，走整合型系统服务模式，不断满足人民群众多层次、多样化的健康需求。

（2）从医院角度着手，把集中于医院内的大量数据进行集成、挖掘和利用，使医疗大数据成为医院未来的竞争核心，建设智慧医院，发展智慧医疗。综合运用健康医疗大数据资源和信息技术手段，健全医院评价体系，推动深化公立医院改革，完善现代医院管理制度，优化医疗卫生资源布局。

（3）从临床科研角度着手，推进健康医疗临床和科研大数据应用，建设一批心脑血管、肿瘤、老年病和儿科等临床医学数据示范中心。集成基因组学、蛋白质组学等国家医疗大数据资源，构建临床决策支持系统。

11.2.3 公司案例

国内提供语音电子病历的公司主要有科大讯飞、云知声和中科汇能。科大讯飞和云知声在家居、汽车、医疗、教育、机器人等诸多行业均有布局，语音识别引擎在训练中涉及各行业数据；中科汇能则仅打造医疗领域的语音 OS，其语音识别引擎仅关注医疗领域。

1. 科大讯飞

科大讯飞语音电子病历系统采用科大讯飞国际领先的智能语音技术和当前业界主流的采用"云+端"的技术路线，能够全面满足门诊语音电子病历系统的建设需求，帮助医生提高病历书写的工作效率。在技术架构方面，采用领域驱动设计（Domain Driven Design，DDD）的体系架构，这是一种解决复杂大型软件行之有效的方式，其遵循面向服务架构（SOA），采用 TX Text Control 富文本编辑器，该编辑器是最适合医疗领域的编辑器，并针对语音电子病历系统业务需求进行二次开发，使系统应用性大大增强。前端页面展示采用目前流行的 HTML5 技术，使应用端的展现更加美观、友好；系统遵循 HL7（医疗信息接口通用标准）、XML & WebService、和 HTTP REST/JSON 等通用国际标准，使系统易扩展、易交互。

门诊语音电子病历系统架构如图 11-2 所示，各服务模块说明如下：

（1）医疗语音加密编码服务：用于将医疗语音数据加密编码、解码。

（2）机器转写（语音识别）和自然语言理解服务：构建在医疗语音云（院内支持），用于将医生的语音以机器转写的方式识别为文字，将识别结果进行语义解析，智能提取出结构化的电子病历内容。

（3）智能语音管理平台：构建在医院内网，提供标准的语音授权、管理和配置等服务，并提供标准的接口给电子病历系统调用。

（4）语音电子病历系统：包括 PC 端语音电子病历系统。

（5）麦克风·录音设备：麦克风·录音设备是科大讯飞专门定制的录音设备，针对用户应用场景，具备定向识音、主动降噪等功能，充电便捷，采用无线模式与主机连接，操作维护均简单便捷。

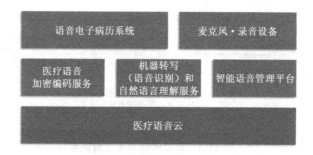

图 11-2　门诊语音电子病历系统架构

医护人员通过基于安装在 PC 端的语音电子病历系统客户端（该客户端和已有的电子病历系统无缝融合），使用专业定制的录音设备进行录音，语音数据通过客户端实时发送到医疗语音云服务器上进行加密编码和机器转写，识别的文本通过管理平台进行处理，将识别结果再返回到客户端，并根据结构化电子病历模板，自动嵌入到电子病历的适当位置，从而完成电子病历。

目前北京协和医院、301 医院、上海瑞金医院、广州军区总医院等 40 余家医院已经将科大讯飞智能语音技术应用到医学文书的录入工作中，有效提高了医护人员的工作效率，降低了工作强度，为建立良好的医疗环境、促进医患关系改善提供了良好的技术支撑。

2. 森亿智能

森亿智能是国内专注于医学文本分析的人工智能公司，其主要业务是通过机器学习和自然语音处理技术自动抓取医学文本中的临床变量，将积压的病历自动转化为结构化数据，生成标准化数据库。智能算法能挖掘变量相关性，从而对临床科研提供专业性的统计分析支持。其商业模式主要有 3 类：第一，以项目采购的方式，一次性收费；第二，按年度收取使用费用；第三，按处理的病历量的调用次数收费。

森亿智能的人工智能系统（见图 11-3）像一个有经验的医生一样，可以精准、完整地读懂病历所表达的含义，并消解其中的歧义。系统利用自然语言处理技术，深度挖掘和分析医疗文本的信息，它可以快速、批量地抓取病历中的信息以生成一个结构化数据库，这个抓取环节可以为医生节省数月的时间，把这个过程的耗时压缩到了几秒。

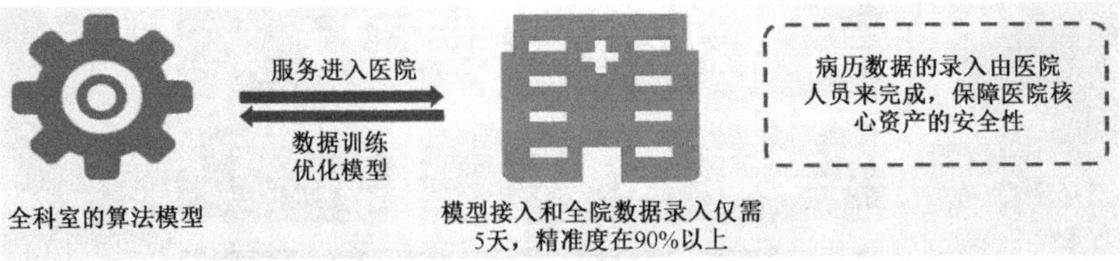

图 11-3　森亿智能的人工智能系统

目前该系统全科室综合准确率在 90.2%，可以识别 13 类临床变量，识别 19 类变量语言关联，可实现全自动生成结构化数据库。更重要的是，森亿智能的自然语言处理不依赖任何人工规则，在面对新的病种、新的病历时，完全通过机器学习来完成模型构建，从而使产品在面对不同场景时，实现灵活定制、高速迭代。

正是由于系统速度快、准确率高、能及时面对目前各大医院 IT 系统的标准不一等特点，森亿智能可以迅速将慢性病管理、健康平台、保险公司、HIS 系统乃至药企等客户所需要的数据，通过结构化处理，做出实际有说服力的案例，以促进行业的发展。

目前森亿智能已经为中山医院、湘雅医院、长征医院等提供医院病历自动结构化和信息抓取服务。目前有两种盈利模式，主要是针对 B 端。第一是开放中文病历语义 API，为机构提供无缝对接不同平台和系统的可插拔式模块。第二是为保险公司等第三方管理公司提供取代人工的智能病历分析服务，并辅以一线临床数据的细分市场报告、精准收费核算支持、深度风险评估，全面提升医保质量与效益。

关于未来的发展，森亿智能近期研发上会覆盖更多的医疗文本类型。目前该系统全科室综合准确率在 92%，针对个别专科，会利用迁移学习等技术进行模型强化。对于长期发展规划，森亿智能会关注自然语言处理技术在医疗领域的更广泛应用，如机器翻译和自动问答、具备专业医学知识的 Siri、自动回答患者疑虑等。

3. 医渡云

医渡云致力于"唤醒数据，创新医疗"，通过辅助医院，整合其全面的医疗数据，打造全新的多中心科研平台、临床辅助决策平台和患者管理平台（见图 11-4）。

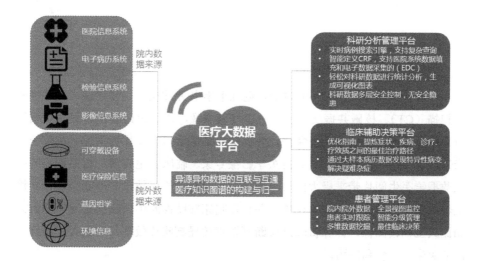

图 11-4　医渡云服务示意图

医渡云采用以应用为导向的产品布局，为科研、临床应用、医院管理等多个应用场景提供全方位、可延展的服务，具体应用主要有以下几个方面：

（1）科研平台。医渡云搭建了多中心科研平台，联动各家医渡云合作医院，帮助医生进行科研样本的筛选，在线、一体化地帮助医生在科研过程中制定观测指标、分析内容等，加快了医学科研的进度，提升研究效率。对于病人的数据安全，医渡云严格遵守医院管理办法和伦理要求。

（2）患者管理。例如，投资微糖的主要意图是打通院内院外的数据联系，帮助医生完成从院内诊疗到院外干预的过程，为患者实现个体化医疗；通过机器辅助医生，将患者针对不同标准进行分组，通过模型分析让医生或者患者自身进行干预，提升医生的患者管理效率。

（3）数据平台。重点是帮助医院处理数据，降低医院利用数据的成本；辅助医院对医院数据的集成和清洗，帮助医院建立"大数据平台"，构建新型医疗数据模型，充分挖掘数据价值。

从 2015 年 4 月第一家合作医院——北京大学人民医院开始，到 2017 年年初，医渡云已与北京、上海、广州、重庆等地 70 多家三甲医院建立合作，合作内容涵盖全院医学研究、患者精准服务、医院精益化管理 3 大领域。除此之外，医渡云未来将会对接保险公司。众所周知，商业保险公司缺乏医疗数据，缺乏在医疗服务方面的控制能力，这给很多互联网医疗公司实现商业价值提供了可能。

4. 腾讯

1) 腾讯觅影·AI 影像

随着医学成像技术的不断进步，近几十年中 X 线胸片、超声波、计算机断层扫描（CT）、核磁共振（MR）、数字病理成像、消化道内窥镜、眼底照相等新兴医学成像技术发展突飞猛进，各类医学图像数据也爆炸性增加。在传统临床领域，医学图像的判读主要由医学影像专家、临床医生实现，日益增长的图像数据给医生阅片带来极大的挑战和压力。随着计算机技术的不断突破，计算机辅助医学图像的判断成为可能，并且在临床辅助诊断中所占比重逐年增大。相比人工判读图像，计算机辅助诊断可以有效提高阅片效率，避免人工误判，降低医生工作量和压力。

依托国际领先的图像识别技术，腾讯开发了医学影像智能筛查系统（见图 11-5），实现了对早期食管癌、早期肺癌、早期乳腺癌、糖尿病视网膜病变（简称"糖网"）等疾病的智能化筛查和识别，辅助医疗临床诊断。腾讯医学影像智能筛查系统由"食管癌早期筛查子系统""肺癌早期筛查子系统""糖网智能分期识别子系统""乳腺癌早期筛查子系统"构成，支持食管癌良恶性识别、肺结节位置检测、肺癌良恶性识别、糖网识别、糖网分期、乳腺癌钙化和肿块检测、乳腺癌良恶性识别等临床需求。

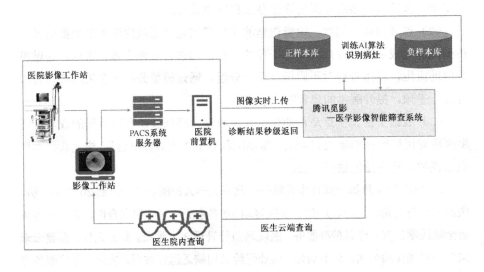

图 11-5 医学影像智能筛查系统

目前腾讯医学影像智能筛查系统已经在全国多个省市的近百家三甲医院中进行了广泛应用，并获得医生的高度认可。例如，浙江省温州市中心医院上线食管癌早期筛查系统 2 周即发现 2 例医生未发现的早期食管癌患者，最终这 2 位患者确诊后，进行了早癌手术。早发现早治疗，大大提高了患者的生存率，降低了治疗费用，保障患者术后生活质量。同时，觅影创新性地将人工智能早筛与"精准扶贫"国家大政方向相结合，与广东省扶贫办开展 2200 个贫困村的早筛扶贫工作，成为 AI 医学影像行业与省级权威平台合作的首家落地品牌。

2）AI 辅诊

基于医疗行业现状，医院在日常运营中，几乎都存在医生少、患者多、工作量大的情况，同时医院管理上也需要有合理的监控机制，能够掌控本院医生的诊断情况，尽可能地避免医生误诊、漏诊。通过觅影·AI 辅诊对病历做分析，给出对应病历的风险指数，实现对全院诊断情况更加轻松的管理。

此外，医院日常科研工作中，需要由本院医生或者雇佣专业数据公司来对现有的病历做数据处理。由人力阅读病历并对病历中的关键信息分类，并作特征抽取，关联检查检验报告等数据，然后交由医学专家做进一步分析研究。一份高质量的结构化病历可以辅助医生实现多次学术突破。觅影·AI 辅诊通过对病历的理解，可以将病历做高精度结构化输出，快速、精准地完成结构化工作，让病案整理不再费时、费力、费心。通过高精度的特征抽取，也能方便后续科研分析。

医生在问诊或科研阶段，也需要查阅大量医学资料、文献，辅助科研和诊断工作。医院在常规运营工作中，每年都会投入预算采购相关数据库使用权限，辅助医生日常工作与科研。觅影·AI 辅诊在给出预测结果的同时还可以查看 AI 预测疾病百科，充当医生全科助手的角色，免去医生检索数据的过程。

诊断预测：嵌入医院系统，医生输入诊断信息时，展示觅影·AI 辅诊的诊断预测结果，同时给出诊断与鉴别诊断必需的诊断模型百科信息。

诊断风险管理：整合分析医院病历，并给出诊断风险指数。

诊断情况分析：基于医院病历风险情况，给出医院诊断风险情况图形化展示。

病历结构化管理：理解医院内病历后做结构化分析，并可按照医生诉求输出结构化数据。

目前已经与国内多家三甲医院展开合作，其中不乏地方头部医院。目前已分析了上百万份病历，并给出对应预测。

觅影·AI 辅诊目前实现了对内科、儿科、呼吸科等常见科室的预测覆盖，整体支持 500 余种常见疾病的预测、分析。

觅影·AI 辅诊对全院的病历诊断情况做了系统分析，使医院管理层对医院诊断情况有了全面了解，更好地针对现状做出优化决策。

从医生诊断工作流程出发，通过当前对病历的分析预测，提供给医生诊断预测结果，规避医生主观性判断带来的疾病漏诊。觅影·AI 辅诊也会给出鉴别诊断中最可能的疾病预测，从而极大地降低医生误诊与漏诊的可能性。

医院常规运营每年都要花费大量经费采购数据库使用权与信息服务类产品，使用中需要大量的检索工作。基于疾病预测，觅影·AI 辅诊也会在医生工作中给出关联度最高的医疗百科信息。觅影·AI 辅诊在给医生提供更友好、更精准的信息服务上不断探索，让医生在信息检索上消耗的工作量无限缩小，享受智能可靠的医疗信息服务。

在科研领域，为医院输出高精度的结构化病历数据。医院传统科研在数据处理上，单一课题的数据结构化整理要花费数十万元经费，时间持续数周。觅影·AI 辅诊只需要秒级时间即可为医院完成病历结构化。每年可为医院节省上千万元的科研数据处理经费。

总的来看，一方面对医院的诊断风险实现了监控可控，并提供了友好的信息服务；另一方面针对医院现有数据可以做到很好的结构化支撑，辅助医院数据治理，促进科研进度。

11.3 人工智能在医学教育和培训中的应用

医学是知识更新、技术发展最快的领域之一，医学教育和培训对于医护人员进行严格的临床工作基本训练、提升有关专业的理论知识和基本的专业技能，促进医院可持续发展具有重要意义。进入 21 世纪，科技的进步使医学知识日新月异，新技术新方法不断出现，疾病的诊疗手段更加多样化，对医药卫生人才的培养也有了更高的要求，医学教育和培训在医药卫生人才队伍建设中的作用显得尤为突出。

11.3.1 医学教育和培训的现状

当前我国的医学教育和培训中还存在很多问题和不足。主要表现在：一是医学教育发展不平衡，地区、城乡、学科、单位之间差异较大；二是医学教育资源不足和利用效率不高问题并存；三是医学教育的形式和内容还不能很好地适应广大卫生技术人员多层次、多形式和个体化的需求，医学教育质量还需要进一步提高。

根据国家卫计委 2017 年 8 月 18 日发布的《2016 年我国卫生和计划生育事业发展统计公报》，截至 2016 年年末，全国医疗卫生机构总数达 98.3 万个，其中医院 2.9 万个、基层医疗卫生机构 92.7 万个、专业公共卫生机构 2.5 万个；全国卫生人员总数达 1117.3 万人，其中卫生技术人员 845.4 万人、乡村医生和卫生员 100.0 万人、其他技术人员 42.6 万人、管理人员 48.3 万人、工勤技能人员 80.9 万人。在卫生技术人员中，执业（助理）医师 319.1 万人、注册护士 350.7 万人。不论医疗机构还是医护人员个人，抑或是对于整个医疗事业的发展，对可持续的、高质量的、前沿性的医学教育都存在很大的需求。面对如此庞大的、多样化的医学教育需求，现有的医学教育培训供给远不能满足日益增长的医学教育需求。

以北京协和医学院为例，每年通过各类继续医学教育项目所培训的医护人员总数也不足 5 万人次。北京协和医学院作为我国医学教育的国家队，拥有丰富而优质的医学教育资源，然而通过面授、观摩、专题研讨会等传统的培训方式能实现的培训规模是有限的。而且传统的医学教育培训模式除了规模有限，还存在培训质量参差不齐，培训成本高、工学矛盾突出等问题。

11.3.2 人工智能技术带来的新契机

1. 充分利用虚拟现实技术，开发优质医学教育临床技能培训课程

医疗教育的最终目的是临床操作，但是传统的平面教材缺失互动和立体等特性，难以给予学习者实质性的高效指导，特别是实体解剖和外科手术等价值高但是机会少的资源稀缺，而这恰恰正是 VR 的优势。

虚拟现实系统可以为学生提供课堂环境下提供不了的更优的医疗培训。借助立体建模、定位测距、五维坐标（三维空间+平行宇宙）等技术，VR 在模拟器官解剖和虚拟外科手术方面具有传统教学难以比拟的巨大优势。

2. 利用互联网模式实现优质医学教育资源的大规模分享

当拥有了优质的培训课程资源，就可以利用互联网模式进行全球范围内的分享，通过线上线下相结合的混合式学习方式开展学习。美国医学教育家米勒教授（George Miller）构建的"米勒金字塔"（Miller's Pramid）勾画了培养医务人员医学知识与临床能力标准的金字塔模型，该模型明确标明了医学学习者由知识累积到临床实践训练的能力发展的各个阶段目标。由塔底到塔尖，第一层是医学专业知识与操作理论层（Knows），即医学基础理论与临床操作理论知识的学习与记忆；第二层是医学知识的应用能力层（Knows How），是指对医学知识的理解与融会贯通；第三层是临床操作表现（Shows How），是运用所学医学知识演练临床思维与技能；第四层是真实工作环境中的实际表现（Does）。

11.3.3 公司案例

1. 好医术

好医术从 2013 年正式开始尝试医学教育培训，从骨科入手，面向高年资执业医师，以线下会议培训+线上视频学习的培训形式传承医术。

好医术成立初期，以线下会议培训为主，多次成功举办"香山国际关节成形外科峰会""西安创伤精英论坛""好医术国际创伤骨科精英论坛"等国际性学术交流会议。会议主要邀请国内外顶级的手术专家作为嘉宾进行经验分享与授课，规模达到千人以上，每个课题都是专家们历年经验所得，教授最实用的手术操刀技巧。

好医术通过线下会议积累了大量的医生用户，为了更好地满足医生学习需求，2015 年年底好医术开始组织团队开发线上视频学习系统。以手术视频学习为主的"好医术 App"于 2016 年 3 月正式上线，为医生们提供专业的临床经验、手术技巧与知识的视频教学服务。

一位老师进行全天候、模块化授课，深入、系统地讲解一套手术方法。为了使大家更好地掌握手术操刀技巧，还配有整套手术视频，现场分享手术心得和技巧。2016年6月14日上午8:00，北京协和医院骨科翁习生教授正在为一位患者进行全膝关节置换手术。与以往不同，此时，国内6700多位骨科医生正在通过好医术App的VR频道观摩这台手术。这是好医术App发布的全球第一例人工全膝关节置换VR手术教学直播。

同期提出互联网医学院概念，努力建造"一所没有围墙的医学院"，邀请全球医学专家授课，让全世界医生都能在这个平台学习一流的医术。"好医术医学院"逐渐进入医疗圈，并为广大医生所认可。至此，通过线上与线下双行轨道，好医术完美打造医生职业再教育新平台。

2. 医微讯

医微讯全称上海医微讯数字科技有限公司，成立于2013年7月，是国内第一家将移动互联网和虚拟现实技术与医学教育及医学相关方向相结合的应用创新公司。

前期，医微讯主要的业务有：医学移动App开发、医学三维影片制作、医学数字展示集成，已经积累了包括强生、美敦力柯惠、阿斯利康、威高、上海联影、上海医药集团等知名客户。

2015年，医微讯开始研发柳叶刀客（Surgeek），柳叶刀客是系统融合虚拟现实与三维模拟交互技术的游戏式外科手术医学教育服务平台，帮助外科新人、进阶医生，更快、更扎实地掌握手术学习要点，形成良好的手术思维。它主要包括两部分，第一部分为外科医生学习用的手术全景视频；第二部分为3D交互模拟。前者是外科医生观看的，后者可以让外科医生玩游戏似地模拟外科手术操作。其中，手术模拟分为教学模式和考核模式，在教学模式中，可根据配音进行虚拟手术操作；在学习完成后，可进入考核模式回顾自己的掌握情况，考核采用打分制，得分可以转为积分，用来解锁更高阶的术式（手术类型的最小单元），当然如果积分不够也可以付费购买。

第一期，医微讯录制的手术视频主要针对普通外科、骨科、神经外科等几个常见的科室；第二期，逐步覆盖到眼科、妇产科甚至包括消化内科、心脏内科，最终医微讯形成了12个科室。

2016年11月，医微讯与戴尔共建的数字医学虚拟仿真联合实验室，结合医微讯在医疗领域的优势和戴尔在硬件上的创新能力，将终端、资源、编辑软件等产品解决方案和业务资源更加有效地整合在一起，成功研发了完整的VR医学教育系统解决方案。

3. EDDA 科技

EDDA 科技成立于 2003 年，总部位于美国新泽西州普林斯顿区，2004 年在上海设立独资子公司——医软信息科技（上海）有限公司。2011 年，EDDA 科技在苏州成立了艾达极星医疗科技（苏州）有限公司。公司致力于打造"人工智能+精准诊疗"十余年，独立开发了"影像引导精准诊疗（IQQA）人工智能平台"，能够把关键信息实时交互地映射、跟踪、配准到三维现实场景中，应用于临床诊疗、临床教学和医生培训，以智能、开放、共享的技术，提高了智慧信息时代医疗服务的精准化水平。2017 年 7 月 30 号，EDDA 科技和清华大学合作，共建"智慧现实虚拟临床教学中心"，率先开启医学院校"人工智能+显示虚拟"的临床教学培训新模式。

在"智慧现实虚拟临床教学中心"，患者的 CT、核磁等影像数据经过人工智能系统处理，可获得真实还原的全息化人体三维解剖结构，并映射在虚拟空间里。通过专用设施，医生可以在增强现实（AR）的虚拟空间里全方位直接观看到患者真实人体结构的解剖细节，并可通过手势和语音操作，实时进行器官和病变的立体几何分析，精确测量目标结构的区位、体积、径线、距离等参数，同时还可进行虚拟解剖作业、模拟手术切除、手术方案设计和手术风险评估。这为临床教学、医师培训、医疗实践及改善医患交流带来了革命性的影响。

11.4 人工智能在健康养老中的应用

11.4.1 健康养老的现状

据国家统计局数据显示，截至 2016 年年底，我国 60 岁以上老年人口达到 2.31 亿人，占总人口 16.7%，比 2015 年增加 900 万人，预计到 2020 年将达到 2.56 亿人，2050 年将超过 4 亿人，达到总人口的 1/3。据有关方面调研，在我国 2 亿多老年人口中，选择居家养老的老年人占 90%，只有约 10% 的老年人选择机构养老和社区养老。

面对越来越严峻的老龄化社会，我国健康养老服务存在以下问题：

（1）从事老年医疗的卫生人员缺乏，教育培训体系不健全。老年医护理人才非常缺乏，2014年我国康复医院、护理院、疗养院的执业（助理）医师分别是7018人、1186人和3176人，总数仅占全国（助理）医师人数的0.4%。2014年注册护士300.04万人，大多就职于大型综合医院，仅9629人在康复医院工作、3111人在护理院工作、4032人在疗养院工作。从事老年医疗的卫生人员远远不能满足老年人的医疗护理需求。另外，我国老年医学及护理学科起步较晚，发展滞后。老年医学课程在部分医学院校本科教育中仅作为选修课，老年医学专科医生培训基地及课程缺乏，在各层次的护理教育中均未开设老年护理专业。尤其是护理员的在岗培训，培训层次不高，入门门槛偏低。因此，传统的居家养老服务急须新技术分担部分健康咨询、健康监测与医疗辅助等服务。

（2）老年人慢性病罹患率高、医疗需求高。老年人身体机能差，慢性病罹患率高，是医疗服务利用的高频次人群。据了解，近年我国老年人口慢性病平均患病率为74.80%，以此推算，目前有1.4亿老年人口患有至少一种慢性病，这个数字再过8年将扩大到3亿，老年人是医疗卫生服务的主要对象。慢性病几乎是所有老人的通病，虽然政府或养老机构可以定期为老人进行健康检查或慢性病治疗，但需耗费大量的人力物力与财力，而且难以连续和持续对慢性病进行有效的干预和管理。因此，传统的居家养老服务需要一个能够对老人实现可持续健康促进与管理的可行办法。

11.4.2 人工智能技术带来的新契机

利用人工智能技术全面提升健康养老水平的服务模式，是一个系统工程，包括智能终端、健康服务机器人和智慧养老管理平台等。

智能终端包括可穿戴设备、监测一体机等，可以监测心率、血压、血糖、体脂、体温、体重、睡眠和运动等健康动态数据，并且监测到数据可以实时传输到智慧养老管理平台。

健康服务机器人是一种地面移动型或者桌面型的服务机器人，带有摄像头和触摸屏，有麦克风，本体安装有多种环境传感器，并且可以连接第三方健康监测设备，适合家庭等室内环境使用，能够语音识别和语义理解，在医院、诊所可为公众提供健康咨询、健康监测与医疗辅助等服务，在家庭内可以陪伴家庭成员，进行健康监测及医疗平台连接，并具有智能家居控制、家庭日程事务管理、与家庭成员娱乐互动、养老助老等功能。

智慧养老管理平台以云平台为核心，融合互联网与物联网、大数据与云计算，建设一个适用于民政、养老等机构的智慧养老管理平台，对老人进行持续的安全监测、健康管理与各类服务。其功能归结起来分为3类：安全管理、健康管理和服务管理。

（1）安全管理。通过管理平台清晰掌握老人的位置、安全及健康状况，老人发生意外时服务中心会及时接收到求救信息和位置信息，便于服务人员尽快赶往现场救助，保证辖区老人的安全。

（2）健康管理。管理平台将智能硬件自动推送的健康数据为老人建立动态的健康档案，通过长期的健康监测，对老人的健康数据进行科学分析，得出老人可能存在的健康隐患，并针对性地对每位老人进行健康干预。

（3）服务管理。该平台具有员工管理、老人（包括用户）管理和服务管理等功能，可实现下单、派单、服务、回访等流程。平台具有开放性，政府和社会的服务资源可以通过平台为老人提供服务，满足老人对不同服务的需求，从而改善老人生活质量。

11.4.3 公司案例

1. 康益恒

康益恒科技有限公司提出的"机器人智慧社区健康综合服务平台"模式，就是利用人工智能机器人，在一定程度上代替人，实现人和物的连接。具体来说，派驻人工智能机器人"康益小宝"进入用户家庭，实现健康信息搜集管理、家庭安全布防、紧急情况一键呼叫等，就像是身边有个24小时的护士、安保及私人助理。未来，康益恒科技还将不断强化"康益小宝"的人机交互功能，这款机器人将更智能、更人性化，结合后台强大的智慧云平台，它还可以帮助老人寻医问诊、预约家庭医生，甚至可以帮助医生实现远程诊疗。同时，康益恒科技和地产企业合作，在提供机器人服务的社区建立五星级社区服务会所，联动优质的医疗、养老、健康管理资源，提供养老、健康管理等综合服务。这就相当于建立了一个强大的后台支持体系，通过进入家庭的人工智能机器人收集家庭需求，通过智慧云平台实现家庭需求和后台服务的连接，建立以人工智能机器人为前端的全生态服务产业链条。老人需要的医疗、养老、购物、陪伴、紧急救护等问题，都可以在社区内完成。

2. 哈士奇机器人

哈士奇机器人公司最早于 2014 年提出健康服务机器人的概念，并着手进行研发，2015 年完成产品功能定义和外观设计，2016 年 9 月完成功能样机测试，2017 年 1 月首次对外亮相。哈士奇健康服务机器人小康高 1.2 米，具有呆萌的外形，可定点定位移动，具有健康监测、远程医疗、智能家居控制等功能，而且可以与健康养老地产项目的物业管理系统、智慧社区系统进行连接，健康关怀及家庭医生服务是小康的最大亮点，其后端连接的蓝卡医疗健康平台能够让家庭成员，尤其是老人足不出户就可以享受到非常快捷、完善的健康医疗服务。

第三篇
人工智能在卫生领域应用技术生态

人工智能技术诞生至今已经 60 余年，经历了起起伏伏的三次浪潮。最近这次浪潮持续了将近 10 年，而且更多地是由工业界推动并取得了举世瞩目的成果。正是得益于这些在工业界的发展演进，人工智能技术才得以进入医疗健康行业，为世人的身心健康做出贡献。

从工业界锤炼出来的人工智能技术有以下 3 个特点。我们来逐个分析它们可以在工业界快速发展，并可以在医疗健康领域应用的原因。

第一，大数据。随着移动互联网的迅猛发展，数据每天都是以指数级增加，通过手机和微信等，人们可以随时随地把视觉、听觉上的这些数据轻松地传到网上，汇聚起来形成大数据；通过可穿戴设备的监测，以及各种医疗设备的发展，人们的医疗健康大数据得以聚集，为医疗人工智能打下坚实的基础。医疗大数据经过梳理之后形成的医学知识库、医学知识图谱，将会成为智能医疗的必要基础。

第二，深度神经网络。其模型和算法与传统的方法有本质的不同。这种能够自学习并通过暴力计算解决问题的深度神经网络，对于医疗行业的问题却不是万能的，我们还需要贝叶斯推理网络这类能够给出推理过程解释的系统辅以重任。这种混合网络才是解决医疗问题（尤其是智能诊断相关问题）的有效方案。

第三，涟漪效应。随着移动互联网的发展，各种智能助手软件、智能设备接触用户的门槛极大地降低了。软、硬件的用户多了，用户使用的行为、记录和反馈也被后台记录下来，并能参与后续版本的提升。这样一种迭代过程也推动了软、硬件的不断演进。医疗行业的智能软件及硬件通过在医院及家庭场景下给用户提供的服务，又收集反馈，同样能够在不同场景下形成业务闭环和数据闭环。另外，人工智能技术使人机对话成为可能，这给整个智能医疗的交互过程提供了极大便利。记录下来的数据，又可以给智能诊疗工具带来一定的提升，形成自学习的闭环过程。

总体说来，人工智能技术在医疗健康领域的应用，必将给这个信息化程度发达、智能化程度不足的行业注入新的动力，解决更多刚需问题。我们梳理一下医疗人工智能的技术体系和生态，可以将人工智能在卫生领域应用技术框架总体分为 5 个层次：基础层、感知层、认知层、生态层、应用层。本章将对上述层次分别介绍。

第 12 章
Chapter 12

技术生态整体框架

人工智能在卫生领域应用技术生态整体框架如图 12-1 所示。

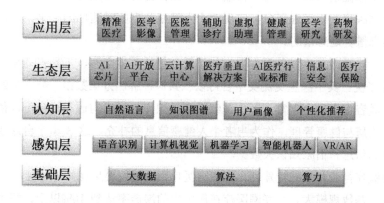

图 12-1 人工智能在卫生领域应用技术生态整体框架

12.1 基础层

顾名思义,基础层对应人工智能技术得以实现的基础,包括大数据、算法和计算平台(算力)。

随着互联网的迅速发展,以及向医疗健康领域的深入渗透,带动了越来越多医疗健康数据的线上化(如在线诊疗、电子病历、患者信息平台等)。

互联网医疗大数据的主要来源有以下 3 个：

（1）互联网医疗就医服务患者端。此类平台致力于改善患者的就医体验，在就医全流程采集医疗大数据信息。从患者进入医院前的在线预约挂号开始，便将个人姓名、身份证号、电话等信息输入互联网医疗服务平台；随后在医生就医环节，病患的病历信息、医疗影像等信息也将传递到服务平台；看病结束后，患者在买单结算的过程中，自费、医保报销等支付信息被添加到平台数据库中，形成互联网医疗平台最为庞大的大数据基础。

（2）互联网医疗健康管理用户端。此类平台的健康管理指标涉及方方面面的健康数据，特别是与智能监测设备的结合。随着可穿戴智能设备和移动互联网的飞速发展，便携式的可穿戴医疗设备正逐步普及，通过可穿戴医疗设备采集到的个体健康指标数据与个体输入指标数据都可以直接连入互联网，进入相关互联网医疗健康管理平台，实现对个人健康数据随时随地的采集，而带来的数据信息量更是海量的。

（3）互联网医疗服务医生端。此类平台包括医生交流、工具咨询和医患沟通 3 个子类。其中医生交流类平台可以积累病种解决方案数据，特别是疑难杂症；工具咨询类平台丰富了医生继续教育知识库；医患沟通类平台可以帮助患者实现疾病与健康管理，作为患者个人健康信息的补充。这 3 类平台形成了强大的疾病信息和临床知识大数据。

因医疗行业背景的特殊性，互联网医疗大数据主要呈现如下特征：

（1）基数规模大。互联网医疗在居民中的渗透率达到 10%以上，每个个体不同维度的医疗信息多而大，特别是一些检验检查图像、视频等占据空间大。

（2）增长速度快。越来越多的患者、医生使用互联网医疗相关产品，每天海量在线实时数据持续增多。

（3）价值密度低。虽然互联网医疗大数据的价值潜力巨大，但是不可否认的是，相比于数据体量，其价值密度很低，很多数据都是无效数据或干扰数据。

（4）多态性。不管是用户健康数据还是患者的病历数据，包括纯数字、信号、图像、文字等多种结构的数据信息，并且有关疾病的表达具有主观性，都呈现出互联网医疗大数据结构多态的特征。

（5）不完整性。虽然互联网医疗平台能够记录用户的健康信息、就诊信息、病历信息等信息数据，但是大量数据表达还是具有不确定性的，特别是一些手工输入数据，医疗信息数据库不能全面反映任何疾病信息，疾病描述也会有偏差。

（6）隐私性。个人健康信息属于个人隐私，特别是在移动互联网时代，信息传播更便捷迅速，医疗数据隐私保护显得尤为重要。

掌握好医疗大数据的这些特征，对其进行充分的价值挖掘和利用，将在很大程度上改变居民医疗健康的现状，使预防、诊疗、康复更加快速、有效和便捷。

针对这些海量的医疗大数据进行采集、分析、提炼及应用，需要依靠各种人工智能算法。

按照数据学习的方式，人工智能算法可以分为以下4类：

（1）监督式学习。在监督式学习方式下，输入数据被称为"训练数据"，每组训练数据有一个明确的标识或结果，如对某类病人的标记"患者"或"非患者"等。在建立预测模型的时候，监督式学习方式通过建立一个学习过程，将预测结果与"训练数据"的实际结果进行比较，不断调整预测模型，直到模型的预测结果达到一个预期的准确率。监督式学习的常见应用场景有分类和回归。常见算法有逻辑回归（Logistic Regression，LR）和深层神经网络（Deep Neural Network，DNN）。

（2）非监督式学习。在非监督式学习中，数据并不被特别标识，学习模型是为了推断出数据的一些内在结构。常见的应用场景包括关联规则的学习及聚类等。常见算法包括 Apriori 算法及 K-Means 算法。

（3）半监督式学习。在此学习方式下，输入数据部分被标识，部分没有被标识，这种学习方式可以用来进行预测，但是首先需要学习数据的内在结构以便合理地组织数据来进行预测。应用场景包括分类和回归，使用的算法通常是对监督式学习算法的延伸，这些算法首先试图对未标识数据进行建模，在此基础上再对标识的数据进行预测。如图论推理算法（Graph Inference，GI）或拉普拉斯支持向量机（Laplacian Support Vector Machine，LSVM）等。

（4）强化学习。在这种学习方式下，输入数据作为对模型的反馈，不像监督学习模型那样，输入数据仅仅是作为一个检查模型对错的方式。在强化学习下，输入数据直接反馈到模型，模型必须对此立刻做出调整。常见算法包括 Q 学习（Q-Learning）及时间差学习（Temporal Difference Learning，TDL）。

按照学习的功能及形式，人工智能算法又可以细分如下：

（1）回归算法。回归算法是试图采用对误差的衡量来探索变量之间关系的一类算法。常见的回归算法包括：普通最小二乘法（Ordinary Least Square，OLS）、逻辑回归（Logistic Regression，LR）、逐步式回归（Stepwise Regression，SR）、多元自适应回归样条（Multivariate Adaptive Regression Splines，MARS）及局部加权散点平滑回归（Locally Weighted Scatterplot Smoothing，LWSS）。

（2）基于实例的算法。基于实例的算法常常用来对决策问题建立模型，先选取一批样本数据，然后根据某些近似性把新数据与样本数据进行比较，以此寻找最佳的匹配。因此，基于实例的算法常常也被称为"赢家通吃"学习或者"基于记忆"的学习。常见的算法包括 K 最近邻算法（K-Nearest Neighbor，KNN）、学习矢量量化算法（Learning Vector Quantization，LVQ）及自组织映射算法（Self-Organizing Map，SOM）。

（3）正则化方法。正则化方法是其他算法（通常是回归算法）的延伸，根据算法的复杂度对算法进行调整。它通常对简单模型予以奖励而对复杂模型予以惩罚。常见的算法包括：岭回归（Ridge Regression，Least Absolute Shrinkage and Selection Operator，LASSO）及弹性网络（Elastic Net，EN）。

（4）决策树方法。决策树方法根据数据的属性采用树状结构建立决策树模型，常常用来解决分类和回归问题。常见的算法包括：分类及回归树（Classification And Regression Tree，CART）、迭代二叉树 3 代（Iterative Dichotomiser 3，ID3）、卡方自动交互检测（CHi-squared Automatic Interaction Detection，CHAID）、单层决策（Decision Stump，DS）、多元自适应回归样条（Multivariate Adaptive Regression Splines，MARS）及梯度推进机（Gradient Boosting Machine，GBM）。

（5）贝叶斯方法。贝叶斯方法是基于贝叶斯定理的一类算法，主要用来解决分类和回归问题。常见算法包括：朴素贝叶斯分类器（Naive Bayes Classifier，NBC）、平均单依赖估计（Averaged One-Dependence Estimators，AODE）及贝叶斯置信网络（Bayesian Belief Network，BBN）。

（6）基于核的算法。基于核的算法把输入数据映射到一个高阶的向量空间，在这些高阶向量空间里，有些分类或者回归问题能够更容易解决。常见的基于核的算法包括径向基函数（Radial Basis Function，RBF）等。

（7）聚类算法。聚类算法通常按照中心点或者分层的方式对输入数据进行归并。所有的聚类算法都试图找到数据的内在结构，以便按照最大的共同点将数据进行归类。常见的聚类算法包括 K-Means 算法及期望最大化算法（Expectation Maximization，EM）。

（8）关联规则学习法。关联规则学习法通过寻找最能够解释数据变量之间关系的规则，来找出大量多元数据集中有用的关联规则。常见算法包括 Apriori 算法和 Eclat 算法等。

（9）人工神经网络算法。人工神经网络算法模拟生物神经网络，是一类模式匹配算法。通常用于解决分类和回归问题。人工神经网络是机器学习的一个庞大的分支。重要的人工神经网络算法包括：感知器神经网络（Perceptron Neural Network，PNN）、反向传递（Back Propagation，BP）、Hopfield 网络等。

（10）深度学习算法。深度学习算法是对人工神经网络算法的发展。在计算能力变得日益廉价的今天，深度学习算法试图建立比以往规模大得多也复杂得多的神经网络。很多深度学习算法可以处理具有标识数据的大数据集。常见的深度学习算法包括：受限玻耳兹曼机（Restricted Boltzmann Machine，RBM）、深度置信网络（Deep Belief Networks，DBN）、卷积神经网络（Convolutional Neural Network，CNN）、堆栈式自动编码器（Stacked Auto-Encoders，SAE）。在图像识别领域，LeNet、GoogleNet、ResNet 不断提高图像分类的精度，R-CNN、Fast R-CNN、Faster R-CNN、Mask R-CNN 则不断地提高物体识别的精度。

（11）降维算法。同聚类算法一样，降维算法试图分析数据的内在结构，不过降维算法是以非监督学习的方式试图利用较少的信息来归纳或者解释数据。这类算法可以用于高维数据的可视化或者用来简化数据以便监督式学习使用。常见的算法包括：主成分分析（Principle Component Analysis，PCA）、偏最小二乘回归（Partial Least Square Regression，PLS）、Sammon 映射、多维尺度（Multi-Dimensional Scaling，MDS）、投影追踪（Projection Pursuit，PP）等。

（12）集成算法。集成算法用一些相对较弱的学习模型独立地就同样的样本进行训练，然后把结果整合起来进行整体预测。集成算法的主要难点在于究竟集成哪些独立的较弱的学习模型及如何把学习结果整合起来。常见的算法包括：Boosting、引导聚合（Bagging）、AdaBoost、堆叠泛化（Blending）、梯度推进机（Gradient Boosting Machine，GBM）、随机森林（Random Forest，RF）。

为了开发的人工智能算法能够更快速、更有效地分析这些数据，实现计算能力的突破，还需要依托强大的计算平台。一般认为，人工智能的算力发展存在 3 个阶段：服务器时代、云计算时代、量子计算时代。现阶段人工智能基本只能依靠集中处理的方式实现相关功能和应用，也就是通过云计算的方式。

异构计算是一个重要的发展方向。异构计算是指不同类型的指令集和体系架构的计算单元组合成强大计算系统的方式，如"CPU+GPU""GPU+FPGA"

等。异构计算中高并行、高密集的计算特性被认为是现阶段可能挑起人工智能产业的大梁。从芯片市场角度来看，GPU 处理器占据了异构计算的主流地位，但随着 FPGA 的生态环境的建立和完善、ASIC 芯片的逐渐成熟，未来异构计算领域会呈现 GPU、FPGA、ASIC 芯片三分天下的局面，GPU、FPGA、ASIC 芯片都会有自己独特的特长和应用领域，有自己独特的客户群体。

量子计算有望给人工智能带来小型化和移动化的变革。当量子芯片中的量子比特达到一定数量后，计算能力将满足人工智能对运算能力的需求，人工智能将不再依赖于大型服务器集群。未来量子芯片小型化后，人工智能前端系统的快速实时处理便成为可能，如手术操作台智能系统、影像平台智能系统等。

12.2 感知层

感知层对应的是人类的听觉、视觉、嗅觉等能力（人类正是通过这些能力才可以感知外界环境），包括语音、计算机视觉、传感器、VR/AR 等技术。

语音相关技术包括针对语音所进行的识别、合成和唤醒等领域。语音识别是要让计算机明白所接收的语音要表达的意思，涉及语音和声学信号的处理，以及语言理解问题。语音合成则是要将计算机想要输出的信息以语音的形式发声，也涉及计算机对语言的理解，尤其是对词法断句、人类情绪的理解，才能做到自然、流畅且有个性。语音唤醒，是人类需要某个设备的时候通过呼唤的形式来激活它的功能，该项技术最大的难点是如何区别噪声以控制误唤醒，否则用户体验会非常差。

计算机视觉技术主要涉及对图片和视频的感知和处理领域。比较典型的有人脸识别、图像文字识别（将图片或视频中的文字识别出来）、基于图像进行机器人的位置定位和障碍物检测等。

除了语音和图像，在医疗健康领域还有各种各样的传感器，如激光、嗅觉、水质、气体成分检测等传感器都可以用来感知环境数据。

虚拟现实/增强现实（VR/AR）与计算机其他各类感知技术关联较多，通常拍一个照片或视频，会触发出虚拟现实/增强现实的效果，相应地会涉及三维感知、跟踪、图片渲染等技术。

12.3 认知层

认知层对应人类作为高级动物区别于其他生物所特有的认知能力，如语言能力、对知识的归纳、提炼、运用能力、对自身和其他个体的理解能力等。认知层包括自然语言处理、知识图谱、用户画像、个性化推荐等内容。

自然语言处理主要包括对自然语言的理解和生成领域。对计算机而言，一方面要能够理解人的语言，另一方面则要会表达、生成人的语言。对自然语言的理解主要包括句法分析、语义、意图和情感的理解。而自然语言的生成，则是在分析处理输入信息后合理地以自然语言的形式输出要表达的内容，可以应用在与人对话，机器人写诗、写对联等场景。

知识图谱是计算机对所掌握知识的关联性的表达。构成知识图谱的基本单位是实体和关系，每个实体会有很多属性，实体和实体之间也会有很多种关系，这些关系能够构成很多事实，如 A 和 B 两个人可能是医生和患者的关系，这就是一种事实。计算机正是通过模拟人类构建知识图谱的方式来获取知识。通过知识图谱可以进行进一步的计算和推理，如某类病人是否适合服用某类药物等。

用户画像是计算机用于更好地理解用户的工具。计算机可以用非常多细分的标签，如可以从人口属性、行为习惯、长期兴趣、地理位置、短期意图等维度去刻画一个用户画像，构建个体模型。

在细分用户画像的基础上，计算机可以根据不同的用户标签进行个性化推荐，从而达到精准满足用户需求的目的。

12.4 生态层

生态层主要涵盖了医疗人工智能技术所在生态环境中的重要相关因素，这些外在条件构成了医疗 AI 技术发展及应用的载体，并保证了输出服务的标准化及安全性。

12.4.1　AI 芯片

人工智能芯片作为人工智能行业的重要底层架构，具有重要的战略意义。人工智能是一个软硬结合的系统，并不是纯软件的事，软件可以做一些算法优化来降低计算量。硬件的方式，就是用很经济、很有效的方式使用电力。这其中最通用的方式是使用 CPU，但 CPU 存在功耗高的缺陷。另一种是专用芯片 ASIC（Application-Specific Integrated Circuit），它可以做到功耗很低，但是性能很强。ASIC 方案是一个终极解决方案。处于软件和硬件方式中间的是 FPGA，FPGA 的功耗和通用性处于中间挡，功耗比 CPU 和 GPU 都低，但它有一定的配置灵活性，配置起来是要靠写硬件的代码。而且它的成本是比 ASIC 要高的，所以当量还不足以支撑大规模制造专用芯片的时候，通常会采用 FPGA。

GPU 具有强大的浮点运算能力，因此除图像处理的本职工作外，被广泛应用于科学计算，海量数据处理等需要大规模并行计算的领域。与 GPU 相比，FPGA 器件虽然在计算运行速度上有所差距（大约是 GPU 的一半），产品更新换代的速度也要慢于 GPU 芯片，但是功耗仅仅是 GPU 的 1/10。FPGA 在更看重计算的能耗和实时性的嵌入式设备深度学习应用中，优势更加明显。在嵌入式环境中，深度学习网络主要用于推断，通过逐层使用动态量化的定点化方法，在推断准确度损失极小的前提下，可以使用较小的可变长度定点格式来表达特征值和数据。相对于 GPU 的固定宽度 ALU 和数据通路，FPGA 中灵活可编程的逻辑单元和连接结构能有效地利用这一特点。另外，利用可配置的 I/O 接口，FPGA 可以直接输入并处理网络包及传感器采集的数据，不再像 GPU 和 CPU 那样需要通过内存中转数据。从架构上讲，GPU 相比 CPU 更有效率，但是 GPU 功耗较大。除 FPGA 和 GPU 之外，也有不少公司在做服务器端的深度学习加速芯片，如 Google 的 TPU、Intel 的 Nervana System 及 Wave Computing 等[54]。

英特尔最近发布的"Nervana"神经网络处理器（NNP），能够处理海量数据并让客户获得更好的洞察力，实现业务变革。神经网络处理器的设计目的是快速解决 AI 应用遇到的数学问题，特别是神经网络，它是目前比较流行的机器学习技术分支。目前流行的大型、深度神经网络面临的问题是，它们的计算能力非常强，但这也使它们很难快速地进行测试和部署。Nervana 神经网络处理器为人工智能模型提供更高的性能和可扩展性，英特尔计划到 2020 年实现 100 倍的人工智能性能提升。

另外，业界一些公司也在积极研发神经元芯片。神经拟态计算的灵感来自我们目前对大脑结构及其计算能力的了解。大脑的神经网络通过脉冲来传递信息，根据这些脉冲的时间来调节突触强度或突触连接的权重，并把这些变化存储在突触连接处。脑内神经网络及其环境中多个区域之间的协作和竞争性相互作用就产生了智能的行为。英特尔在 2017 年 9 月推出了代号为"Loihi"的首款自主学习神经拟态芯片。Loihi 是一种非常节能的芯片，它利用数据来学习并做出推断，随着时间的推移将变得更加智能，并且不需要以传统方式进行训练。自主学习芯片的潜在好处是无穷无尽的。例如，它能够把一个人在各种状况下——慢跑后、吃饭前或睡觉前的心跳数据提供给一个基于神经拟态的系统，来解析这些数据，确定各种状况下的"正常"心跳。这个系统随后持续监测传入的心跳数据，以标记出与"正常"心跳模式不相符的情况。

虽然还处于研发和应用的早期阶段，基于量子计算的 AI 芯片将带来史无前例的技术革新。量子计算充分利用部分基础物理、叠加与纠缠原理。与传统计算不同，它采用了一种极端并行的方式来解决问题。与基于晶体管并需要把数据编码成二进制数字（位）的数字计算机不一样的是，量子计算机利用量子位进行计算。这些量子位能够同时以多种状态存在，把并行进行大量计算变为可能，从而加快解析时间。从本质上说，量子计算就是并行计算的终极目标。量子计算有望解决当今几乎无法攻克的难题。例如，量子计算机可以模拟自然，从而推进化学、材料科学和分子建模的研究，如参与创造一个新的催化剂来隔离二氧化碳、开发房间温度超导体，或者发现新的药物。量子计算有着能增强未来高性能计算机功能的巨大潜力。2017 年 10 月，英特尔与学术界合作伙伴 QuTech 携手成功测试了 17 量子位超导计算芯片。在 2018 年 1 月，英特尔宣布向研究合作伙伴 QuTech 交付了首个 49 量子位量子计算测试芯片。

机器智能的发展主要包含两个阶段：①通过现代机器学习技术，利用大量抽样数据对算法进行训练；②在需要诠释现实世界数据的终端应用中运行算法。其中，第二个阶段也被称为"推理"，在边缘进行推理（或在设备中进行本地推理，如医生工作站），能够降低延迟、功耗和保护隐私。英特尔推出的世界上首个基于 USB 模式的深度学习推理工具和独立的人工智能（AI）加速器——Movidius™ 神经计算棒，能够为广泛的边缘主机设备提供专用深度神经网络处理功能。这款外形小巧的 Movidius™ 神经计算棒专为产品开发者、研究人员和创客设计，提供专用高性能深度神经网络处理性能，从而减少开发、调优和部署人工智能应用的障碍。

移动端的 AI 芯片和服务器端的 AI 芯片在设计思路上有着本质的区别。移动端 AI 芯片的基本要求是：第一，低延时；第二，低功耗（计算能效高）；第三，允许一些计算精度损失（因此可以使用一些定点数运算及网络压缩的办法来加速运算）[54]。

当前国内外 AI 芯片厂商及其出产芯片简介如表 12-1 所示。

表 12-1　国内外 AI 芯片厂商及其出产芯片简介 [54]

公司	芯片	简介
寒武纪	国产"寒武纪 1A"（NPU）	深度学习专用处理器，国际首个深度学习专用处理器芯片
深鉴科技	国产 DPU	DPU 的芯片架构、DPU 编译器、硬件模块一整套深度学习硬件解决方案
西井科技	国产类脑神经元芯片	自主研发的深度学习类脑神经元芯片（deepwell）和可模拟 5000 万级别的"神经元"的类脑神经元芯片深南（deepsouth）产品
Google	TPU	专为其深度学习算法 Tensor Flow 设计的专用集成芯片
Intel	Xeon Phi	能快速计算，并根据概率和联系做决策，其设计将为计算带来更多的浮点性能
NVIDIA	特斯拉 P100 GPU	到目前为止世界上最大的芯片，可以执行深度学习神经网络任务，运算速度极快
IBM	TrueNorth	在不借助云计算基础设施的情况下，让移动计算机以极低能耗运算先进机器智能软件
Microsoft	FPGA	可以执行 Bing 的机器学习算法的 FPGA，同时也是 Azure 和 Office 365 的内芯

12.4.2　AI 开放平台

"深度学习"作为 AI 领域的一个重要分支，俨然已经成为 AI 的代名词，人们提起 AI 必定会想到深度学习。AI 开放平台可以看作是一个深度学习的工具箱，都是以开源深度学习框架为基础工作的。用户可以在其开放的平台上使用其算法系统，获取开源代码。当使用开源平台进行算法的迭代时，开源平台可以获取数据，以及市场对应用场景的热度反馈。

在计算机视觉领域，当使用海量图像训练深度学习算法模型时，由于单台机器 CPU 的计算能力非常有限，通常会使用专门的图形处理器（Graphics Processing Unit，GPU）来提高算法模型速度。但在工业级应用中，随着深度学习在自然语言处理、语音识别等领域的广泛应用，专用的 GPU 也慢慢演变为通用图像处理器（General Purpose GPU，GPGPU），处理器不仅仅被用于渲染处理图像，还可以用于需要处理大数据量的科学计算的场景，这种提高单台机器处理能力的方式属于纵向扩展（Scale Up）。

随着大数据时代的来临，大数据处理技术的日趋成熟为解决深度学习模型训练耗时问题提供了重要发展方向，因此如何通过大数据训练深度学习模型在当前引起了广泛关注，大量的研究表明：增加训练样本数或模型参数的数量，或同时增加训练样本数和模型参数的数量，都能够极大地提升最终分类的准确性。由于 Hadoop 已经成为构建企业级大数据基础设施的事实标准，有许多的分布式深度学习算法框架被构建在 Hadoop 生态体系内，这种通过分布式集群提高处理能力的扩展方式被称为横向扩展（Scale Out）[55]。

许多优秀的开源深度学习框架（AI 开放平台）都在尝试将开源大数据处理技术框架和 GPGPU 结合起来，通过提高集群中每台机器的处理性能来加速深度学习算法模型的训练。这种通过结合横向扩展及纵向扩展提高处理能力的方式被称为融合扩展。

一些 AI 芯片供应商围绕其芯片技术也正在构建其完整的 AI 开放平台，通过软件充分发挥其硬件产品的能力。例如，英特尔提出 AI 发展的"良性闭环"概念，并提供从嵌入式端到云端、从底层到应用层的完整实现方案。借助 AI 开放软件，软件开发者能够从硬件差异中隔离出来，不需要考虑选择 Nervana 架构、FPGA 架构还是至强融核，他们只需要考虑用什么框架即可。

目前业界对外开放的著名 AI 开放平台如表 12-2 所示[56]。

表 12-2 著名 AI 开放平台

公 司	平台名称	简 介
Google	Tensorflow	谷歌第二代联机版人工智能深度学习系统，能同时支持多台服务器
Facebook	Torchnet	深度学习函数库 Torch 的框架，旨在鼓励程序代码再利用及模块化编程
Microsoft	DMTK	一个将机器学习算法应用在大数据上的工具包

续表

公司	平台名称	简介
IBM	SystemML	使用 Java 编写，可实现三大功能：定制算法、多个执行模式、自动优化
Yahoo	CaffeOnSpark	结合深度学习框架和大规模数据处理系统，从而更方便地处理多个服务器的内容
Amazon	DSSTNE	能同时支持两个图形处理器（GPU）参与运算的深度学习系统
Tesla	Open-AI	一套更专注于开发和对比强化学习（RL）算法的深度学习系统

12.4.3　云计算中心

近年来随着深度学习技术在工业界的广泛应用，基于大数据的人工智能重新获得了又一个飞速发展的契机。当前人工智能算法的特点是依靠大量计算资源换取对海量数据处理的耗时缩短。在此背景下，云计算的地位尤其重要。大量计算所需要的计算资源必须以分布式网络的形式提供服务才有可能满足需求。

人工智能在医疗领域的应用，也是在医疗大数据有了大量积累之后，引入了一些基于深度学习的算法来实现。而云计算在此过程中，也发挥着计算资源配给、数据存储、服务分发等重要作用。

云计算有 5 个主要特征：提供者不但要投资建设基础设施，还要进行维护；基础设施供应商提供的服务会被很多用户分享；用户按需获得服务；提供的服务是弹性且可扩展的，换句话说，用户可以按需获得一个无限的服务；用户只为他使用过的资源买单。

云计算按照服务模式来看，分为以下 3 类：

（1）基础设施即服务（IasS）。在这类服务中，供应商主要提供数据中心服务，包括计算机服务器、储存服务器、通信基础设施，用户可以在其上层部署和运行任何软件。

（2）平台即服务（PaaS）。这一项服务是建立在 IasS 之上，去除软、硬件的基础设施，这项服务提供了包括操作系统、编程语言、开发环境及开发工具等。

（3）软件即服务（SaaS）。SaaS 是一种通过 Internet 提供软件的模式，供应商将用户需求的应用软件部署在自己的基础设施上，客户可以通过连接互联网设备进行访问。

目前各大互联网公司及电信运营商提供的服务大多以 IaaS 和 PaaS 为主。

一些医疗垂直领域供应商提供的线上软件服务，属于 SaaS 服务。

云计算的海量信息存储与数据处理能力，是数据化智能医疗中非常重要的环节。在实施中，构建临床决策、疾病诊断、药物研发等大数据系统，有利于医学界高效率进行攻克顽疾的研究；由这些研究产生的成果，若要在临床落地并服务于更多人，必须利用云计算来扩充信息存储和数据处理能力。而门诊挂号、远程医疗、医保联网、个人健康档案建设和管理等具体工作更是离不开医疗信息化系统中的云端服务来实现不同区域间的信息互联，有效地实现信息传播与共享。

私有云是医疗用户偏爱的云计算形态。调查数据显示[57]，46.5%的医疗行业用户选择部署私有云。从安全角度出发，医院云化的方向多是以自建的私有云为主。而且在现有数据中心之外，独立建云是医疗行业部署云计算的主要方式。此外，也有相当比例的医疗行业用户选择将现有数据虚拟化，逐步过渡到云计算。由此可见，医疗行业用户对于云计算部署方式比较谨慎，对公有云的安全性和稳定性还有较大的忧虑。

12.4.4 垂直领域解决方案

随着云计算应用的普及，新型的智能医疗企业大多数会以移动医疗的形式来跟踪用户进行服务。这类企业可以划分为两类。第一类是以提供全科服务为主的平台。这些平台起步较早，规模也较大。第二类是垂直领域的医疗服务平台。这类垂直领域平台要做的事情是结合某一病种，然后把这个病种相关的数据整合起来，把病种相关的人群或者企业等各参与方聚合起来，所以这里面要做的事情有很多，如药、互动、监测、医院等[58]。

在医疗垂直领域，按照不同领域来划分，每个方向上也都诞生了一些企业或平台，可以提供相关垂直领域的解决方案[59]。

1. 糖尿病

中国糖尿病患者近 1 亿人，市场规模相当可观。目前国内糖尿病 App 非常多，已经成为红海市场，各款 App 的功能也有较多类似之处。

例如，它们都有自己的医疗级智能硬件，其移动应用可以分析管理通过智能硬件采集而来的患者数据，方便患者进行自我管理。同时还可以和医院、医生、药店、电商、保险等各方合作。

2. 高血压

根据国家卫计委疾控局和中国高血压联盟统计报告，我国高血压患者超过 3 亿人，约 50%的心血管死亡可归因于高血压。市场上的高血压智能硬件能够做到医疗级别精准度的非常少，大多以提供家庭场景的自测、存储等功能为主。目前，可以将用户积累下来的自测血压数据进行智能分析的应用还不多见。

3. 妇产科

妇产科领域实际并非一个细分领域，而是一个链条产业。从备孕工具，到生产阶段的妇产科在线，再到专注母婴问诊的应用。随着新一轮婴儿潮的来临，市场上此类产品较为活跃。

以某妇产科 App 为例：它有自己的智能设备，可以测量准妈妈和宝宝的各项体征指标，线上可以进行实时问诊和挂号，记录并解读产检报告。同时，平台可以支持医师开展多点执业和远程医疗。

4. 肿瘤

2012 年，国家卫计委发布了《三级肿瘤专科医院的评审标准》，其中明确要求医院要设立随访中心、建设随访系统、构建随诊数据库。这也催生了以"随访"为切入口的肿瘤领域移动医疗创业项目，患者社区则是另一个创业方向。

以某随诊应用软件为例：前期帮助肿瘤医院对接 HIS 系统，方便获取医生资源；在患者端，可以实现病历数据上传、随诊、付费咨询及挂号服务。

5. 心血管疾病

从 2013 年开始，家庭化心电检测设备的研发为心血管类疾病的移动医疗创业拉开了序幕。通过这类心血管领域的应用平台，用户用智能硬件采集的数据将被上传至云端，专业的心血管医生将会对用户的指标进行判断并做出相应的指导。

12.4.5 AI 医疗行业标准

2017 年 2 月 17 日,国家卫计委发布了 2017 版《人工智能辅助诊断技术管理规范》《人工智能辅助诊断技术临床应用质量控制指标》《人工智能辅助治疗技术管理规范》《人工智能辅助治疗技术临床应用质量控制指标》4 个人工智能医疗相关的规范性文件,人工智能诊断真的离我们越来越近。

《人工智能辅助诊断技术临床应用质量控制指标》[60]中详细制定了智能辅助诊断临床应用的具体诊断评价指标,具体如下:

(1) 诊断准确率:反映人工智能辅助诊断技术的准确性。

$$诊断准确率 = \frac{诊断准确的例数}{同期人工智能辅助诊断总例数} \times 100\%$$

(2) 信息采集准确率:反映人工智能辅助诊断系统的客观性。

$$信息采集准确率 = \frac{信息采集准确率的样本数}{同期采集的信息样本总数} \times 100\%$$

(3) 人工智能辅助诊断平均时间:反映人工智能辅助诊断的及时性和管理效率。

$$人工智能辅助诊断平均时间 = \frac{人工智能辅助诊断时间总和}{同期采用人工智能辅助诊断技术总例数} \times 100\%$$

(4) 人工智能辅助诊断准确率增益率:反映人工智能辅助诊断技术的效率。

$$诊断准确率增益率 = \frac{单位时间、单位人员条件下人工智能辅助诊断准确率与人工诊断准确率差值}{人工智能辅助诊断准确率与人工诊断准确率中的高值} \times 100\%$$

(5) 人工智能辅助诊断日人均诊断量增益率:反映人工智能辅助诊断技术的效率。

$$日人均诊断量增益率 = \frac{单位时间、单位人员条件下日人均人工智能辅助诊断准确率与人工诊断准确率差值}{日人均人工智能辅助诊断准确率与人工诊断准确率中的高值} \times 100\%$$

(6) 诊断平均时间增益率:反映人工智能辅助诊断技术的效率。

$$诊断平均时间增益率 = \frac{单位时间、单位人员条件下人工智能辅助诊断平均时间和人工诊断平均时间差值}{人工智能辅助诊断平均时间和人工诊断平均时间中的高值} \times 100\%$$

《人工智能辅助治疗技术临床应用质量控制指标》[61]从智能手术机器人进行手术治疗的角度，制定了具体治疗评价指标，具体如下：

（1）平均术前准备时间：反映人工智能辅助治疗技术术前准备的熟练程度。

$$平均术前准备时间 = \frac{人工智能辅助治疗技术术前标准时间总和}{同期人工智能辅助治疗技术患者总数}$$

（2）平均手术时间：反映手术操作者人工智能辅助治疗技术熟练程度。

$$平均手术时间 = \frac{同一术种人工智能辅助治疗技术手术时间总和}{同一术种同期人工智能辅助治疗技术患者总数}$$

（3）重大并发症发生率：反映医疗机构人工智能辅助治疗技术水平及安全性。

$$重大并发症发生率 = \frac{同一术种术中、术后发生重大并发症的例数}{同一术种同期人工智能辅助治疗技术总例数}$$

（4）手术中转率：反映医疗机构人工智能辅助治疗技术水平及规范性。

$$手术中转率 = \frac{同一术种术中因各种原因转为其他手术方式的例数}{同一术种同期人工智能辅助治疗技术总例数} \times 100\%$$

（5）术中设备不良事件发生率：反映医疗机构人工智能辅助治疗技术手术系统设备管理和维护能力及患者安全保障能力。

$$术中设备不良事件发生率 = \frac{术中发生设备不良事件的例数}{同期人工智能辅助治疗技术总例数} \times 100\%$$

（6）术中及术后死亡率：反映医疗机构人工智能辅助治疗技术水平的重要结果指标之一。

$$术中及术后死亡率 = \frac{同一术种术中技术后死亡人数}{同一术种同期实施人工智能辅助治疗技术总例数} \times 100\%$$

（7）各专业月手术量及人工智能辅助治疗技术比例：反映医疗机构相关专业在选择人工智能辅助治疗技术的适宜性和科学性。

$$人工智能辅助治疗技术比例 = \frac{实施人工智能辅助治疗技术的例次数}{同期该类疾病手术治疗总例次数} \times 100\%$$

（8）平均住院日：体现人工智能辅助治疗技术的效率，是反映医疗机构人工智能治疗技术医疗质量的重要结果指标之一。

$$平均住院日 = \frac{实施人工智能辅助治疗技术的患者总床日数}{同期实施人工智能辅助治疗技术的患者出院人数}$$

卫计委在这两份新发布的管理规范中，跟以前颁布的规范相比，最明显的变化就是增加了医师培训的部分，包括对医师的要求、培训基地的要求等[62, 63]。

关于医师培训的部分，除了需要培训的一些要求，如培训周期无论国内、国外至少 6 个月，在诊断、治疗里都提出了一个内容几乎相同的免培训条款："共同要求是：本规定印发之日前，从事临床工作满 15 年，具有主任医师专业技术职务任职资格；略有差别的是，辅助诊断要求近 5 年独立开展人工智能辅助诊断技术不少于 300 例，辅助治疗则要求的是至少 100 例。"

关于培训基地的部分，除对具体年资、例数的要求外，大的方向有两个：一个是哪些医院可以开展人工智能医师培训，由省级卫计委决定；另一个是只有三甲医院才能成为培训基地。

上述 4 个规范性文件，作为国家卫计委近期颁布的人工智能医疗领域的指导性文件，将在很长一段时期内作为行业规范起到引导作用。它不仅对准备使用人工智能辅助诊断或治疗的医疗机构起到指导作用，还可以对人工智能领域相关厂商、企业起到方向引领作用。

12.4.6 信息安全

1. 数据来源的安全

健康医疗数据采集是 AI 应用的源头，其质量尤其是真实性对随后的数据分析、挖掘、预测结论的正确性至关重要。健康医疗数据来源众多，加上数据采集中的各种主观、客观因素，带来了保障数据采集质量的困难。

一方面存在大量的重复的、垃圾的噪声数据，另一方面数据采集者在主观上因利益原因具有刻意修改、伪造数据的动力，因此需要对采集数据的真伪进行客观性甄别。

2. 数据加工的安全

数据分析、挖掘和预测是 AI 核心，但数据挖掘技术的滥用会对敏感的信息如用户隐私等产生极大的威胁。从技术角度来看，虽然可以通过数据脱敏（也称数据匿名化）的方法来保护敏感和隐私信息，但是过度的脱敏或匿名会导致信息损失，使数据失去挖掘和利用的价值。然而，由于数据的不断聚集，以及挖掘技术和计算能力的不断发展进步，从海量和片段的信息中发现敏感和隐私信息正变为可能。

3. 数据使用的安全

这是目前数据安全中最具争议的问题，数据的权属拥有者和数据持有者往往一开始就是分离的，在从采集到存储、分析应用过程中，持有者还会发生多次变化，但是目前尚没有对数据权属和持有者一个公认可行的界定和管理方法，往往会造成数据持有者对数据的无限度挖掘利用，数据权属拥有者的权益得不到保障，还存在个人隐私泄露的风险。

例如，对于个人的健康医疗数据，其权属应该为患者，但数据的持有者和使用者通常为医院，医院对个人的医疗大数据进行分析和挖掘，并创造价值、产生收益，患者是否直接分享到这些成果，并不知情。类似情景在社交网络、个人移动通信、电商平台也存在，一般电商都会在用户不知情的情况下，利用用户的购买行为数据，进行分析挖掘并开展精准推销，而分析对用户可能带来的风险影响，用户并不知情。

从技术角度看，现有对数据使用的访问控制模式和实现手段，都还存在机制上和软件上的安全缺陷。

综上，需要在理论和技术层面，加快突破适合 AI 业务的可信验证、隐私保护的数据挖掘、风险评估等相关理论和核心技术，从体系结构上，建立 AI 在卫生领域应用的安全围栏。

基于硬件的安全保护技术能够从最基础的层面开始保护系统的安全。可信执行技术（Trusted Execute Technology，TXT）是 Intel 公司的可信计算技术，主要通过改造芯片组和 CPU 增加安全特性，通过结合一个基于硬件的安全设备——可信平台模块（Trusted Platform Module，TPM），提供完整性度量、密封存储、受保护的 I/O 及受保护的显示缓冲等功能，主要用于解决启动进程完整性验证和提供更好的数据保护。TPM 能够保护系统启动进程，并且只有在确保启动没有受到干扰之后才会把控制权释放给操作系统。TPM 设备能够为数据提供一个受保护的存储，如安全密钥和密码。此外，TPM 设备还具有加密和 Hash 功能。

在数据的可信验证方面，高抗扰数字水印技术能将标识信息以难以察觉的方式嵌入在数据载体内部且不影响其使用，还能识别出信息的所有者及被分发的对象，有效防止篡改，有利于数据的追踪溯源。结合区块链技术的优势，可以构建高可信的数据采集环境，实现明晰数据产权、数据使用可溯。在隐私保护的数据挖掘方面，安全多方计算、隐私保护数据搜索、基于限制发布的技术、数据失真等"数据匿名化"技术都可以在保护隐私的前提下，进行数据的利用和挖掘。

12.4.7 医疗保险

医疗保险制度是指一个国家或地区按照保险原则为解决居民防病治病问题而筹集、分配和使用医疗保险基金的制度。医疗保险制度是居民医疗保健事业的有效筹资机制，是构成社会保险制度的一种比较进步的制度，也是目前世界上应用相当普遍的一种卫生费用管理模式。

中国的医疗保险由基本医疗保险、补充医疗保险和商业医疗保险 3 个层次的医疗保险构成。基本医疗保险是政府提供的保障范围最为广泛的一种社会医疗保险，与其他医疗保险相比，基本医疗保险的特点是保障覆盖面广，但保障水平低。补充医疗保险是用人单位提高员工医疗保险待遇的一种医疗保险，对基本医疗起到补充的作用。商业医疗保险则是按照市场规则运作的商业保险，具有个性化和待遇高的特点，可以满足人们更高的医疗需求。

人工智能技术在医疗保险领域的作用在于医保控费和商业医疗保险的个性化推荐。医保基金的合理应用是医保行业健康发展的关键所在，人工智能技术与医疗信息化系统相结合，融入医院管理及医保管理过程，帮助医院及政府主管部门优化诊疗流程、控制医疗花销、规范报销流程，以达到节省医疗资源、缩减医保支出的目标，让有限的医保基金服务于更多有需要的患者。在商业保险中，由于险种众多，保险公司与消费者之间信息不对称，造成商业医疗投保时的选择困难。人工智能技术的介入，可以利用每个人的医疗数据及其他社会行为大数据，结合个人刚需，给出最有针对性的商业医保投保方案，对参保人来说是很有帮助的。

上述 3 种医疗保险形式介绍如下：

1. 基本医疗保险

我国的基本医疗保险制度实行社会统筹与个人账户相结合的模式。基本医疗保险基金原则上实行地市级统筹。基本医疗保险覆盖城镇所有用人单位及其职工；所有企业、国家行政机关、事业单位和其他单位及其职工必须履行缴纳基本医疗保险费的义务。单位缴纳的基本医疗保险费一部分用于建立统筹基金，一部分划入个人账户；个人缴纳的基本医疗保险费计入个人账户。统筹基金和个人账户分别承担不同的医疗费用支付责任。统筹基金主要用于支付住院和部分慢性病门诊治疗的费用，统筹基金设有起付标准、最高支付限额；个人账户主要用于支付一般门诊费用。

基本医疗保险是社会保险中的一种重要保险制度，是医疗保险体系的核心内容。基本医疗保险制度，具有法定性、强制性、缴费性和福利性，通过建立社会统筹和个人账户筹集保险基金，用以支付医疗费用，降低社会成员的疾病风险。

在医疗保险的实践中，一般主要将基本医疗分为基本诊疗技术、基本用药、基本医疗设施和基本给付费用 4 部分内容，进行单项或综合界定，分别制定相应的规范或名录。

基本医疗保险因适用对象的不同，有不同的具体表现形式。现阶段我国基本医疗保险主要表现为城镇职工基本医疗保险、城镇居民基本医疗保险和新型农村合作医疗保险 3 种医疗保险形式。此外，公费医疗制度在现阶段也是基本医疗保险表现形式之一。

2. 补充医疗保险

补充医疗保险是指企业在参加基本医疗保险的基础上，根据自身的经济承受能力，本着自愿的原则，自出资金，对本企业职工超出基本医疗保险基金支付以外的医疗费用，实行医疗补助的医疗保险。

企业补充医疗保险费由企业缴纳，具体缴纳比例可根据当地基本医疗保险缴费和企业上年度支付医疗费情况而定。对于企业补充医疗保险费，在职职工从福利费中列支，福利费不足列支的部分，经同级财政核准后列入成本；退休人员从劳保费中列支。个人不缴纳企业补充医疗保险费。

企业补充医疗保险金主要用于基本医疗保险最高支付限额以上费用、个人自付较重的医疗费和本企业医疗照顾人员的医疗费。具体支付办法和比例由企业根据补充医疗保险金和职工承受能力等情况确定。

3. 商业医疗保险

商业医疗保险是指商业保险组织根据医疗保险合同约定,以人的身体为保障对象,向投保人收取保险费,建立保险基金,对于合同约定的医疗事故因其发生所造成的医药费损失承担给付保险金责任的一种合同行为。商业医疗保险,是相对于社会保险而言的,是以被保险人身体的健康状况为基本出发点,以对被保险人因疾病或意外伤害造成的医疗费用和收入损失进行补偿为目的的一类保险。

按照病种分类,商业医疗保险可以分为普通医疗保险、意外伤害医疗保险、住院医疗保险、手术医疗保险和特种疾病医疗保险。按照投保单位分类,商业医疗保险可以分为团队医疗保险和个人医疗保险。按照医疗保险费用的补偿方式不同,商业医疗保险可以分为定额给付类、费用报销类。

商业医疗保险是我国基本医疗保险的很好补充。对保险公司而言,所有基本医疗不列入或不支付费用的医疗和药品项目,都是商业医疗保险的市场空间。新形式的商业化医疗保险公司可以填补社会医疗保障中的空白。

12.5 应用层

应用层主要包括人工智能在卫生领域技术落地后的一些应用场景,包括精准医疗、医学影像、医院管理、辅助诊疗、健康管理、虚拟助理、医学研究、药物研发 8 个大的方向。

从人工智能技术在医疗健康领域应用的角度来看,应用层的各个场景是 AI 技术在医疗方向的落地形式,是 AI 技术服务于社会、服务于医生及患者的医疗载体。每种载体又有其特殊的社会意义,能够给用户带来特定的利益。

12.5.1 精准医疗

精准医疗就是先创建一个庞大的患者医学数据信息库,研究人员通过研究分析比对患者信息与数据库中的信息,进一步了解疾病的根本原因,从而开发治疗针对特定患者、特定疾病、基因突变的靶向药物。基于生物医学大数据医疗技术的发展促使传统医疗发生质变，向精准医疗发展（见图 12-2）。

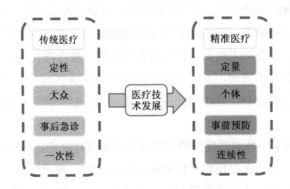

图 12-2　技术发展促使传统医疗发生质变

相对传统的经验医学和循证医学而言，精准医疗是一种全新的医学发展理念、方法和实践，它更注重在诊疗过程中综合考虑每个个体在遗传、环境和生活方式等各方面的差异性，从而实现针对个体的精确的预防、诊疗和疾病管理。精准医疗除了整合主流前沿的医学研究方法和临床实践，更加关注分子生物学、系统生物学，尤其是基因组学在其中的作用。

根据 Global Market Insights 和 Mordor Intelligence 等市场研究机构预测，2016 年全球精准医疗市场已经达到 400 亿美金左右的规模，而且今后将继续以每年 11% 左右的复合增长率保持快速增长，到 2023 年将达到 870 亿美金。奥巴马政府在 2016 年拨款 2.15 亿美元用于支持精准医疗发展。2016 年 3 月，在公布的"十三五"规划中，精准医疗被中国政府列为最重要的科技项目之一，并计划投入 200 亿元人民币用于精准医疗的研究，号召社会资本投入 400 亿元人民币共同推进精准医疗的发展。

在临床上，患者的基因数据与临床数据相结合能够帮助医生做出更为准确的疾病诊断和治疗用药。相对研究场景下面的全基因组或全外显子组基因分析，在临床上，与疾病相关的目标区域基因数据分析更为常见。由于临床基因数据的体量不大，相对研究而言，其对于存储的要求也相对较低。与研究相比，临床上的基因数据分析复杂度相对较低，对计算机性能的要求也相对较低。台式基因计算一体机就可以满足临床基因数据分析的需求。临床上更大的挑战在于将临床数据与基因数据整合起来进行分析，并结合知识库对数据给出合理的解读，并辅助医生做出更为精准的临床诊断和治疗决策。临床和基因数据的解读需要更高的计算能力来支撑，未来基因数据的临床解读也需要机器学习的辅助。

精准医疗所要解决的问题就是利用基因监测的结果，来进行肿瘤诊疗、辅助生殖、遗传病等方向的评估、监测，在疾病发作之前就预测出患病风险，从而进行提前干预，预防疾病的发生。

"人工智能+精准医疗"的社会意义在于，根据每个人的基因组来看病和治病，能够根据每个人自身的基因组成及健康状况，提供个性化的诊疗方案或用药方案，使诊疗方案更有针对性，效果更好。这个方向也承接着人类基因组计划，而在本质上是对现行的以药物治疗为主体的医疗进行改革，因而将影响和改变未来的医疗、药物研发和药物使用。

12.5.2 医学影像

"人工智能+医学影像"是计算机在医学影像的基础上，通过深度学习，完成对影像的分类、目标检测、图像分割和检索工作，协助医生完成诊断、治疗工作的一种辅助工具。

人工智能在医学影像数据挖掘和分析中，包括数据预处理、图像分割、特征提取和匹配判断 4 个主要过程，前三者的核心是图像识别，而匹配判断则要通过深度学习"学会诊断"。

人工智能进行肺部筛查的步骤为，使用图像分割算法对肺部扫描序列进行处理，生成肺部区域图，然后根据肺部区域图生成肺部图像。利用肺部分割生成的肺部区域图像，加上结节标注信息生成结节区域图像，训练基于卷积神经网络的肺结节分割器，然后对图像做肺结节分割，得到疑似肺结节区域。找到疑似肺结节后，使用 3D 卷积神经网络对肺结节进行分类，得到真正肺结节的位置和置信度。

场景描述及公司现状：医学影像是目前人工智能在医疗领域最热门的应用场景之一。据亿欧智库统计[64]，目前国内有 43 家公司提供医学影像服务。在医学影像应用场景下，主要运用计算机视觉技术解决以下 3 种需求：

（1）病灶识别与标注。即针对医学影像进行图像分割、特征提取、定量分析、对比分析等工作。

（2）靶区自动勾画与自适应放疗。即针对肿瘤放疗环节的影像进行处理。

(3) 影像三维重建。即针对手术环节的应用。

AI＋医学影像的产品形态主要以用于影像识别与处理的软件为主，极少数结合硬件；各公司产品成熟度均处于搭建基础模型向优化模型过渡阶段，产品落地速度较缓慢，主要受以下几方面因素影响：

(1) 数据短缺。公司主要以科研合作的方式从医院获取影像数据，但训练模型所需影像数据量较大，仅依靠几家医院提供数据远远不够，而大量医院并不愿意进行数据共享。

(2) 成本较大。根据亿欧智库统计[64]，在国内 42 家 AI＋医学影像公司中，有 27 家提供癌症病灶识别与标注服务；而影像科医生在日常读片过程中并不会进行病灶标注，这使该领域公司需要花费较大的成本邀请专业的影像科医生在工作之余进行标注。

(3) 门槛较高。任何一家 AI＋医学影像公司在实现产品合法销售前，都需要申请经营许可证、生产许可证、医疗器械证，并且要通过 FDA 认证（FDA 是国家食品药品监督管理总局的英文缩写）。FDA 的审批流程较为烦琐，需要同国家指定的三甲医院合作，进行临床测试（前提是要通过医院的医学伦理委员会审查），需要同做临床试验的每个患者签订合同，还要在国家专业机构做检测和报备，然后才能获得 FDA 认证，这其中的时间成本、技术水平等因素均构成了"高门槛"。

"人工智能＋医学影像"的社会意义在于，当影像技术达到一定的准确率要求后，可以代替影像科医生完成一些工作量巨大的重复性读片、筛选等工作，提高医生的工作效率。另外，以影像分析为基础，结合外延的多模态医学数据分析能力，在制订综合诊疗方案过程中，能给医生提供强大的数据分析支持，帮助医生确定更优的诊疗方案。

12.5.3 医院管理

医院管理是指以医院为对象的管理科学，它根据医院工作的客观规律，运用现代的管理理论和方法，对人、财、物、信息、时间等资源，进行计划、组织、协调、控制，充分发挥整体运行功能，以取得最佳综合效益的管理活动过程。

人工智能在医院管理应用上主要有两个方向，分别是优化医疗资源配置和弥补医院管理漏洞。优化医疗资源配置是指人工智能根据医院的情况，制订实时的工作安排，其目的在于优化医院的服务流程，最大限度利用现有的医疗资源。弥补医院管理漏洞是指人工智能调查患者对医院的评价，总结医院存在的问题，并给出解决方案，其目的在于提升患者对医院的满意度，提高医院的营收。在人工智能的协助下，医院能够在多个衡量医院管理能力的维度上实现明显的提升。

人工智能在医院管理领域的落地形式主要包括病历结构化、分级诊疗、DRGs（诊断相关分类）智能系统、医院决策支持的专家系统等具体工作内容。通过这些工作的开展，病历电子化得以实现，病历结构化以挖掘更深层次数据价值成为可能；国家分级诊疗政策的落地有了更多推动方式；智能诊断系统的落地，又可以降低基层医疗机构的漏诊、误诊率；医院决策系统的能力提升，也可以全面提高医院的工作效率和患者的就医体验。

"人工智能＋医院管理"的社会意义在于，通过技术手段提升医院的管理效率，最大限度地降低漏诊、误诊率，提高患者在医院接受诊疗的满意度，从而让有限的医疗资源，发挥更大的作用，让医院有能力服务更多的患者，为社会解决更多的医疗需求。

12.5.4 辅助诊疗

辅助诊疗是个宏观概念，凡是为医生疾病诊断与制订治疗方案提供辅助的产品，都可以认为是辅助诊疗产品。除前面讲过的医学影像以外，"AI＋辅助诊疗"的产品还有两大类：一是医疗大数据辅助诊疗，其中包括基于认知计算的辅助诊疗解决方案；二是医疗机器人（这里的医疗机器人是指针对诊断与治疗环节的机器人）。

医疗大数据辅助诊疗，就是基于海量医疗数据与人工智能算法，发现病症规律，为医生诊断和安排治疗方案提供参考意见，其中最突出的产品形态是肿瘤大数据平台。医疗大数据平台的搭建，目前主要面临三大难题：医院数据壁垒，样本量小、成本高，数据结构化比例低。与医院进行有目标的科研合作目前是打破医院数据壁垒的有效手段之一。认知技术是比人工智能更宽泛的概念，如会用到深度学习算法等。如果说人工智能关注的是"读懂人的世界"的话，那么认知计算可以说更关注"读懂大数据的世界"。IDC Digital 预测，截至 2020

年，医疗数据量将达 40 万亿 GB，预计约 80%的数据为非结构化数据。认知计算，可以打造人类认知非结构化数据的计算机助手，主要从理解、推理、学习这 3 项特质训练入手，让系统或与人类直接交互接受训练或深入各类非结构化数据自我训练。目前，国内的一些医疗人工智能企业也已经开始在这些领域发力[64]。

医疗机器人是人工智能各类应用中备受关注的一项应用，国内目前的医疗机器人主要包括手术机器人（骨科手术机器人、神经外科手术机器人等）、肠胃检查与诊断机器人（胶囊内窥镜、胃镜诊断治疗辅助机器人等）、康复机器人（针对部分丧失运动能力的患者）及其他用于治疗的机器人（如智能静脉输液药物配制机器人）。目前国内致力于手术机器人的公司主要采用两种业务模式，一种是面向医院进行机器人产品的单独销售，并提供长期维修服务；另一种是为医院提供手术中心整体工程解决方案。目前国内的医疗机器人技术正在不断升级，在多个领域逐渐打破进口机器人的垄断地位[64]。

"人工智能＋辅助诊疗"的社会意义在于，通过 AI 技术帮助医生解决一些由于人的记忆能力、知识范围有限而在行医过程中遇到的一些难题。通过 AI 辅助诊疗系统可以提供海量医学数据支持、实时医学知识检索及推送、数据分析等功能，帮助医生在特定场景下提升自己的能力和效率。同时也能让医生从机械地记忆或者烦琐的知识搜索方面节省下宝贵的时间用在与患者沟通安抚或是医学科研等更有意义的工作上。

12.5.5 健康管理

健康管理就是运用信息和医疗技术，在健康保健、医疗的科学基础上，建立的一套完善、周密和个性化的服务程序。其目的在于通过维护健康、促进健康等方式帮助健康人群及亚健康人群建立有序健康的生活方式，降低风险状态，远离疾病；而一旦出现临床症状，则通过就医服务的安排，尽快恢复健康。

健康管理应用场景，主要包含营养健康管理、身体健康管理、慢性病管理、精神健康管理 4 大子场景。

（1）营养健康管理。营养健康管理主要表现为利用 AI 技术对食物进行识别与检测，以帮助用户合理膳食，保持健康的饮食习惯。在这一领域，国际上有一种做法是将人工智能与生物分子学相结合，进行肽（食品类产品中的某些分子）的识别；根据每个人的身体情况，使用特定的肽来激活健康抗菌分子，改变食物成分，消除食物副作用，从而帮助个人预防糖尿病等疾病的发生、杀死抗生素耐药菌。国内也有公司在尝试利用图像识别技术，搭建菜品图谱；利用图像识别技术，根据用户上传的菜品图片，自动识别其中的食物种类，判断菜品所含热量、胆固醇、脂肪、升糖指数等指标，并根据每个人的身体状况推荐该菜品是否适合食用[64]。

（2）身体健康管理。身体健康管理主要表现为结合智能可穿戴设备等硬件设备提供的健康类数据，利用 AI 技术分析用户健康水平，并通过行为干预，帮助用户养成良好的生活习惯等各方面的健康生活建议，帮助用户规避患病风险。身体健康管理包含数据获取、数据分析和行为干预 3 个流程。数据获取方面，基因数据和代谢数据分别依靠基因检测技术和代谢质谱检测技术获取，表型数据则通过智能硬件（可穿戴设备、具有用户健康数据采集与记录功能的智能手机设备等）、用户自填获取。引入人工智能技术，对以上数据进行分析，进而对用户或患者进行健康管理[64]。

（3）慢性病管理。慢性病管理主要是针对高血压、糖尿病等高发慢性病，实施诊前预防、诊后随访，用人工智能手段干预并改善用户生活习惯的健康管理办法。由于可穿戴设备相关软、硬件的普遍使用，用户在家庭场景下就可以实现基本指标的测量，数据上传至慢性病管理平台。具有智能分析功能的慢性病管理平台，可以根据用户上传的数据及相关历史数据对用户的健康状况做最初判断，结合用户的生活习惯数据，可以给出日常生活指导、用药提醒等辅助工作，帮助用户防止或缓解慢性病的发展。同时，医生也能够通过慢性病管理平台查看用户的康复情况。必要时通过平台进行干预，或者建议用户到医院就诊。

（4）精神健康管理。精神健康管理主要表现为利用 AI 技术进行情绪管理和对精神疾病进行预测和治疗。我国的精神疾病医护人员数量十分短缺。《中国卫生统计年鉴》数据显示，2014 年我国每万人配备的精神科医师数和护士数分别是 1.8 人和 3.7 人，不仅远低于高收入国家水平，而且低于全球平均水平。由于精神疾病医护人员的存量和培养周期是一定的，所以精神疾病预防、诊断、治疗各环节均需要新技术的引入进行辅助，以改善医护人员供不应求的现状[64]。

"人工智能＋健康管理"的社会意义在于，通过 AI 技术帮助用户养成一个健康的生活习惯，通过预防疾病来提高生活质量，并通过预防代替治疗，以节省大量医疗费用支出。从整个社会来讲，从疾病预防角度来看，花少量的钱，还可以换来大量诊疗费用（医保开支）的节省。

12.5.6 虚拟助理

虚拟助理是一种可以和人类进行沟通和交流的辅助软件或辅助机器人，它通过人工智能技术理解人类的想法，学习人类的需求，并输出各类知识和信息，辅助人类的生活和工作。

人们和虚拟助理的交互方法一般有语音和文字两种，机器通过语音和语义识别来和人类沟通，语音识别技术是虚拟助理产品中非常重要的一项技术。但是医疗类型的虚拟助理还有另外一种交互方式，就是选择题。因为普通人很难用准确的语言来表达自己的问题，所以医疗健康类的虚拟助理大部分会使用选择题的方式和人沟通。

医疗领域的虚拟助理，是基于特定领域（医学）的知识系统，通过智能语音技术（语音识别、语音合成和声纹识别）和自然语言处理技术，实现人机交互，目的是解决使用者某一特定需求。

医疗虚拟助理主要解决的问题包括 4 大类：语音电子病历、智能导诊、智能问诊、推荐用药。

语音电子病历解决了国内住院医生及门诊医生录入电子病历耗时过长、效率低下的问题。它以语音识别引擎为核心，以医疗知识系统为基础，帮助医生提高录入病历的效率，节省时间，使医生能将更多的时间和精力用在与患者交流及疾病诊断上。

医疗领域的导诊机器人主要基于人脸识别、语音识别、远场识别等技术，通过人机交互，执行挂号、科室分布及就医流程引导、身份识别、数据分析、知识普及等命令。

智能问诊解决了"医患沟通效率低下"与"医生供给不足"两个国内医疗领域的难题。智能问诊系统包含"预问诊"和"自诊"两大功能。"预问诊"就是在患者完成挂号后的等待时间，通过交互输入患者的基本信息、症状、既往病史、过敏史等信息，初步形成诊断报告，在患者与医生见面之前推送给医生，以减少医生与患者的沟通内容，大大缩短问诊时间；"自诊"就是患者在手机端或 PC 端通过人机交互完成智能问诊，生成诊断报告。

推荐用药的智能系统构筑主要分 3 步：首先是对大量临床专家在疾病和用药方面的经验进行系统的归纳总结，找出其中普适性的规律，形成初步的智能系统；其次，随着用户数据的积累，系统会逐步优化系统的数据采集及用药建议，让系统越来越贴近用户的症状及习惯；最后，在用户提交了相关症状后，系统会根据用户信息提供具有针对性的用药建议和指导，无须再次进行人工干预。

"人工智+虚拟助理"的社会意义在于，可以给每个人都配一名 24 小时服务的医疗助手。从另外一个角度讲，在某些场合，也可以为社会节省大量初级接诊、导诊的医疗服务人员。

12.5.7 医学研究

辅助医学研究平台，就是利用人工智能技术辅助生物医学相关研究者进行医学研究的技术平台。在这类平台上，与人工智能技术相关的辅助性服务大致分为两类：数据收集/存储与统计分析、基因测序等生物信息分析。

虽然辅助医学研究平台不一定是某公司的核心业务模块，但该平台却是该公司争取合作、实现产品化的重要手段。提供辅助医学研究服务的公司，往往整合其 GPU 服务器、高融合网络、仪器设备、算法模型及一定数量的医疗数据等资源，推出整套服务方案，为医生、医学研究者提供辅助。一方面，该项服务本身就是对企业现有资源商业价值的充分挖掘和二次利用；另一方面，利用服务与医生、医院或研究机构建立科研合作机会，以换取模型训练数据，共享科研成果，提升企业品牌力，反向助力公司成长。

"人工智能+医学科研"的社会意义在于，帮助科研医生在工作过程中提升数据处理能力、提高工作效率，在有限的时间内更好更快地产出医学研究成果，为攻克疑难杂症的治疗方案制订及临床应用做出贡献，并将相关成果尽早用于服务更多的适用患者。

12.5.8 药物研发

药物研发，主要完成的是新药研发、老药新用、药物筛选、药物副作用预测、药物跟踪研究等方面的内容。人工智能技术在药物挖掘方面的应用，主要体现在分析化合物的构效关系（药物的化学结构与药效的关系），以及预测小分子药物晶型结构（同一药物的不同晶型在外观、溶解度、生物有效性等方面可能会有显著不同，从而影响药物的稳定性、生物利用度及疗效）。

人工智能与药物挖掘的结合，使新药研发时间大大缩短，研发成本大大降低；这将有可能从根本上改变用药"平均"观念，即若某种药物在临床使用中对大多数人有效，则认为这种药物对所有人有效。例如，每位肿瘤患者的肿瘤基因组均不相同，导致生物学行为有差异，也就导致药物在临床反应中效果不一，而通过低成本、快速的药物挖掘研发个性化治疗药物，将成为可能。目前，其主要成果体现在抗肿瘤药、心血管药、孤儿药（罕见药）及经济欠发达地区常见传染病药，其中抗肿瘤药占 1/3。

"人工智能＋药物研发"的社会意义在于，通过技术手段提高新药研发效率，缩短药物研发时间，使更好的药物能够更快、更安全地用于临床治疗，为更多有需要的患者提供服务。

第 13 章
Chapter 13

核心技术

随着人工智能技术的迅猛发展，其核心技术诸如语音识别技术、计算机视觉技术、自然语言处理技术、机器学习、智能机器人技术和 AR/VR 技术等已逐渐应用于很多传统领域。人工智能与医疗深度结合，将有助于提高医疗诊断的效率和准确性，促进医疗健康事业的发展。本章重点介绍人工智能核心技术及其在医疗行业的应用。

13.1 语音识别技术

语音识别技术是一种非接触式、方便使用的人机交互方式，它能够让计算机通过分析识别音频、音调等信息，识别和理解自然语言，并自动转换为相应的文本或命令，利用声音实现技术性操作。

一个典型语音识别系统的处理流程包括以下关键步骤：首先，将语音信号经由前端信号处理、端点检测等进行处理，逐帧提取语音特征，如 Mel 频谱倒谱系数 MFCC（Mel-Frequency Cepstral Coefficients）、感知线性预测系数 PLP（Perceptual Linear Predictive）及梅尔标度滤波器组 FBANK（Mel-scale Filter Bank）等，再将语音特征传送给解码器，并基于声学模型、语言模型及发音词典等，找到最匹配的词序列作为识别结果输出[65]。

目前，语音识别关键技术包括端到端深度学习方法、基于深层卷积神经网络 Deep CNN 的声学模型，以及基于长短时记忆单元（LSTM）和连接时序分类（CTC）的端对端语音识别技术等。典型代表如百度的 Deep Speech 2，其短语识别的词错率已经降到了 3.7%。科大讯飞提出一种深度全序列卷积神经网络（Deep Fully Convolutional Neural Network，DFCNN）语音识别框架，使用大量的卷积层直接对整句语音信号进行建模，更好地表达了语音的长时相关性。据介绍，该框架的识别率比目前最好的双向 RNN 语音识别系统提升了 15%以上。

不过，现有语音识别技术还很难实现语义理解，且抗噪性还不够。下一步需要重点研究远场识别，尤其是在有人声干扰情况下的语音识别，提出更简单有效的语音识别算法，将语音识别与预测相结合，研究无须人工干预的自适应语音识别方法等。

基于语音识别技术进行医生问诊、病程记录、手术记录、检查报告等信息录入，将显著提升电子病历系统、影像归档和移动护理系统的普及应用，节约医生电子文本录入的时间，降低文本录入工作难度，把医生从这类烦琐机械的劳动中解放出来，以腾出更多时间和精力与患者充分交流，为更多患者诊断，提升医疗质量和效率。语音识别技术在临床医疗和移动医疗领域有着广阔的应用前景。

语音识别技术在欧美国家医疗领域已应用近 10 年。美国 Nuance 公司基于英文语音识别技术研发出计算机辅助病历抄写系统，医生基于掌上移动设备口述患者的问诊情况，以语音档案形式保存到语音识别服务器，并自动转换成文本格式。Philips 公司推出了面向医疗领域实时语音识别的专用麦克风，能进行实时语音识别，在病情问诊、放射科等文本录入工作量巨大的医技科室非常受欢迎，已在欧美医院成功推广。据报道，美国临床语音识别录入的应用已达 20%左右，主要用于放射科、病理科、急诊室等部门，有效控制电子文本记录及诊断报告生成时间和质量，明显提高了工作效率。

语音识别技术在我国医疗领域的应用才刚刚起步。据报道，北京协和医院首次尝试使用"医疗智能语音录入系统"，该系统在神经科、风湿免疫科、血液内科、普通内科等疑难杂症患者较多的科室应用效果良好，某些科室的语音识别率超过 98%。据不完全统计，截至目前，全国已有 30 多家三甲医院使用语音识别技术导诊系统和语音识别技术电子病历系统。语音识别尤其针对长段信息、自由医嘱等信息录入，能显著提高工作效率，降低工作强度。

基于智能语音识别、语音合成和自然语言理解等技术的导诊机器人也开始在医院得以应用，可以通过语音问答等互动方式，咨询医院位置、常见病症和相关知识问询等。导诊机器人能减轻导诊人员的重复性咨询工作，实现对患者的合理分流。

就诊病历、医嘱等医疗相关数据都属于非结构化信息，需要首先进行精准的结构化处理，才能转换为方便计算机处理的有效医疗资源，再借助人工智能技术，让医疗系统进行自我学习和基于医疗领域的语义理解，逐步实现轻问诊、自助导医、智能医疗等功能。

虽然现有语音识别技术日趋成熟，在医疗领域的应用尚存在很大空间和诸多问题，主要体现在以下几个方面。

（1）中文医疗语音识别技术有待深入研究提高。中文医疗语音识别应用需要面临诸如国内医生的工作环境较复杂，患者集聚，环境噪声太多太杂；各地口音、方言差异显著；语速、频率千变万化，带各种地方口音的非标准普通话，人工语音识别系统词汇量较少，医疗专用符号术语较多等问题，严重影响中文医疗语音识别效率和应用推广。

（2）中文医疗语音识别技术的应用推广面临诸多挑战。例如，现行医疗信息化系统种类繁多、学科专业差异巨大，要求针对不同信息系统提供相对应的语言录入文本解决方案，且要求与原系统尽量兼容。

（3）国内移动医疗已渐成趋势，基于移动端小屏幕的文本输入，以及医院复杂环境下移动端的语音识别效果都是医疗语音技术面临的挑战。

（4）医疗语音技术的应用对医生长期形成的使用习惯也是巨大的挑战。很多医生已习惯使用成熟的 HIS 系统完成输入病历、录入医嘱、开具处方等工作，语音识别系统的使用将改变医生的工作习惯，需要一个适应和熟悉过程。

13.2 计算机视觉技术

视觉是人类获取外部世界的信息，进而认识世界的重要途径，人类感觉信息中的 80%都是视觉信息。作为人工智能的核心技术之一，计算机视觉（Computer Vision）通过模拟人类视觉实现对图像、视频和文本的自动化分析和识别。相较于人类视觉，计算机视觉技术拥有诸多优势，如检测结果客观、可进行科学量化、信息处理能力强、效率高等。

计算机视觉是一门跨越计算机科学和工程、信号处理、物理学、应用数学和统计学、神经生理学和认知科学等多学科交叉的综合性学科，重点研究如何利用摄影机和计算机仿真人眼对目标进行识别、跟踪和测量等处理，基于计算机对图像或多维数据进行处理，获得更适合人眼观察或传送给仪器检测的图像，整合文字和图像等多源多维数据，以获取有效"信息"的人工智能系统。

目前，已有的计算机视觉系统大多基于某种具体应用，完成某些特定的功能。例如，一种用于解决具体测量或检测问题的计算机视觉系统，或者作为某个复杂的机械控制系统或数据库系统的一部分。计算机视觉系统通常包含以下关键步骤：

（1）图像获取。能获取数字图像的图像感知器包括各种光敏摄像机，如遥感设备、X射线断层摄影仪、雷达、超声波接收器等，它们产生的数字图像可以是普通的二维图像、三维图像或者图像序列。图像的像素值往往对应光在一个或多个光谱段上的强度（灰度图或彩色图），也可以是相关的各种物理参数，如声波、电磁波或核磁共振的深度、吸收度或反射度等。

（2）图像预处理。各种仪器设备获取的数字图像一般都需要进行预处理，然后才能进行后续相关处理。图像预处理包括：进行二次取样，以确保图像坐标的正确性；平滑去噪，滤除感知器产生的设备噪声；增强对比度，以保证相关信息能被检测到；调整尺度空间，使图像结构适合特定应用等。

（3）特征提取。从数字图像中提取需要的各种特征。包括点、线、边缘提取；边角、斑点等特征点检测；颜色、纹理、梯度、时空等特征提取等。

（4）图像分割。图像分割从图像自身的一些特性出发，如颜色、纹理、边缘等，根据这些特性的分布规律或呈现形态，将图像分割成互不相交的区域。现有图像分割技术主要有基于阈值、区域、边缘或特定理论的分割方法。

（5）目标识别。目标识别指在一组图像数据中判定是否包含某个特定的物体、图像特征或运动状态等目标。现有目标识别技术可以实现在某些特定环境中（如受限的光照、背景和目标姿态等），针对某些特定目标（如几何图形、人脸、印刷或手写文件、车牌等）进行自动识别。而且，对待识别的具体目标，需要预先定义或训练学习，识别过程中还常常需要提供目标的二维位置或三维姿态等关键参数。

随着深度学习技术的发展，目前主流的计算机视觉技术大都基于深度神经网络，如卷积神经网络（CNN）和递归神经网络（RNN）。深度神经网络包含很多个神经元的层，相当于先从图像中识别出较底层的信息，然后逐层深入，提取出高层语义信息。深度学习技术遍布于计算机视觉技术的各种应用中，如人脸识别、目标检测和目标追踪等。

计算机视觉技术在医疗领域的应用主要针对仪器影像和病理切片的分析与识别，如X射线断层扫描图像（CT）、核磁共振成像（MRI）、B超扫描等医学图像分析和辅助疾病诊断，识别健康或病变组织，已应用于视网膜病变、乳腺癌、结肠癌、大脑、肝脏、骨骼和血管系统的诊断等。据报道，计算机辅助乳腺病患者的X射线图像中诊断乳腺中的肿瘤症状，使诊断正确率提升了近20%。可见，计算机视觉技术在医疗中的有效应用，能快速、精确地定位病变位置，辅助诊断决策，有助于实现精准治疗，降低医疗事故的发生概率、提高诊断的准确性。

在超声图像处理方面，chen等人[66]提出的卷积神经网络可以自动检测胎儿的标准切面，便于医生快速定位胎儿各个器官的位置，监测胎儿在母体的生长发育状况；Yang等人[67]提出的方法可以从三维胎儿超声图像中分割胎儿、羊水、胎盘等部分，可以辅助测量胎儿的体重等生理指标，监控胎儿的发育状况。在计算机X射线断层扫描图像（CT）及核磁共振图像（MRI）处理方面，以深度学习技术为代表的计算机视觉技术广泛应用于图像配准、图像分割和诊断等各种领域。Deepmind的Ronneberger等人[68]提出的U-Net及其他扩展等工作被广泛地用于医学图像的分割等问题（如各种器官组织的分割、病变区域的分割）。西门子的Miao等人[69]提出了基于深度学习和深度强化学习的技术来解决医学图像处理中的配准问题。此外，另外一个被经常提及的应用是肺结节的自动诊断，最近国内外有很多关于肺结节诊断的公开竞赛，如LUNA2016及阿里主办的天池医疗AI大赛。

计算机视觉技术处理研究大多集中于二维图像，在医学图像处理领域，三维图像（如CT和MRI）占据了很大比重。最近很多研究开始把二维的深度神经网络技术扩展到三维来直接处理三维医学数据。比较典型的是香港中文大学王平安教授团队将三维卷积神经网络技术应用于三维图像的分割、检测及分类等问题。例如，从脑部MRI图像中检测出血区域[70]，从婴儿脑部MRI中分割不同的组织[71]，从心血管MRI图像中分割心脏的不同部分[72]，以及从肺部低剂量CT中自动检测肺结节[73]等。

基于计算机视觉的医学影像技术需要从单模态、平面、静态、形态显像发展到多模态、立体、动态、功能显像，将X射线断层扫描图像（CT）、核磁共振成像（MRI）、正电子发射计算机断层成像（PET）、单光子发射计算机断层成像（SPET）等多源影像进行智能融合，将解剖影像与功能影像进行多模态计算，且能处理高维影像数据。通过对来自多个不同模态的医学影像进行智能综合，充分利用不同种类医学影像对病灶描述能力的互补性和冗余性，获得比单纯依赖一种医学影像更可靠、更准确的病灶类别属性信息。从临床医学角度来看，融合后的影像综合表达了病变局部组织器官的解剖和功能信息，影像的可靠性、稳定性及容错能力显著提升，从而有效辅助医生了解病变组织或器官的综合信息，获得更加准确的定位、定性诊断，制订更合理的治疗方案，最终提升医疗质量。

医学数据中的图像信息高达 90%，医学计算机视觉的主要任务就是定量分析各类医学图像，自动完成脏器的定位、分割与病变识别等工作，标注出病灶、结节等异常位置，供医生诊断时参考。还可以分析远程监控视频图像，辅助病房、手术室、移动医疗等环境的监控与病人陪护工作等。

1. 分析医学影像，辅助医疗诊断

随着现代医疗诊断的日益普及，核磁共振成像（MRI）、X 射线断层扫描图像（CT）、超声波等 PACS 系统已成为标准医疗配置，现代医疗设备采集的医学影像已成为医生诊断不可或缺的依据，计算机视觉技术能快速定位和提取特征，辅助医生生成临床诊断报告，为会诊、手术和后续各环节治疗方案的形成提供重要参考。相对于人工阅读影像图像，计算机视觉技术能有效避免因医务人员主观误断及影像图像客观误差所导致的误诊，能最高效率地利用并客观地解析医学图像中的信息。此外，基于计算机的强大存储、计算和检索能力，计算机分析医学影像可以更快速、精准，且能分析大量医学影像资料，无论对单个患者的大量影像分析，还是批量分析多个患者的资料，速度和精度都是人类无法比拟的。

2. 远程医疗监控与陪护

针对高龄、伤、病、残等需要医疗监控与陪护的患者，基于视觉图像监控可以实现远程医疗陪护与监控。为此，可在医疗陪护环境中安装视频监控设备，采集医疗陪护实时图像、视频，利用计算机视觉技术对医疗陪护图像数据进行处理和识别，并给出相应的预警或处置方案，实现远程医疗陪护监控，减少因监控不足而引起的医疗事故。

3. 移动医疗

随着移动通信技术的普及，利用智能手机、移动网络和卫星通信等实现移动医疗已初具条件，计算机视觉技术在移动医疗中的应用，对于健康饮食、科学运动、疾病预防与治疗过程监控等健康管理和疾病进行监控，实现患者的自我管理和自我监控，促进健康状况的改善和提高。

尽管计算机视觉技术在医学图像处理中的应用越来越广泛，但依旧存在如下的几方面限制：

（1）相比于一般的视觉问题，医学图像处理应用中缺少高质量的标注训练样本，因此训练出来的模型容易过拟合，缺乏泛化能力，需要将得到的模型在各种不同情况进行反复测试。

（2）现有的深度学习是一个黑盒操作，无法解释其有效性，在一些特殊情况下会出现非常奇怪且无法解释的现象，因此在医疗行业中的接受度存在挑战。

（3）在商业系统中，使用临床上的图像及将现有技术推广到商业应用中可能存在法律和伦理上的问题。

13.3 自然语言处理技术

自然语言处理是计算机科学领域与人工智能领域中的重要研究方向之一，主要研究人与计算机之间采用自然语言进行有效通信的各种理论和方法，主要研究自然语言的表达、计算和应用模型，以及相关评测技术等，最终使计算机拥有人类般的文本、语言处理能力，理解文本的含义，自动识别文本中涉及的对象和事件等。自然语言处理的研究领域已从文字处理拓展到语音识别与合成、句法分析、机器翻译、自动文摘、问答系统、信息检索、光学字符识别（Optical Character Recognition，OCR识别）等领域。

医疗信息技术催生了大量的电子健康档案（电子病历），其不仅能够支撑电子化临床系统，如临床决策支持系统，还有助于临床和转化医学方面的研究。电子病历中包含大量非结构化临床记录数据，需要依赖自然语言处理技术将其转为结构化数据。其中，临床医疗实体识别就是医疗自然语言处理的关键任务之一。早期的临床医疗识别系统大多基于临床医疗专家人工构建的字典或规则来识别临床医疗实体，随着可用的标注临床医疗语料的增多，机器学习算法被用于识别临床医疗实体。临床医疗实体类别也从单一的药物，扩展到药物、问题（疾病和症状）、检查和治疗等；临床医疗实体的表现形式也从仅考虑连续临床医疗实体（由连续词语组成的临床医疗实体）扩展到同时考虑连续和非连续临床医疗实体（由非连续词语组成的临床医疗实体）。连续临床医疗实体识别属于典型的序列标注问题，一些经典的序列标注算法，如条件随机场（Conditional Random Fields，CRF）、结构化支持向量机（Structured Support Vector Machines，SSVM）、基于深度学习的序列标注算法等被用于连续临床医疗实体识别。

医疗自然语言的应用研究主要涉及以下几个方面。

1. 医疗语言标准化

医疗语言丰富多样，临床数据范围广泛且种类繁多。针对一个特定医学概念，自然语言可能有若干种不同的表达方式和限定途径。使用叙述性自然语言很容易满足人类交流和沟通的需要。但是，由于自然语言的多样性或变异性，计算机很难对文本信息进行精准理解和相关处理。同时，由于医学科学的特殊性，医学语言又很难按照计算机的需要实现完全的结构化和编码。因此，需要研究自然语言处理在临床诊断、决策等方面应用的关键技术。

2. 相似病例检索

随着医院信息化的逐渐深入，电子病历系统（EMR）已被医院广泛使用，其搜集存储的信息越来越多，其中包含大量文本信息，蕴含着丰富的资源。利用自然语言识别技术，可以自动分析和理解电子病历中的相关内容，生成结构化文本，快速检索海量病历库中的相似病历，为医生的诊断治疗提供案例和辅助。

3. 医疗知识获取和表达

一方面，传统就诊过程会产生大量单据、住院档案、手写病历等海量纸质资料，利用自然语言处理技术提取有效信息。可利用 OCR 技术，精准、快速、批量识别纸质文档，实现医疗单据、病案的电子化，将纸质病历转换为结构化、可检索的电子病历，构建电子化病历档案库。

另一方面，当前医学知识库中保存着大量叙述性文字描述的文本信息，其中包含大量专业术语和医疗行业习惯用语，不利于信息的进一步挖掘、理解和应用。由此，需要研究医疗中的自然语言识别技术，通过研究面向海量医学文献的知识获取技术，提供多通道交互技术来提高知识获取的智能化。

13.4 机器学习

机器学习是计算机科学和统计学的交叉学科，是人工智能的一个分支学科，主要研究如何让机器从过去的经历中学习经验，对数据的不确定性进行建模，并预测未来。机器学习通常分为有监督学习、半监督学习和无监督学习3类。监督学习指机器通过学习带标签的样本获得知识；半监督学习也称为弱监督学习，旨在通过少量的例子，从无标签的样本中自动学习知识；无监督学习大多属于聚类问题，通过分析无标签数据样本的相似性，把相似的数据聚集成一类。

人工神经网络（Artificial Neural Networks，ANN）由若干神经元节点和节点间的连接构成，以模拟大脑神经元之间的信息传递和处理方式。每个神经元通过某种特定的输出函数（也称激励函数），处理来自其他相邻神经元的加权输入值。神经元之间的信息传递强度（称为权值）通过网络的不断学习得以调节。一个人工神经网络的学习过程就是网络连接权值的调节过程，当网络学习到稳定收敛状态，其全部连接权就调节完毕，相当于该网络学习存储了一定知识。

通常，一个人工神经网络的拓扑结构不超过3层，即一个输入层、一个隐含层和一个输出层，可称为浅层神经网络。20世纪80年代，随着BP（Back Propagation）反向传播学习算法的提出，人们开始尝试训练深层神经网络。然而，基于BP算法训练的深层感知器因为层数增加导致性能下降，无法推广应用。直到2006年，Geoffrey Hinton等人[74]设计了一个包含多个隐含层的多层感知器，利用无监督逐层贪婪预训练（greedy layer-wise pre-train）方法进行深度学习，有效解决了此前基于BP算法的深层神经网络训练所面临的困难，掀起了深度学习的研究和应用热潮。较之传统浅层神经网络，深层神经网络模型包含更多的隐含层（一般5层以上），其训练学习方式也完全改变。浅层学习依靠人工经验提取样本特征，训练学习以后获得若干个特征。深度学习通过大规模数据训练，逐层特征提取，将数据样本在原空间的特征变换到新的特征空间，自动学习获得层次化的特征表示，更易于分类或特征的可视化。可见，深度学习获得的数据特征更适合表达大数据的丰富内在信息。

大数据时代的深度机器学习更趋向于构建大规模分布式机器学习算法与系统，使机器学习可以在多处理器和多机器的集群环境下进行，获得更大量级的数据处理能力，如加州大学伯克利分校的 Spark、谷歌的 TensorFlow、华盛顿大学的 Dato、卡内基梅隆大学的 Petuum、微软的 DMTK 系统等。

目前，机器学习已日益深入地应用于现代医疗领域，主要包括以下几个方面。

1. 智能辅助诊断

机器学习可以快速高效地提取患者的历史医疗数据，筛选出有价值的诊疗信息，如患者的性别、年龄、检查结果、生理特征、过往病史等，辅助医生诊断。将深度学习应用到电子健康病历中，可以得到患者的各项表征，帮助改善临床疾病预测。谷歌的 DeepMind 和 IBM 的 Watson 都是深度学习在医疗中应用的典型实例，在某些特定领域，其诊断精度已经超过了人类专家。

2. 药物研发

药物研发属于要求严苛、周期漫长的医学研究工作，是一种昂贵、困难和低效的研发过程，会耗费大量的时间和费用。还需要经过非常漫长昂贵的Ⅰ期、Ⅱ期和Ⅲ期临床试验，而最终大多数候选药物会被淘汰。

目前新药产品的研发难度越来越难高。一方面，大多数可以被使用的化合物已经被发现，新的化合物开发难度逐渐加大。另一方面，科学成果的数量增长速度很快，人类个体不可能完全理解这些数据。而人工智能和机器学习可以从海量文献中搜索相关化学分子结构等信息，可以自主学习，建立其中的关联，提供新的思路和想法。基于人工智能、机器学习的药物研发，自动搜集、学习医学领域的海量科学论文、专利、临床试验文献，提取生物学知识，进行生物化学预测，推进分子治疗技术革新，提高新药研发效率，缩短研发周期，降低研发经费投入。

3. 医疗管理

医疗机构的信息系统主要分为管理信息系统和临床信息系统，前者对医疗机构内部的人事、财务、设备等进行管理，后者对患者在医院的就诊过程进行管理。人工智能的机器学习根据医院的情况进行建模，优化医疗资源配置和医院的服务流程，最大限度地利用好各项医疗资源，弥补医院管理漏洞，有效解决人工管理带来的问题。此外，基于机器学习的智能信息系统还能分析疾病与治疗之间的内在关联性、预测疾病的发展轨迹和预期治疗进程等，提高医疗机构的管理水平。

13.5 智能机器人技术

智能机器人是融合多种传感器信息，从感知、思维、效应等多维度全面模拟人类的机器系统。智能机器人具有很强的自适应能力、学习能力和自治能力，在精度、速度、力量、耐力、准确性、稳定性、可重复性等方面具有人工操作无法比拟的优势。

应用于医疗领域的智能机器人统称医疗机器人，是临床医学、机械、电子、控制、材料、信息、计算机等多学科交叉融合的产物，其应用领域涉及外科手术、康复护理、病理诊断、院内物流等多方面。根据其用途不同，可分为医疗手术机器人、康复机器人、辅助机器人、服务机器人4大类。

1. 医疗手术机器人

医疗手术机器人是一种计算机辅助新型人机外科手术平台。主要利用空间导航控制技术、医学影像技术和机器人技术，对患者病灶位置进行精准定位，辅助外科医生进行相应的手术操作。手术机器人能辅助医生完成某些复杂精细手术，利用导航功能提高手术的精准度、协助完成人体内不易通过的复杂区域、缩短手术后的康复时间。例如，达·芬奇机器人能辅助医生在微创上完成许多复杂精细的手术，放射机器人能更精准地定位病灶区域并严格控制放射剂量，降低人工控制引发的潜在风险。目前，已出现腹腔镜手术机器人、矫形外科机器人、神经外科机器人及其他临床手术机器人。

手术机器人能显著提高手术的精准度、减少手术创伤和副作用、加快手术后的恢复、降低患者的手术成本。同时，手术机器人系统还可以作为外科实习医生更加有效的训练手段，降低医疗手术失误率。医疗手术机器人的应用能有效降低手术风险和手术成本，从而降低手术的社会成本（涉及家庭、雇主及健康保险等方面）。

2. 康复机器人

老年人由于生理机能衰退，脑血管疾病、骨关节病、脑卒中等发病率和致残率增高。康复机器人可以帮助行动障碍的患者（如因脑卒中、创伤性神经损伤、脊髓损伤、肢体残疾、老龄化引起的行动障碍等）进行高效治疗和康复。康复机器人用于辅助和治疗老年人、永久或临时的残疾患者及行动不便的人群，用户可通过视觉反馈或各种输入设备控制机器人，帮助用户进食、服药、翻书、站立和行走等。

康复机器人按照使用方式可以分为训练机器人和外骨骼机器人两类。训练机器人主要适合家庭、工作或社交环境使用，借助传感器和监控器使患者站立、行走和爬楼。外骨骼机器人是一种可穿戴的人机一体化机械装置，它将人和机器人整合在一起，通过机器人来辅助患者正常站立行走，用于临床康复，为瘫痪患者提供物理治疗，包括减缓瘫痪导致的肢体疼痛、肌肉痉挛、帮助肠道消化系统、加速新陈代谢等。

3. 辅助机器人

辅助医疗机器人目前还没有准确定义和范围界定，有文献将胶囊机器人、智能静脉输液药物配制机器人、虚拟助理、导诊机器人等统称为辅助机器人。其中，胶囊机器人是一种类似胶囊形状的内窥镜，可通过吞服的方式进入人体消化道，在消化道内采集图像信息并通过无线方式发送给体外计算机，供医生诊断。胶囊机器人的应用不仅可以减轻患者的痛苦，而且可以对整个消化道进行全面检查，包括非常细小的肠道检查。甚至还可以携带药物，完成精确投放、靶向治疗。智能静脉输液药物配制机器人替代传统护士和药剂师手工药物配制工作，在全封闭环境自动化完成药物配制，降低药物配制过程中被外界污染的风险，避免医务人员在配制药物过程中被玻璃割伤手、受化疗药物感染的意外，缩短药物配制时间。

4. 服务机器人

医院服务机器人可以用于医用物品运输、药房服务、消毒杀菌、体检服务、情绪抚慰、陪护看护等功能。医用物品运输机器人在医院环境能实现自主路径规划、避障、充电、物品运输等功能，能基于无线方式乘坐电梯、避障，可用于输送血液、药品、手术耗材工具等。随着条形码、二维码、射频识别技术的日益成熟，药房数字化程度也在不断提升，这也为机器人在药房工作的效率和正确率提供了保障，使药房服务机器人更容易普及应用。杀菌消毒机器人可以不间断运作，进行医院环境的杀菌消毒，提高整体环境的杀菌消毒率。

13.6 AR/VR 技术

VR（Virtual Reality）即虚拟现实技术，是一种可以创建和体验虚拟世界的计算机仿真技术，它利用计算机生成一种交互式的三维动态视景，提供使用者关于各种感官的模拟，进行可视化操作与交互。VR 综合了计算机图形、图像处理与模式识别、智能技术、传感技术、语言处理与音响技术、网络技术等多门科学，是现代仿真技术的进一步发展和应用。AR（Augmented Reality）即增强现实技术，是在 VR 技术基础上发展起来的，能够拓展和加强用户对周围世界的感知，是一种以交互性和构想为基本特征的高级人机界面。

1985 年，美国国立医学图书馆首次启动了人体解剖图像数字化研究，美国科罗拉多州立医学院对一具男性尸体和女性尸体分别做了 1 毫米和 0.33 毫米间距的 CT 和 MR 扫描，所得图像数据经压缩后，建立了"可视人"并于 1995 年出版发行 CD 盘片[75]。学生可以利用计算机对"可视人"进行冠状面和矢状面的"解剖"，并可对局部图像进行缩放。这对解剖学的教学来说具有跨时代的意义。德国汉堡大学利用受试者的 CT 和 MRT 横截面影像或组织学切片空间模型建立了三维可视化研究虚拟人体解剖图谱[76]，学生可以自由地在三维人体空间进行各种操作。香港中文大学王平安教授团队建立了精密度远高于美国的"中国虚拟人"，利用计算机重新合成后的虚拟人体可在荧幕上立体地再现人体的各部构造，包括内脏器官。通过计算机软件，这个虚拟人体可以"脱皮拆骨"，对身体内部结构进行详细的"解剖"。它可以为医学教学乃至医学研究提供珍贵的资料，能互动地显示非常精细的立体解剖结构[77, 78]。虚拟现实技术在医疗领域的应用主要利用计算机技术来模拟、指导医学手术所涉及的术前、术中、术后等过程。医学增强现实技术（AR）目前的主流方向是将 CT 或 MRI 等医学图像三维重建的虚拟模型融合到病人相应的器官位置,获得肉眼无法看到的器官内部结构信息和手术视野内器官的空间信息,增强了外科医生手术的真实感和精确性,在制订术前方案和医学培训中有很大的应用价值。在 20 世纪 90 年代,科罗拉多矿业大学研究小组[79]就利用超声波传感器扫描孕妇子宫,得到胎儿的三维图像,并将其显示在医生佩戴的头盔显示器上,从而使医生看到正在运动的胎儿图像。MIT 多媒体实验室也在 20 世纪 90 年代初期就开始从事 MRT 和 CT 可视化显示方面的工作[80],并在基于 AR 技术的医学治疗方面有出色的表现。在外科手术过程中,AR 系统能为医生提供患者需要开刀的精确手术位置,帮助医生准确定位手术部位。同样可利用 AR 系统提供的精确文字、图像帮助医生一步步地完成手术全过程。现阶段,随着微软 HoloLens 的发布,医学界在增强现实手术引导方面的研究有了更快速的发展,德国 Scopis 公司研制的全息导航平台已成功用于脊柱手术,并逐步向其他外科手术推广。

目前,医疗健康领域已出现多种 VR/AR 技术的实际应用,概述如下。

1. 辅助病情诊断

可以在虚拟人体模型上开展各种无法在真人身上进行的诊断与治疗研究,使诊断和治疗个性化,最终能够预测人体对新的治疗方法的响应。虚拟技术还能变定性为定量,使医院诊断治疗达到直观化、可视化、精确化的效果。

2. 协助建立手术方案

能够利用图像技术,帮助医生合理、定量地定制手术方案,能够辅助选择最佳手术途径、减少手术损伤、减少对组织损害、提高病灶定位精度,以便执行复杂外科手术和提高手术成功率等。虚拟手术系统可以预演手术的整个过程以便事先发现手术中可能出现的问题,使医生能够依靠术前获得的医学影像信息,建立三维模型,在计算机建立的虚拟环境中设计手术过程、切口部位、角度,提高手术的成功率。

3. 虚拟手术

虚拟手术系统是应用各种影像资料和 VR 技术在计算机中创建一个虚拟环境,用户借助虚拟环境中的信息进行术前计划和训练,在实际操作中指导手术,系统可通过对切口的压力与角度、组织损害及其他指标的准确测定,监测和评估学员手术操作技能。目前,国内外均已研发了人体不同部位的虚拟手术系统,用于腹部外科手术、心血管外科手术、神经外科手术、耳鼻喉外科手术、内窥镜手术和肿瘤切除术等各种不同手术的模拟。

4. 医疗技能培训

VR 技术在护理技能培训方面的应用,如美国 Immersion Medical 医学公司等研发的静脉注射培训平台,通过三维图像及压力传感器,模拟静脉注射和皮肤穿刺场景,学员在训练中可获得真实的操作体验。瑞典 Melerit Medical AB 公司研制的 Melerit Urecath Vision™ 导尿技能培训系统,用于培训尿导管插入技能,并对其操作能力进行客观检测。另外,VR 技术还可以用于军事医疗培训,虚拟户外野战环境和各种复杂伤情,培训学员相关创伤救治方法和技能,提高急救现场临床判断能力和心理素质。

5. 康复治疗应用

通过虚拟技术模拟肢体的各种活动,包括简单的日常行为、游戏等,帮助患者恢复。如斯坦福大学研发的系列上肢康复机器人系统、罗格斯大学开发的 Rutgers Arm II 康复训练系统、新泽西理工大学针对手指功能训练设计的基于虚拟现实的三维康复训练系统、美国芝加哥康复中心设计的一种与虚拟现实相结合的气动数据手套(PneuGlove)、加拿大渥太华大学研发的具有触觉反馈数据手套的康复训练系统、以色列迈拓医疗生产研发的全身运动反馈训练系统等。国内研究较多的是脑卒中、脑外伤、脊髓损伤、骨折等患者肢体活动恢复治疗和老年人活动康复等。无锡市梓旺康复医院研究了虚拟平衡游戏训练在脑卒中患者平衡和步行功能康复中的应用,山东省交通医院研究了悬吊下虚拟现实技术训练对脑卒中偏瘫患者上肢功能恢复的影响,中山大学设计了脑卒中患者上肢康复训练系统,中国科学院深圳先进技术研究院和华中科技大学分别开发了虚拟现实手部康复训练系统。

应用 VR 技术对患者进行康复治疗,可以根据患者不同的受伤类型提供不同的虚拟训练系统。一方面,患者可以通过做游戏或完成任务的方式进行康复训练,充分调动患者训练的积极性;另一方面,系统可以详细地记录患者的训练数据,康复医生能根据实际情况调整训练计划和训练强度,制订最佳康复治疗方案。通过 VR 系统,既可以提高医生的工作效率,也能保证患者康复治疗的持续性和有效性。

6. 心理治疗应用

利用 VR 技术创建特定的环境，跨越时间和空间的界限，将一些特定的事件、物体呈现在患者面前，患者可直观、形象地感受和响应虚拟环境，进而达到治疗的目的。目前国内外应用比较多的是动物恐惧症、恐高症、焦虑症、回避行为、创伤后应激性障碍（PTSD）、厌食症、精神分裂症、自闭症等。治疗恐高症时，用 VR 技术来建立使患者产生恐高心理的虚拟情景，然后运用暴露疗法和系统脱敏法对恐高症患者进行治疗。治疗创伤后应激性障碍时，理想疗法是情景暴露法，VR 技术能重现个体当时遭受创伤和灾难的情景。研究治疗自闭症及治疗社交焦虑症时，Selvia Kuriakose 等研究的基于虚拟现实的社交系统，通过模拟不同的社交场景，结合患者的社交背景、社会关系、社交反应、情绪表达等，评估患者的焦虑水平。

7. 远程医疗

远程医疗主要用于远程手术和远程康复。例如，以 VR 为基础的中医远程脉诊，能够实现患者协同医生完成切脉过程、医生能够获得患者脉象的指端感受、专家决策系统辅助病症决策等功能。VR 技术与网络技术结合，医生可以对患者进行远程操作。根据传来的现场影像，通过键盘、鼠标、数字手套等输入设备来进行操作，控制当地医疗器械的动作。基于 VR 的远程康复可以帮助患者在家里完成康复训练。

可以预见，医疗方面 AR/VR 技术的应用将从现在浅层的远程视频、录像应用等，向更高层次的智能系统集成、配套医学技术方案等方向发展。随着技术的不断完善成熟，其在医疗领域的应用将会更加深入扩大，具体应用包括：

（1）提供精准信息核实，减少操作失误。

（2）缓解医疗资源分布不均，保证最佳救治时机。

（3）提高手术质量及效果，降低医疗风险。

（4）缩短医学教育与培训时间，极大减少学习成本。

13.7 其他核心技术

13.7.1 知识图谱技术

知识图谱是一种基于图的数据结构，由节点（Point）和边（Edge）组成，每个节点表示现实世界中的"实体"，每条边为实体与实体之间的"关系"。知识图谱是关系最有效的表示方式，它能把所有不同种类的信息连接在一起获得一个关系网络，其本质上是一种语义网络。

知识图谱的概念由谷歌公司于 2012 年首次提出，注重从互联网的网页中抽取出实体及其属性信息，以及实体间的关系，基于知识图谱构建新一代智能搜索引擎。基于知识图谱的智能搜索引擎技术非常适用于解决与实体相关的智能问答问题，是一种全新的信息检索模式。

由于中文知识图谱的构建对中文信息处理和检索具有重要的研究和应用价值，近年来吸引了大量的研究，出现了百度知心、搜狗知立方等实际应用。清华大学建成了首个大规模中英文跨语言知识图谱 XLore，中国科学院计算技术研究所基于开放知识网络（OpenKN）建立了"人立方、事立方、知立方"原型系统，上海交通大学构建了中文知识图谱研究平台 zhishi.me。

医学知识图谱能从海量医学数据中挖掘有价值的信息，促进医学知识检索、临床诊断、医疗质量管理、电子病历及健康档案智能化，从而实现智慧医疗。医学知识图谱的构建主要涉及医学知识的表示、抽取、融合、推理及质量评估 5 部分。通过从大量的结构化或非结构化的医学数据中提取出实体、关系、属性等知识图谱的组成元素，选择合理高效的方式存入知识库。医学知识图谱中的实体包括疾病、症状、检查、检验、体征、药品等医学名词，甚至可包含医生、科室、医院等术语。关系指实体间的关系，如针对疾病和症状，关系有"包含关系""不包含关系"甚至"金标准关系"（如所有炎症都会带来发热）。疾病和医生可以定义"医生擅长治疗疾病"，医生和医院可以定义"归属于关系"等。医学知识融合对医学知识库内容进行消歧和链接，增强知识库内部的逻辑性和表达能力，并通过人工或自动的方式为医学知识图谱更新旧知识或补充新知识。

借助知识推理，推出缺失事实，自动完成疾病诊断与治疗。质量评估则是保障数据的重要手段，提高医学知识图谱的可信度和准确度。基于医学知识图谱可以根据"症状与疾病"的关系推测患者可能患的疾病，根据疾病和医生的关系，为患者推荐医生。

目前，国内外的医学知识图谱已开始应用，如 Intel Saffron 认知平台、IBM Watson Health、上海曙光医院构建的中医药知识图谱、本体医疗知识库 SNOMED-CT 等。医学知识图谱的主要应用如下。

1. 医疗信息搜索引擎

传统的医疗搜索引擎无法理解用户的语义查询，而基于医学知识图谱的搜索，不仅能提供数百亿个与医疗相关网页之间的文档关系，还包括不同类型实体间丰富的语义关系。从知识图谱中抽取、查询相关的若干实体及实体关系和属性，能更好地理解用户的查询需求，实现一定程度的智能化查询。

目前，国外典型基于知识图谱的医疗专用搜索引擎（如 Healthline），其知识库涵盖超 850000 项医疗元数据和 50000 条相互关联的概念。Google 率先提出将知识图谱应用于医疗健康信息搜索，当用户搜索疾病或症状时，Google 提供 400 多种健康状况数据，通过一张信息卡片给出典型症状及是否严重、是否具有传染性、影响哪些年龄段的人等细节信息。国内主流医疗搜索引擎有搜狗名医、360 良医，两者都结合了元搜索索引方式和知识库的搜索引擎，为用户提供包括维基百科、知乎问答、国际前沿学术论文等权威、真实内容。

2. 医疗问答系统

早期的医疗问答系统主要采用信息检索、提取和摘要等技术。基于知识图谱的问答系统主要采用的关键技术，如基于信息提取方法，利用问句信息结合知识库资源获取候选答案；基于语义解析方法，将自然语言问句解析成一种逻辑表达形式，通过这种结构化表达从知识库中寻找答案；基于向量空间建模的方法，使用向量空间描述自然语言问句及知识图谱中的实体和关系，通过机器学习、深度学习等方法生成问答模型进行回答。

3. 医疗决策支持系统

借助医疗知识图谱，医疗决策支持系统可以根据患者症状描述信息及医院的化验数据，给出智能诊断、治疗方案推荐及转诊指南，还可以针对医生的诊疗方案进行分析、查漏补缺，减少甚至避免误诊。

基于医疗知识图谱的决策支持系统的实际应用存在着两方面的问题。其一，缺少完备的全科医学知识图谱。目前基于知识图谱的医疗决策系统主要针对特定疾病类型，如某种类型的肿瘤，基于专门的知识库和强大的计算能力，为临床医师提供快速的、个性化的循证肿瘤治疗方案。其二，基于医疗知识图谱最终决策的可靠性有待进一步验证。医疗决策直接关系到使用者的身体健康，属于生命攸关的严肃问题，基于人工智能进行医疗决策获得结果的准确性和可靠性有待科学、规范的验证和测评。

13.7.2 用户画像技术

用户画像，即用户信息标签化。用户画像过程就是分析用户的年龄、性别、地域、用户偏好等特征标识，以勾勒出用户的立体"画像"。通过用户画像可以分析用户的社会属性、生活习惯、消费行为等重要信息，为个性化推荐、精准营销、商业决策分析等做基本数据支撑，帮助企业快速找到精准用户群体及用户需求。

用户画像在电子商务、新闻资讯、出行、消费等领域有着广泛的应用。京东、阿里巴巴等电商拥有 TB 级的多维度用户网络行为数据，用户画像分析这些数据能得到用户基本属性、购买能力、行为特征、社交网络、心理特征和兴趣爱好等方面的标签模型，从而指导并驱动业务场景和运营，发现和把握海量用户中的巨大商机。

医疗用户画像主要针对医院、科室、疾病、药品、医嘱、医生与患者等对象，有针对性地分析用户的特征标识，分析用户的行为习惯。例如，对糖尿病患者画像，分析患者的主要特征，预测其并发症风险，分析患者的年龄、性别、生活习性、家族史、职业等分布状况。

医疗用户画像通过网络抓取、查阅医学资料、医学知识库及相关医学领域专家的了解，获取用户的在线问诊文本信息、注册信息、浏览信息、关注信息、主动提供的病例信息等数据，经综合分析处理，形成格式化的医学画像相关数据，生成相应的格式化文本数据，作为个性化推荐系统的基础用户数据源。

13.7.3 个性化推荐技术

个性化推荐系统通过建立用户与信息产品之间的二元关系，利用已有的选择过程或相似性关系挖掘每个用户潜在感兴趣的对象。一方面帮助用户发现对自己有价值的信息，另一方面让信息展现在对它感兴趣的用户面前，从而进行个性化推荐。个性化推荐系统一般包括行为记录模块（收集用户信息）、模型分析模块（分析用户喜好）及推荐算法模块3大部分。

个性化推荐系统主要应用于电子商务（如 Netflix、Amazon、eBay、阿里巴巴、豆瓣等）、信息检索（如 iGoogle、GroupLens、百度等）、移动应用（如 Daily Learner、Appjoy 等）、生活服务（如旅游服务 Compass、博客推送 M-CRS）等诸多领域。在电子商务方面，推荐系统能显著提升交叉销售量，带来巨大的经济利益。亚马逊电子商务推荐系统使用基于商品内容的协同过滤技术，当用户点击进入感兴趣的商品页面后，系统将自动推送"经常一起购买的商品……""购买此商品的顾客也同时购买……""浏览此商品的顾客也同时浏览……"等商品列表。豆瓣网络社区推荐系统不仅向用户提供书籍、电影、音乐等作品信息，还进行图书影音的推荐。网易云音乐的个性化推荐为用户进行精准化个性推荐，利用"多维空间中两个向量夹角的余弦公式"计算用户兴趣向量和文档向量模型之间的相似度，从而实现兴趣模型与文档模型之间的匹配，达到个性化推荐的目的。

个性化推荐系统根据用户的行为习惯和兴趣偏好进行个性化的强关联信息推荐，返回用户感兴趣的相关信息。医疗健康领域的个性化推荐系统能根据用户提交的相关标签属性，如医生、症状等，返回跟疾病信息、医院、医生及医嘱等和症状相关的信息数据。

个性化医疗信息推荐系统重点聚焦医疗领域的信息，其主要目的是满足用户对医疗信息需求的多元化和个性化。系统首先通过多种渠道来收集用户的喜好信息，以此建立用户独有的兴趣模型，然后根据此模型从海量的互联网信息中挖掘并推荐信息给用户。推荐系统的核心是推荐算法，它利用用户的若干行为特征，构建合适的数学模型和推荐算法，向用户推荐其感兴趣的信息资源。一个优秀的医疗健康知识推荐系统不仅能向用户提供与其健康状况相关的甚至与患者情况完全契合的健康知识，还可以根据当前的季节、气候、环境和官方公布的疾病新闻来关注相关的健康知识。

个性化医疗服务推荐系统不仅能够为用户提供个性化的医疗服务，而且能够提高患者的信任度和忠诚度，提高医疗质量和效率，降低医疗成本，减少医患矛盾。可见，医疗健康领域的个性化推荐有其特殊性，且要求尽可能进行精准推荐，用户之间的社交关系、用户之间的相似度如同用户的兴趣倾向一样，不仅会影响对客户目标的选择、用户医学画像的准确性、医生和医院方面推荐的合理性，也会影响最终个性化推荐系统的效果。用户的社交关系（相似度）也应充分考虑，要充分挖掘用户的互联网问诊信息及用户提供的各种注册信息，结合疾病知识库精确描绘每个用户（患者、医生）。

第四篇
人工智能在卫生领域产业发展

第 14 章
Chapter 14

人工智能+卫生产业发展现状

14.1　卫生产业生态

卫生产业是提供预防、诊断、治疗、康复和缓和性医疗商品和服务的总称,通常包括医药工业、医药商业、医疗服务、保健品、健康保健服务等领域。《"健康中国 2030"规划纲要》[81]指出健康是促进人的全面发展的必然要求,是经济社会发展的基础条件。实现国民健康长寿,是国家富强、民族振兴的重要标志,也是全国各族人民的共同愿望。到 2020 年,建立覆盖城乡居民的中国特色基本医疗卫生制度,健康素养水平持续提高,健康服务体系完善高效,人人享有基本医疗卫生服务和基本体育健身服务,基本形成内涵丰富、结构合理的健康产业体系,主要健康指标居于中高收入国家前列。到 2030 年,促进全民健康的制度体系更加完善,健康领域发展更加协调,健康生活方式得到普及,健康服务质量和健康保障水平不断提高,健康产业繁荣发展,基本实现健康公平,主要健康指标进入高收入国家行列。到 2050 年,建成与社会主义现代化国家相适应的健康国家。

卫生产业已成为全球最大的新兴产业之一,卫生产业大约占全球 GDP 的 1/10,成为全球经济发展的新引擎。卫生产业和经济发展成正比,表现为国民平均收入越高,在卫生领域应用的支出越高,统计数据显示,美国的健康产业占 GDP 比重超过 15%,加拿大、日本等国健康产业占 GDP 比重超过 10%,2014 年北美地区卫生产业规模约 32232 亿美元,占全球市场总量的 41.7%,欧盟地区卫生产业规模约 17830 亿美元[82]。中国的卫生产业还处于起步阶段,仅占 GDP 的 4%~5%,随着"健康中国"已经上升为国家战略,"十三五"期间围绕大健康、大卫生和大医学的医疗健康产业有望突破 10 万亿元人民币市场规模。

我国卫生产业分为医疗性服务和非医疗性服务两类，卫生产业链已经逐渐完善，新兴业态正在不断涌现，随着健康医疗大数据的积累，健康数据/信息服务也越来越受到关注，基本形成 5 大基本产业群：

（1）以医疗服务机构为主体的医疗产业。

（2）以药品、医疗器械及其他医疗耗材为主体的医药产业。

（3）以保健食品、健康产品为主体的保健品产业。

（4）以个性化健康检测、健康咨询、调理康复、健康促进为主体的健康管理产业。

（5）以养老产业、医疗旅游、营养保健品研发制造、高端医疗器械研发制造、健康医疗大数据、智能可穿戴设备为主体的新型健康产业。

14.2　人工智能+卫生产业

人工智能正逐渐在给卫生行业带来影响和改变，虽然在会不会取代医生看病、是不是能进行个性化的患者管理等方面仍存在争议，但是人工智能的应用的确已经越来越广泛。医疗、医药、保健、健康管理、新业态健康产业均有机构和企业在利用人工智能进行转型。而由于行业的属性不同，对人工智能的态度和关注点也不尽相同，如医疗行业。以我国的医院为例，本身并不具备研发的能力，一般是选择成熟的产品应用，将人工智能作为提升医院知名度、提高医疗服务水平的手段，如采用手术机器人、智能导诊导医、智能交互等。而在其他行业，如医药领域，往往利用人工智能提高新药研发效率、缩短研发周期，或者利用人工智能技术升级现有的系统，如第三代达·芬奇手术机器人就采用了更多的图像处理、智能交互等人工智能技术。

人工智能对于医疗健康领域中的应用已经非常广泛，从产业应用场景来看主要分为医学影像、药物挖掘、营养学、生物技术、急救室/医院管理、健康管理、精神健康、可穿戴设备、风险管理和病理学等领域人工智能+卫生产业，主要产业应用如下。

1. 医药行业

传统制药公司利用人工智能提高药品研发效率。利用现代超级计算机和机器学习系统来预测分子的行为及这些分子对有效药品的反应，从而减少不必要的测试，以节约时间和成本。擅长模式识别的人工智能可以从海量的已有和新的基因、代谢及临床信息中筛查筛选，以破解各种疾病背后的复杂生物网络；反过来，这也有助于发现适用于特定病人群体的药物，同时引导药企规避很可能会失败的药物。根据分析公司 Datamonitor Healthcare 2018 年 5 月发布的一份研究报告，人工智能对药物研发的助力还包括：发现新药或者老药新用，以及通过改善病人招募和场地选择来加速临床试验，药企利用人工智能主要是为了化学检查分析，如一种药物是否会同某一蛋白质结合，近年的趋势是利用人工智能分析生物系统，以获取药物如何影响患者细胞和组织的线索，如借助人工智能获知的生物学意义，也能帮助药企更好地确定并招募患者，以参与对他们最可能见效的创新疗法临床试验，提升新药获监管机构批准的可能性，缩短临床试验周期。目前，很多传统制药公司均投入资金和资源引入人工智能，全球第三大制药、生物及卫生保健公司葛兰素史克（GlaxoSmithKline）近期宣布公司在人工智能领域达成一项价值 4300 万美元的新协议，投资了一家人工智能公司 Exscientia，用于新药研发[83]。据称，Exscientia[84]的人工智能系统在新药研发所需的时间和成本仅是传统研发的 1/4；德国默克集团正在借助 Atomwise 公司的深度学习技术来发现确认可用于制备神经系统疾病药物的化合物。杨森制药在绝大多数药品研发项目中使用了人工智能科技，经过各种数据来源训练的人工智能系统，帮助研究人员在实验室更好地选择制备化合物进行测试，而且也能帮助标记那些化合物是否会有"毒性"效果，或者"意想不到的良性"效果[85]。

目前，将人工智能应用于药物研究的初创公司很多，其他类似的公司包括美国的伯格（Berg LLC）、Numerate、twoXAR 和 Atomwise，以及英国的 Benevolent AI 等。

2. 医疗器械行业

医疗器械智能化是未来设备厂商产品升级的必然趋势。我国分级诊疗的逐渐落实带动了设备在基层的投入，但基层医生的诊断能力对于高端设备而言，往往不能充分发挥作用。为了在基层获得更大的市场占有率，人工智能是保持产品竞争优势的重要手段，尤其是配套的辅助诊断、筛查系统，这对缺乏优秀医生的基层医疗机构来说特别有吸引力。

1) 人工智能与医学影像

目前与人工智能结合最紧密的是医学影像设备。随着计算机视觉技术的应用取得突破性发展，促进了医学影像人工智能的跨越式进步，目前有多家设备厂商和医学影像人工智能公司投入重兵研发，国内一些医院也正在试用医疗影像人工智能系统。

2017年5月，GE曾在上海的CMEF展会上向大众展示了他们的肺结节识别技术。在医疗保健方面，GE涉及的领域很多，在人工智能领域的布局可以分为两个部分，一部分是医学影像，另一部分是医疗保健。GE医疗数字化解决方案首席医疗官Michael Dahlweid博士表示，人工智能有助于医生做出决策及管理海量医疗保健信息，目前GE正在利用深度学习试验多种任务，其中包括：识别不同类型的癌组织细胞，为重症监护室的患者确定最有效的治疗方案，预测重症监护室的患者是否有并发败血症或感染的可能，利用超声波评估患者的心脏问题，预测疾病发作等。[86]

西门子医疗有一套基于人工智能技术的影像学解决方案——syngo.via。syngo.via基于海量医学文献与病例，构建大数据化的临床病种知识库，进而按照规范与指南，构建包括影像扫查、处理、报告全流程的结构化任务。然后syngo.via模拟医生的处理操作与知识调用，创建相应的影像处理流，从而实现"智能前处理"与"处理即报告"。也就是说，在医生打开病例前，syngo.via便可依循相关指南与共识，自动启动多软件并行处理。西门子医疗器械公司与IBM联手，合作签署了"五年全球战略发展计划"。IBM旨在利用西门子全球医疗器械销售网络和渠道及人脉关系，大举进军全球医疗和大健康领域的市场化应用。

联影注资3亿元人民币成立的人工智能子公司[87]，针对目前智能医疗领域的痛点，在水平和垂直两个层面开展研发，联影表示：水平层面是指那些跨模态、跨器官、跨疾病的通用核心算法，而垂直层面则是指通过组合，调整这些通用算法，构建直接切入到当前医疗痛点的应用。此外，基于不断拓展的联影智慧医疗云平台，我们也将实现对医学影像、病理图像、基因、临床等多源医疗大数据的综合采集，建立多源数据算法库，为个性化治疗提供精准解决方案。

2）人工智能医疗机器人

（1）智能外骨骼。俄罗斯 ExoAtlet[88]公司生产了两款"智能外骨骼"产品：ExoAtlet I 和 ExoAtlet Pro。前者适用于家庭，后者适用于医院。ExoAtlet I 适用于下半身瘫痪的患者，只要上肢功能基本完整，它能帮助患者完成基本的行走、爬楼梯及一些特殊的训练动作。ExoAtlet Pro 在 ExoAtlet I 的基础上包括了更多功能，如测量脉搏、电刺激、设定既定的行走模式等。

日本厚生劳动省已经正式将"机器人服"和"医疗用混合型辅助肢"列为医疗器械在日本国内销售，主要用于改善肌萎缩侧索硬化症、肌肉萎缩症等疾病患者的步行机能。

（2）手术机器人。最有代表性的手术机器人就是达·芬奇手术系统（达·芬奇机器人）[89]。达·芬奇手术系统分为两部分：手术室的手术台和医生可以在远程操控的终端。手术台是有 3 个机械手臂的机器人，它负责对病人进行手术，每个机械手臂的灵活性都远超常人，而且手臂上带有摄像机可以进入人体内观察手术，手术的创口非常小，而且能够实施一些人类很难完成的手术。在控制终端上，计算机可以通过几台摄像机拍摄的二维图像还原出人体内的高清晰度三维图像，以便监控整个手术过程。目前全世界共装配了 3000 多台达·芬奇机器人，完成了 300 万例手术。

3. 健康保险行业

健康保险业逐渐将人工智能技术应用于各业务流程和服务环节，实现承保、核保、定损、理赔和客服等功能的智能化，有力提升了运营效率和服务水平。保险行业在投保、理赔、运营 3 个核心环节仍存在诸多痛点。从投保看，申请材料多达 40 页；代理人需要在客户和营业厅多次往返，平均耗时长达 15 小时。2016 年仅寿险退保金就超过 4000 亿元，占全年保费收入的 20%。从运营看，全行业人员多达 10 万人，仅寿险保全业务就多达 60 项，操作复杂，人力投入大。这些对很多科技和风控能力不足的保险公司都是严峻挑战。

从目前国内保险业已有的实践看，多数保险机构都已开始应用互联网、云计算、大数据、车联网、可穿戴设备等新技术，以实现客户接触和业务运营的数字化。今年保监会还启动了《保险业新技术应用促进办法》起草、征求意见等工作。在人工智能不断渗透的情况下，"科技+保险"已是大势所趋。例如，平安集团[90]在过去 5 年中每年投入近 10 亿美元用于金融科技领域的创新，申请专利数高达 1458 项,在中国金融机构中排名第一。人脸识别、声纹识别、预测 AI、区块链等金融科技已在上百个场景中应用。在打通健康保险和医疗流程上,平安科技在近一年开始利用 AI 进行健康预警,识别保险客户潜在的疾病风险,预测发病的概率。当智能系统判别出客户可能是潜在患者时,能够提前采取辅助手段进行健康管理指导,提醒客户检查。此外,东软集团[91]将 AI 技术应用于解决医疗付费方的需求。例如,现在国家的医保政策并不是基于大量的数据分析出来的,未来可以通过对数据的分析和挖掘,提出更合理的医保方案。现在整个医疗领域都在做疾病诊断相关分类(DRGs)的编码、分组器。所谓 DRGs 就是通过汇总众多医院数据,判断看某种病应该花多少钱。现在这项工作是手工做的,未来可以实现自动化,进而判断现有的 DRGs 标准是否合理,并加以改善。该项数据对于健康保险都非常有用。

4. 健康管理行业

目前将人工智能技术主要集中在风险识别、虚拟护士、精神健康、在线问诊、健康干预及基于精准医学的健康管理。[92]

1) 风险识别

通过获取信息并运用人工智能技术进行分析,识别疾病发生的风险及提供降低风险的措施。例如,风险预测分析公司 Lumiata,通过其核心产品——风险矩阵(Risk Matrix),在获取大量的健康计划成员或患者电子病历和病理生理学等数据的基础上,为用户绘制患病风险随时间变化的轨迹。利用 Medical Graph 图谱分析对病人做出迅速、有针对性的诊断,从而对病人分诊时间缩短 30%~40%。

2) 虚拟护士

收集病人的饮食习惯、锻炼周期、服药习惯等个人生活习惯信息,运用人工智能技术进行数据分析并评估病人整体状态,协助规划日常生活。例如,Next IT 开发的一款 App 慢性病患者虚拟助理(Alme Health Coach),Alme Health Coach 是专为特定疾病、药物和治疗设计配置。它可以与用户的闹钟同步,来触发"睡得怎么样"之类的问题,还可以提示用户按时服药。这种思路是收集医生可用的可行动化数据,来更好地与病人对接。该款 App 主要服务于患有慢性病的患者,其基于可穿戴设备、智能手机、电子病历等多渠道数据的整合,综合评估患者的病情,提供个性化健康管理方案。美国国立卫生研究院(NIH)投资了一款名为 AiCure 的 App。这款 App 通过将手机摄像头和人工智能相结合,自动监控患者服药情况。

3) 精神健康

运用人工智能技术从语言、表情、声音等数据进行情感识别。2011年，美国 Ginger.IO 公司开发了一个分析平台，通过挖掘用户智能手机数据来发现用户精神健康的微弱波动，推测用户生活习惯是否发生了变化，根据用户习惯来主动对用户提问。当情况发生变化时，会推送报告给身边的亲友甚至医生。例如，Affectiva 公司开发的情绪识别技术，通过网络摄像头来捕捉记录人们的表情，并能分析判断出人的情绪是喜悦、厌恶还是困惑等。

4) 移动医疗

结合人工智能技术提供远程医疗服务。Babylon 开发的在线就诊系统，能够基于用户既往病史与用户和在线人工智能系统对话时所列举的症状，给出初步诊断结果和具体应对措施，如 AiCure 是一家提醒用户按时用药的智能健康服务公司，它利用移动技术和面部识别技术来判断患者是否按时服药，再通过 App 来获取患者数据，用自动算法来识别药物和药物摄取。

5) 健康干预

运用 AI 对用户体征数据进行分析，定制健康管理计划。Welltok 通过旗下的 Café Well Health 健康优化平台，运用人工智能技术分析来源于可穿戴设备的 Map My Fitness 和 Fit Bit 等合作方的用户体征数据，提供个性化的生活习惯干预和预防性健康管理计划。国内的数动力公司（iDataPower），专注于健康数据价值挖掘与智能算法，为医疗/健康服务机构及工作者提供健康数据分析与支撑服务，提升医疗健康服务的质量、效率与外延，为个人提供数据管理与健康管理服务，促进与维护个人健康。利用健康档案数据，通过智能判断与逻辑分析，为每个健康状态提供有针对性的健康干预方案，同时根据健康信息的不断完善与更新，自动判断并实时调整方案。

5. 新型医疗健康行业

新型医疗健康行业涵盖较广，如健康养老、健康饮食、健康旅游、可穿戴设备、辅助诊疗等。

在营养学领域，都柏林的 Nuritas 公司将人工智能与分子生物学相结合的新技术应用于食品领域。与传统的食品制造商主要关注成本控制与安全不同，Nuritas 为食品制造企业提供数据挖掘服务（采用机器学习），通过建立食品数据库识别肽（食品类产品中的某些分子）可以作为食物的补充或新的成分，识别可以使食物根据身体反应不同而生成不同的肽，如公司发现某种谷物可以用于控制2型糖尿病或具有抗衰老成分。

在辅助诊疗领域，腾讯公司觅影·AI辅诊，基于学习海量真实病历、医学文献指南，配合专业医生标注，采用业内领先的NLP与机器学习技术，实现AI像医生一样读懂病历、会看病。基于病历信息，即可给出AI预测疾病，目前已经包括内科、呼吸科等常见科室的500种常见疾病。结合场景实现了临床医疗的诊断风险监控，通过比对医生诊断与AI预测疾病，智能分析并给出风险评估，从而实现医院诊断情况一目了然，诊断风险全局可控。另外，由于医疗信息的复杂性，在临床医疗中，利用AI预测，可以精准地提供给医生鉴别诊断过程中最需要的疾病医疗百科信息，最大可能地规避误诊漏诊的可能。同时，通过AI辅诊，可以对医院病历做高精度的结构化识别提取，让医院数据治理人工智能化，助力医院提升国家电子病历评级，提高医院科研效率。东软集团正在构建一套健康的知识图谱，希望利用人工智能技术，设计互联设备、终端及开发相关应用程序，使每个人都能接受健康教育，进行自我参与、协同医疗，进而做到疾病预防。东软集团希望借助于人工智能，充分利用现有在国内医院信息化管理领域市场份额第一的优势，让软件服务于中国的基层医疗，提高医生对病情诊断的效率与准确率。科大讯飞的"智医助理"[93]利用"多语义深度学习"算法，从人民卫生出版社五年制医学本科的全部教材、临床指南、经典病例等资料中获得医学概念的知识表示和关系表示，让机器拥有了庞大的医学知识库，而且运用包括"关键点语义推理""上下文语义推理""证据链语义推理"在内的多尺度融合推理算法，让机器具备了段落、篇章的多层次推理能力。"智医助理"机器人将致力于辅助医生进行临床诊疗，成为医生临床工作中的得力助手，并走入医院、社区、家庭等环境为患者服务，真正地服务医疗，服务百姓，服务"健康中国"。

14.3 人工智能在卫生领域产业发展趋势[94]

展望未来，人工智能系统将会改变诊疗模式，其发展与诊疗模式创新相辅相成。医疗AI的发展也会促进整个医疗健康行业运营模式的转型。医院、人工智能系统厂商以及其他医疗技术服务上都需要做出改变，才能在 AI 发展中把握方向，在未来转型中获得收获。未来几年中，医疗人工智能系统的发展趋势及对于医疗行业将产生如下影响。

随着医学影像人工智能系统发展并逐渐形成成熟的诊疗服务模式之后，其他领域的 AI 将会借鉴影像 AI 的发展模式，逐步获得医生的认可和使用。例如，用于常见病、慢性病等诊断和治疗的 AI。另外，AI 也会结合分级诊疗、互联网医疗、全科医生等体系发展，得到广泛应用。

医院将积极参与人工智能系统开发，形成企业合作机制。医院通过自己的数据和专业诊疗知识获得 AI 的部分产权。这不仅提高了工作效率，而且通过科研提高了专业水平，并通过 AI 系统的推广应用获得相应的收益。

对于复杂病的诊断和治疗，将会逐步结合精准医疗、基因、蛋白质等数据，以及生物制药的数据进行 AI 的开发。这将是一个长期的过程。

医疗人工智能系统厂商及其他医疗技术厂商，需要与医院和医生合作，开发新型 AI 诊疗系统，而不仅仅是提供现有的 AI 工具，这样才能长期获益。

新兴的专业 AI 厂商，需要和医院、医生建立紧密的合作，并不断推出新的诊疗模式，通过专利等知识产权保护手段，发展自己的业务。

影像设备厂商、PACS 软件厂商会加入影像 AI 市场的竞争中，并逐渐发挥自己的优势，获得有利的竞争地位。

传统的医疗信息化厂商会借助自身在医疗行业长期的医院合作伙伴关系的优势，与医院合作，开发更多贴近临床的 AI 系统。东软、卫宁等厂商都在研发此类系统，微医也投入了大量资金进行研发。预计未来将会有更多 AI 系统出现在临床应用中。

第 15 章
Chapter 15

人工智能在卫生领域产业结构

15.1 人工智能+卫生产业生态

人工智能+卫生的核心是人工智能技术在卫生领域的应用,因此我们也要从人工智能产业与卫生产业两个维度来看待其产业生态的构成(见图15-1)。

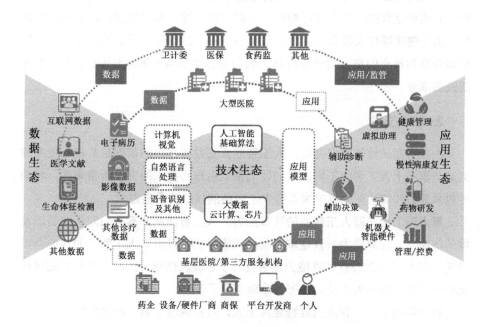

图 15-1　人工智能+卫生产业生态

15.1.1 人工智能产业生态的三大模块

如果我们从生理学的角度来对比人工智能，其工作至少包括 3 大部分：首先是信息的输入即感知觉数据部分；其次是信息的处理即人工智能核心技术部分；最后是根据处理做出的相应反应或活动，即具体行业应用部分。人工智能产业应包含 3 大生态模块，即数据生态、核心技术、应用生态。

1. 数据生态

大数据是人工智能产生及发展的重要前提之一。数据产业生态可以看成"一纵一横"的十字结构，其中纵向以数据产品为中心包含数据资源、数据处理和数据应用 3 部分；而数据处理层以数据技术为中心又拓展出横向结构，包含数据采集与转换、数据组织与管理、数据分析与发现、数据交易 4 大部分。

对于人工智能来说，数据生态最核心的部分是提供"高质量数据"，即"数据源+基础数据处理"。针对卫生领域的人工智能，其主要数据可以分为临床大数据、健康大数据、生物大数据和经营运营大数据 4 大类，如电子病历、影像数据、其他诊疗数据、生命体征检测、互联网数据等，其中大部分是非结构化数据。由于健康医疗大数据本身存在数据标准不一致、数据质量不高等问题，以数据处理为核心的整合型健康医疗大数据平台将是人工智能+卫生生态中不可或缺的部分。

2. 核心技术

在获得高质量的数据之后，人工智能真正发挥作用的基础是其核心技术的突破。事实上人工智能不同阶段的发展都是由核心技术的突破所带来的，我们可以从算力和算法两个维度来看待人工智能的核心技术生态。

算力顾名思义即人工智能的计算能力，人工智能从计算智能向认知智能发展的道路上，计算能力一直是重要制约因素，也可以看作人工智能的核心基础设施。GPU 强大的并行计算能力显著提升了计算机性能，同时云计算和超级计算机的不断发展也为本轮人工智能热潮奠定了基础。

算法相当于人工智能的数据处理模式，包括深度学习、神经网络等底层核心算法，在这之上的计算机视觉、自然语言处理、语音识别等通用技术，以及在前两者基础上针对具体应用开发的相关算法。

狭义的人工智能+卫生更多指的是面向卫生行业的具体应用算法,但其必然建立在基础算力和算法之上,因此从人工智能核心技术生态角度,人工智能+卫生是其应用领域的一个分支。

3. 应用生态

由于医疗本身业务复杂,同时人工智能当前仍无法达到通用人工智能水平,因此人工智能+卫生的应用生态极为复杂,根据应用的不同场景可以大体分为院前管理、院中诊疗、院后康复、临床科研和行业管理5大类,每类下均有许多细分垂直领域,如辅助诊断、辅助决策、虚拟助理、健康管理、药物研发等,每一细分垂直领域又产生多个不同类型的具体应用。但不同领域、不同应用之间缺乏必要的联系,而卫生本身又是一个以人为核心的复杂整体,因此这种单一且相对封闭的应用模式是阻碍人工智能在卫生领域大范围应用的重要因素。

15.1.2 卫生三大体系与人工智能的融合生态

卫生是一个产业链长、产业生态复杂的行业,我们可以将产业生态中不同的主体依据其在生态中的作用,将其分为服务方、支撑方、支付方、监管方。其中,服务方包括大型医院、基层医院等公立服务机构,以及第三方服务机构等非公立服务机构;支撑方包括设备/硬件厂商、平台开发商等;支付方包括医保和商业保险等;监管方包括卫计委、食药监局等行业部门。同时将这四方划分成3大体系,即公立医疗体系、市场体系和监管体系。其中公立医疗体系主要由服务方中的大型医院和基层医院等公立服务机构构成;市场体系主要由支撑方、服务方中的非公立服务机构及支付方中的商业保险构成;监管体系主要由监管方及支付方中的医保构成。

1. 公立医疗体系(含基层)

公立医疗体系是当前卫生服务的主要提供方,也是卫生产业的核心部分,根据《2016年我国卫生和计划生育事业发展统计公报》数据显示,我国公立医疗体系拥有全国81%的卫技人员,提供91%的诊疗服务。对人工智能来说,公立医疗体系既是核心诊疗数据的主要来源,同时也是最为重要的应用场景。

在公立医疗体系中,人工智能在大医院和基层医院的应用会有不同的合作模式。大医院拥有大量的核心诊疗数据，同时也能提供高水平医生来进行高质量的数据标注以满足人工智能应用开发需求，但是由于大医院业务复杂且难度高，人工智能想要真正落地仍有较大难度，因此大医院更多采用人工智能应用的合作开发，其模式相对复杂。基层医疗服务机构则更多希望借助人工智能提升基层的服务能力和效率，基于基层的"守门人"定位，其未来将成为人工智能+卫生重要的应用市场，尤其在相对简单的疾病早期筛查领域。

2. 市场体系

市场体系包括服务方中的非公立医疗及其他大健康服务、支撑方及支付方中的商业保险。这一体系与人工智能的结合相对于公立医疗体系既有优点也有缺点，优点在于其市场化程度较高，运营模式较为灵活，也容易探索出新型的服务或商业模式，缺点在于其数据通常属于卫生的边缘性数据。

因此我们可以将市场体系看成人工智能的又一重点应用市场，尤其是在针对药企、医疗器械企业、商业保险等B端企业的人工智能应用产品，由于商业模式相对清晰，因此当前发展较为迅速。

面向C端的非公立卫生服务方原则上来说也是健康医疗数据的重要来源，但目前无论从数据质量还是数据连贯性上都尚未达到要求，同时也难以同核心诊疗数据形成闭环，因此尚难形成核心应用。同时面向C端的健康服务无论需求还是支付能力都有待提高，因此面向C端的人工智能健康服务市场仍有待长期探索。

3. 监管体系

监管体系主要指以卫计委为代表的行业管理部门，同时由于我国医保的性质使其也兼具监管特性。监管体系对于人工智能+卫生的发展具有推动与监管的双重作用。

一方面，监管部门基于人口健康信息平台、大数据平台等项目的建设整合了大量的健康医疗数据，成为人工智能的重要数据来源。同时在医改大背景之下，各部门的监管需求也不断提升，利用人工智能和大数据进行精细化、合理化的行业监管也成为各部门的一大诉求。因此对于人工智能+卫生应用来说，监管体系和大医院一样，都有可能成为重要的合作开发方兼应用方。

另一方面，由于人工智能对于卫生行业的潜在影响仍不明确，对应用本身的监管仍处于模糊状态，监管部门的态度会成为人工智能发展过程中的不确定因素，人工智能企业也会通过寻求与政府合作，参与到相关标准规范的制定过程中，帮助政府不断完善人工智能+卫生应用的监管体系。

15.2 人工智能+卫生产业链分析

正如前文所述，人工智能+卫生是一个人工智能、大数据、卫生 3 大行业相互融合的地带，因此其产业链也显得相对复杂，如图 15-2 所示。

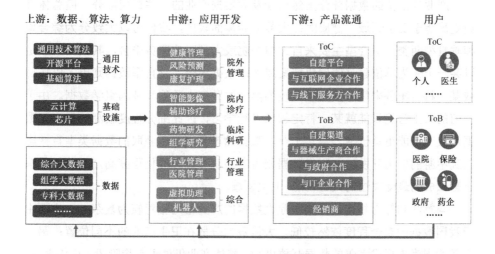

图 15-2　人工智能+卫生产业链

15.2.1　上游：数据、算法、算力

对于人工智能+卫生这一特定领域来说，数据、算法、算力都属于其上游供应商，但具体来说仍有一定不同。

1. 算法和算力

人工智能+卫生上游的算法和算力通常并不具备行业属性，归属于通用的人工智能产业链。无论国内还是国外，大型、平台型企业通常更强调在这一领域的布局，以期望成为人工智能产业的基础平台。相对而言，国外公司在算法和算力的产业结构更为均衡，除大型公司之外，也有许多创业型公司专注于底层技术研究。我国在这部分的产业结构总体更偏向于通用型技术，如语音识别、图像识别等，在芯片、深度学习等底层技术方面涉及相对较少。

2. 健康医疗大数据

产业链上游的数据部分虽然也涉及大数据产业的一些通用部分，但总体来说更聚焦于卫生领域。健康医疗大数据涵盖面较广，我们可以大致分为综合型和垂直型两类，综合型主要来自大型医院或大型医疗服务平台，其数据多数是以某一个体为单位建立的健康档案或诊疗数据集合。垂直型数据则更多以病种或某一特定服务来划分，如当前较为热门的肿瘤大数据和基因组学数据。由于当前的人工智能只能就某一特定领域进行学习，因此细分程度较高的垂直型数据对人工智能更具价值。事实上获取数据的难易程度、获取的数据类型直接影响到中游的应用开发。如影像数据相对容易获得且标准化程度高，因此智能医学影像成为最受关注的人工智能+卫生领域。

与算法和算力相比，健康医疗大数据的产业格局相对较为复杂。一方面由于我国数据的整合程度依然较低，大量数据分散在卫生产业的不同位置；另一方面我国尚未形成完善的数据开放机制，整体产业仍处于起步阶段。总体来说，综合型数据平台分属两类公司，一类是国家卫计委主导成立的 3 大健康医疗大数据集团，其参与方多为通信或信息化企业；另一类则以大型互联网公司为代表，以互联网医疗服务为抓手进行数据整合。垂直型数据平台则聚集了大量的创业公司，这类公司与人工智能+卫生关系最为密切。事实上，由于两个产业均处于起步阶段，健康医疗大数据和人工智能+卫生之间并没有明确的界限，数据公司在搭建数据平台基础上很自然会利用人工智能来进一步挖掘数据价值，而人工智能公司受困于高质量健康医疗数据的缺乏，也会向上游延伸进入数据市场。

15.2.2 中游：应用开发

应用开发环节通常被认为是狭义的人工智能+卫生，指针对某一特定的卫生场景开发相关的人工智能应用，由于相对来说产品化程度较高，也是创业公司最为集中的领域。从细分领域来看，国外相对来说在各领域分布较为均衡，而国内创业公司大量集中在少数几个领域，这一现象的产生除行业本身的成熟度不同外，卫生市场本身的区别也有一定影响。

1. 国外：超过 100 家企业涉及 12 大领域

国外目前疾病风险预测和辅助诊疗公司最多，两者之和占全部公司的 44%（总计 106 家）。其中辅助诊疗（智能影像和辅助诊断）领域虽然公司多，但发展趋缓，接近 80%的公司的融资交易发生在 2015 年之前，这与其起步较早有关。同时由于国外相对更为关注个性化的精准医疗，因此这一领域具备较大的市场前景。

针对 C 端的健康/慢性病管理项目正在快速增加，这类应用许多以专业虚拟助理的形式出现，通过互联网医疗平台开展服务。同样，由于国外本身健康/慢性病管理市场较为成熟，人工智能的出现只是提供了一种新的服务手段，市场容量随着用户对人工智能认知程度的提升而不断增加。

药物研发正成为短时间来发展最快的人工智能+卫生领域，在如图 15-3 所示的图谱中已有 2/3 的公司获得投资。国外人工智能+药物研发的快速发展同样离不开其本身非常发达的医药研发市场，根据欧盟委员会公布的 2015—2016 财年数据显示，全球药企研发投入高达 1147 亿欧元。其中，美国研发投入最多，高达 612 亿欧元多；在亚洲国家中，日本投入最多，达到 106 亿欧元多，位列全球第三；而中国的研发总投入仅为 14.12 亿欧元。

2. 中国：56 家创业公司分属 6 大领域

我国人工智能+卫生创业公司在智能影像最为集中，有 18 家企业，占总数的 31.6%。18 家企业共获得 16 起 A 轮前融资，其中 8 起发生在 2016 年下半年。同时从公司成立时间来看，2016 年下半年共新成立 7 家公司，占总数的 39%。从业务来看，癌症早筛是目前最受关注的应用，其中肺结节由于影像数目大，且易于获取数据而吸引了大量公司。另外眼科近期也开始受到关注，应用方向主要是糖网筛查（见图 15-4）。

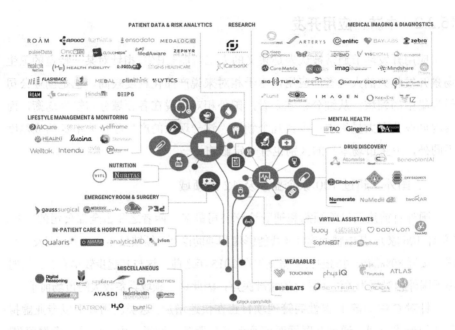

图 15-3　国外人工智能+卫生应用层产业图谱

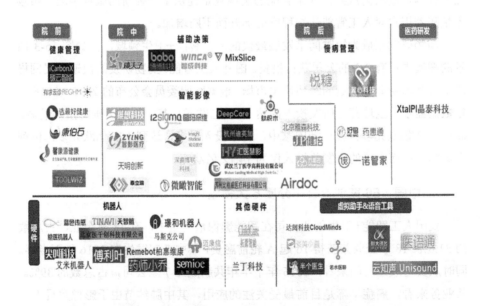

图 15-4　中国人工智能+卫生应用层产业图谱

智能硬件（机器人及其他智能设备）、虚拟助理、语音工具可以应用于医疗服务任一部分，机器人以手术机器人和康复机器人为主，虚拟助理/语音工具主要集中在医患问答及语音病历。

药物研发国内目前仅收录一家，采用国内研发国外应用的模式，反映出药物研发在国内需求不足。

15.2.3 下游：产品流通

在下游产品流通环节主要体现了人工智能+卫生应用如何抵达最终用户，我们可以将用户分为 C 端个人用户和 B 端企业用户，企业在抵达不同类型用户时也会采用不同的流通策略。

1. C 端用户：互联网平台是最大渠道

直接面向终端消费者的应用多数集中在健康管理/慢性病管理领域，以虚拟助理、智能可穿戴设备、医疗设备的形式出现，如智能导诊、智能用药助手、智能血糖仪等。而这些服务模块原来就大量存在于各类综合型或垂直型互联网医疗平台上，人工智能的出现只是进一步赋能这些服务模块。因此直接面向 C 端的人工智能应用最常见的流通形式是与互联网医疗平台合作，嵌入其服务流程，事实上当前有很多 C 端应用都是由互联网医疗平台与人工智能公司合作开发。除此之外也有少数面向 C 端的人工智能应用试图自建平台，以自有平台为入口，通过人工智能整合后台数据生态和前端大健康服务生态，从而提供个性化服务。但由于互联网流量经济进入收尾阶段，自建平台相对而言难度更大，适合资金实力雄厚的人工智能公司。

总之，无论是与现有互联网医疗平台合作还是自建平台，面向 C 端的人工智能主要是以云模式通过互联网触达消费者。

2. B 端用户：与卫生产业不断融合

B 端用户主要包括医疗机构、政府部门、保险机构和药企等，其主要流通方式可以分为自建渠道或合作模式。由于许多 B 端用户同时也是数据的重要来源（如医院），人工智能公司选择直接与某一核心 B 端用户合作开发，并围绕其拓展其他关联用户。

合作模式是指与卫生产业的相关方进行合作，复用合作方现有渠道。其主要的合作方有 3 类：首先是医疗设备生产商，这也是当前最为常见的合作模式，这类合作伙伴具有强大的医院销售网络，同时他们自身也希望通过人工智能来对现有产品进行升级，同时由于人工智能当前并没有相应的审批标准，与医疗设备生产商合作后其产品可以进入医疗器械审批流程，从而更容易在医院落地；其次是政府（主要是卫生计生部门），通过政府区域卫生信息化建设渠道落地人工智能应用，如基层的公共卫生类应用；最后是各类 IT 厂商，人工智能在落地的过程中必须要嵌入现有医疗服务流程，即与现有 IT 系统无缝对接，因此人工智能很难绕过 IT 公司单独存在，因此与 IT 公司进行合作，一方面能复用其渠道，另一方面也能帮助产品更好被应用。

总体来说这两种模式都各有优缺点。自建模式对人工智能企业的营销能力有很高要求，市场拓展速度相对较慢，但能更好掌握市场主动权。而合作模式则能快速打开市场，但容易在市场开发过程中落于被动，因此合作模式关键在于找准各自的定位，达到共赢。

3. 经销商外包

对于少数较为成熟的人工智能产品来说，授权经销也是可供选择的流通方式，其合作方通常是信息化水平较高的医药流通企业，这类企业一方面能够理解人工智能产品的应用特点，另一方面有具备新型医药产品开发的渠道和经验。但目前国内人工智能应用由于产品化程度不高，采用此种模式的相对较少。

15.3 人工智能+卫生商业模式

当前人工智能的商业模式依然处于探索阶段，我们可以从企业类型、业务形态、盈利模式 3 个维度来研究其商业模式的演进。

15.3.1 企业类型

在探索商业模式的过程中，首先要找准企业的定位，人工智能+卫生领域未来可能发展出 3 个类型的企业，即整合型企业、延伸型企业和垂直型企业。

整合型企业属于少数生态型平台。平台型企业的关键是掌握核心资源，如数据、用户等，少数寡头企业可能会形成大型人工智能平台，但不会聚焦在卫生领域；同时基于卫生本身市场容量大，有可能在领域本身出现平台型企业，但总体来说平台型企业本身不会太多。

延伸型企业适合已经具备一定产业基础的企业，如医疗设备公司、医疗 IT 公司等，此类企业进入人工智能领域的本质是企业的智能化转型升级，核心在于为原有产品赋能，因此其发展重点并不在于开发先进的算法，而是在于找到原有产品与人工智能的契合点，如医疗设备加入人工智能模块，影像云平台增加智能影像服务等。

垂直型企业更适合于聚焦某一细分领域的人工智能创业型企业。这类企业通常是人工智能技术主导的企业，掌握核心技术是这类企业的基础，但在此之上找准适当的切入点是其在市场立足的关键，如疾病早期筛查是当前相对较易落地的领域。人工智能未来很可能会成为一种基础设施渗入行业，因此延伸型企业和垂直型企业的相互合作与渗透也会成为行业趋势。

15.3.2 业务形态

在明确企业定位之后，企业需要进一步明确自己可以创造何种价值，这种价值又是通过什么样的业务形态来体现。当前人工智能+卫生的业务形态主要有两种，一种是产品模式，另一种是平台模式。

一般来说聚焦产业链上游的数据、算力、算法的企业通常采用平台模式，如数据平台、云计算平台、算法平台等，用来支持中游的应用开发，当然芯片和部分数据也会以产品形态出现。

应用类业务形态产品模式和平台模式并存。其中产品模式可以是单一模块，如智能影像、医保反欺诈等；也可以是根据具体应用场景整合而成的整体解决方案，如药物研发解决方案、特定科室解决方案等；同时以智能机器人、智能医用设备等为代表的软、硬件相结合的智能硬件也是一种重要的产品模式。平台模式则多数为算法平台，在云端提供相应的服务，如研发平台、智能影像平台、辅助决策平台等。

15.3.3 盈利模式

结合自身定位和业务形态，企业可以进一步探索相应的盈利模式。一般来说产品模式主要靠产品销售及后续维护盈利，平台模式则按使用标准计费，由于人工智能发展依赖于数据，因此部分企业采用数据抵扣费用的模式，具体盈利模式可根据不同的用户类型和需求进行调整，如图 15-5 所示。

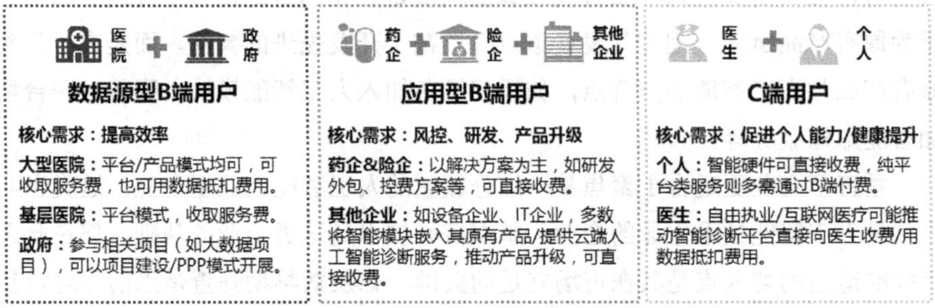

```
┌─────────────────────────────┐ ┌─────────────────────────────────┐ ┌─────────────────────────────┐
│  医院 + 政府                │ │  药企 + 险企 + 其他企业          │ │  医生 + 个人                │
│                             │ │                                 │ │                             │
│   数据源型B端用户           │ │      应用型B端用户              │ │       C端用户               │
│                             │ │                                 │ │                             │
│ 核心需求：提高效率          │ │ 核心需求：风控、研发、产品升级  │ │ 核心需求：促进个人能力/健康提升 │
│ 大型医院：平台/产品模式均可，│ │ 药企&险企：以解决方案为主，如研 │ │ 个人：智能硬件可直接收费，纯平 │
│ 收取服务费，也可用数据抵扣费用。│ │ 发外包、控费方案等，可直接收费。│ │ 台类服务则多需通过B端付费。   │
│ 基层医院：平台模式，收取服务费。│ │ 其他企业：如设备企业、IT企业，多数 │ │ 医生：自由执业/互联网医疗可能推 │
│ 政府：参与相关项目（如大数据项  │ │ 将智能模块嵌入其原有产品/提供云端人 │ │ 动智能诊断平台直接向医生收费/用 │
│ 目），可以项目建设/PPP模式开展。│ │ 工智能诊断服务，推动产品升级，可直 │ │ 数据抵扣费用。              │
│                             │ │ 接收费。                        │ │                             │
└─────────────────────────────┘ └─────────────────────────────────┘ └─────────────────────────────┘
```

图 15-5　人工智能＋卫生盈利模式

第五篇
人工智能在卫生领域应用发展保障机制

第 16 章
Chapter 16

我国人工智能在卫生领域应用发展面临的问题与挑战

自 1955 年"人工智能"概念诞生至今已有 60 余年,人工智能发展正迎来第三次浪潮。这一次人工智能不仅在技术上频频取得突破,更以前所未有的速度融入人类生活的各个领域。特别是在医疗领域,近年来从医学影像、辅助诊疗到健康管理、虚拟助理等,医疗链条的各个环节上都出现了人工智能技术的身影。尽管人工智能发展火热,但目前在卫生领域的发展仍有不少问题和障碍有待解决和突破。

16.1 数据低质化,人工智能亟待夯实根基

大数据、算法、计算能力是人工智能的三大基石,其中大数据是人工智能赖以实现的基础。大数据在中国的发展正处于起步阶段,数据低质化问题是目前我国大数据产业发展的主要障碍之一,同样也影响着人工智能的发展。

16.1.1 数据陷入低质量困境,健康医疗大数据利用率低

人工智能的核心是基于机器学习,"海量、精准、高质量"的数据是其发展的根本。但目前数据低质化问题导致"机器得到的数据量和机器拥有的数据处理能力"跟不上"产生人工智能所需要的数据量和数据处理的能力"。通过分析

目前医疗数据的现状，可以发现数据低质化的原因主要有以下几点。

1. 医疗数据缺乏统一标准

当前医疗机构的数据主要产生于常规临床诊疗、科研和管理过程。从数据类型上可以分为结构化数据，如数值型数据、字符型数据、日期型数据等；非结构化数据，如自然语言文本数据、影像数据、音频数据等。从数据来源上可以分为门急诊记录、住院记录、影像记录、实验室记录、用药记录、手术记录、随访记录和医保数据等。

由于数据碎片化地分散在医疗机构不同的业务系统中，再加上疾病本身的机理异常复杂，数据维度广阔、特性各异，导致长期以来医疗数据的收集和整理缺乏统一标准且质量参差不齐，影响对数据的利用。因此，即使新的医疗数据每天都在大量产生，但在精准医疗的大环境下，细化到每个部分，能够利用的样本量非常少，就目前而言，发展人工智能进行机器学习的数据量远远不够。

2. 数据孤岛阻碍共享利用

自 20 世纪 80 年代起步，至今我国医疗信息化建设经历了 30 余年，几乎每家医疗机构的信息化工作都涉及几十个厂家。由于大多数应用系统之间没有统一的技术和数据标准，数据不能自动传递，缺乏有效的关联和共享，导致医院内部、医院之间甚至是整个医疗行业都形成了一个个彼此隔离的数据孤岛，数据的利用率和利用价值不高。这和我国长期以来对数据的重视程度不够也有关，尽管中国人口众多，基础数据量远远领先欧美，尤其是医疗和健康数据，但大部分数据资源缺乏有效利用、处于沉睡状态。发展人工智能还需打通数据传输通路，消除数据孤岛，让数据跑起来。

16.1.2 从数据开放，看中外人工智能发展差距

目前，政府掌握着社会上超过 80%的数据资源，从国际上看，政府数据的开放共享已经成为普遍趋势。在开放政府数据库驱动人工智能创新应用上，英美等发达国家已走在前列。而我国当前仍缺乏国家层面的整体战略设计与部署，政府数据开放仍处于起步阶段。目前因政策、管理、历史现状等因素，医疗领域积累的数据主要集中在医院内部，这些都成为人工智能在医疗健康领域发展的重要瓶颈。

16.2 创新进度低于预期，人工智能理论亟待突破

历经三次发展浪潮，人类已经认识到人工智能从根本上重塑社会的潜力，目前人工智能的创新热潮很大程度受益于基于深度神经网络技术的突破，并在计算机视觉、语音识别与合成、自然语音处理等方面取得了一系列成绩。另外，目前的人工智能技术在无监督学习、小样本学习、认知智能、通用人工智能等方面还存在较大的提升空间，人工智能在算法、体系架构等领域的学术探索日新月异，当前人工智能技术的应用仍处于早期阶段，技术和应用创新进度低于预期。

16.2.1 深度学习技术遭遇数据瓶颈

如果把人工智能比作一艘火箭，那么数据就是燃料，算法则是引擎。一方面，基于机器学习的人工智能系统的训练建立在海量数据之上，目前各类监督学习的人工智能技术需要大量标注数据，获得各类医疗标注数据的时间成本与经济成本较高。以医学影像为例，人工智能医疗影像公司在授权获得大量影像数据后，需要花费较大成本，请影像科医生识别病灶并标注，使得技术投入产出比下降，应用落地时间较长。另一方面，医学问题的难度和复杂度，具体到某个细分领域的训练数据都很有限，加深了高质量标注数据匮乏与人工智能应用对数据需求之间的矛盾。以手足口病为例，机器在学习了几千份手足口病病历和图片之后，确实可以达到主治医师的水准，但对于大多数疾病来说，目前可供学习的优质病历数据还远远不够。未来随着人工智能技术的发展，希望通过将深度学习、小样本学习、知识图谱、逻辑推理、符号学习等多种前沿技术相结合，来降低目前人工智能对数据的依赖性，加速产业化进程。

16.2.2 弱人工智能难以应对复杂医疗

现在的人工智能尚处于弱人工智能时代，在图像识别、语音识别、语音合成等感知智能方面接近甚至超越了人类的能力。但是目前的人工智能系统并不具备沟通、逻辑推理、动态学习、复杂情景决策等高级功能，业界认为具有能够表现出人类水平的推理、理解和完成复杂任务能力的人工智能系统还需要数十年的时间。另外，医学是通过长期大量不间断的理论探索和实践检验，最终形成最大可能适合人体保健、康复和各种疾病诊疗的知识体系。医学不仅要研究疾病的本身（或其本质），而且还要研究人体各种机能的本质和进化规律。医学的特殊性在于它不仅重视事物的高度普遍性，而且重视人体结构、功能及疾病的异质性或独特性。以人工智能糖网筛查为例，人工智能比人类医生更快更准，但在真实应用场景中，眼底图片的异常可能对应十几种眼部病变，只会鉴别糖网的人工智能临床价值并不大，而人类医生则可以对眼底图片中的异常进行分析判断，并结合其他临床信息筛查出多种眼底病变，目前的人工智能技术水平不具备这种举一反三的知识迁移能力。因此，人工智能技术对于解决医学领域问题还处于初级阶段，只有在各类高级人工智能的技术取得突破之后，才能更大程度地辅助医学专家应对各类复杂的医学问题。

16.3 应用场景有待成熟，与行业融合需要加强

16.3.1 人工智能依然面临信任挑战

人工智能是大数据的高层次应用，目前的人工智能系统对决策结果的可解读性较差，系统层面还欠缺记录和重现导致某一决策结果的计算过程的能力，而医疗领域中出于医疗安全考虑往往都是保守派，对于人工智能给出的决策结果存在较多怀疑和不信任。另外，在人工智能技术短期内无法实现理想化应用效果的前提下，很多产品和服务同医生日常的使用习惯不一致，因此接受程度较差。

16.3.2 人工智能尚未与医疗流程深度融合

任何一项新技术在具体行业中的普及应用，都是一个逐步完善的长期过程。目前医疗人工智能的应用与医疗流程的结合局限在医疗服务流程的某个单点环节，大量涌现的人工智能与医疗创新项目集中在院内诊疗服务的诊断环节，诊断环节的创新应用更集中在利用深度学习技术进行医疗影像的智能识别，在院前预防、治疗方案推荐、临床科研、院后康复、健康运动、药品研发、医保控费、医院管理等其他环节的应用创新还很有限。由于医学本身的复杂性和对可靠性的严格要求，与其他行业应用相比，人工智能与医学的全流程深度融合更需要一个长期探索和完善的过程。

16.3.3 人工智能对医学伦理造成冲击

医学伦理学是评价人类的医疗行为和医学研究是否符合道德的学科，其来源于医疗工作中医患关系的特殊性质。由于在医疗服务过程中，医患双方处于信息不对称的位置，病人一般要依赖医务人员的专业知识和技能来了解自己的病情，同时病人常要把自己的一些隐私告诉医务人员，这意味着病人要信任医务人员，因而要求医务人员具有特殊的道德义务，即把病人的利益放在首位，采取相应的行动使自己获得并保持住病人的信任。

人工智能在医疗领域的出现对传统医学伦理产生了一定程度的冲击，患者难以接受计算机代替医生给出疾病预防、诊疗、康复的建议，造成患者对医生信任程度有所降低，进而可能产生一系列的医患矛盾甚至法律纠纷。同时，医学决策较为复杂，人工智能应用的效果与训练数据集的质量和覆盖度、人工智能算法先进性都有较为密切的关系，难以考虑病人经济承受能力、患者对诊疗方案的心理承受能力、不同地区差异化的社会习惯等难以量化的因素。因此，人工智能做出的决策可能不是综合各种因素后对病人最优化的解决方案，而这正是人类专家擅长的。

16.4 人工智能供需失衡，人才缺口成发展短板

随着人工智能的爆发式发展，人工智能领域人才需求量急速增长，同时人工智能与传统行业的融合增加了对综合性跨界人才的需求。可以说快速扩张的行业规模和超高能力及素质的人才要求共同导致了人工智能人才缺口的加剧，使得人才成本飞速上涨。2017 年 LinkedIn（领英）发布的《全球 AI 领域人才报告》显示，过去三年间，通过领英平台发布的 AI 职位数量从 2014 年的 5 万个飙升至 2016 年的 44 万个，增长近 8 倍。医疗健康行业作为人工智能行业应用的热门领域，在人才结构、人才培养体系和科研转化效率方面的挑战更加严峻。

16.4.1 人才结构相对单一

医学人工智能属于典型的交叉学科创新，应用系统的建立和有效地使用取决于医学专家、计算机技术专家、医务人员的紧密配合，目前能通晓这两个差异很大的学科的跨学科人才极其短缺，实际应用时采用合作的模式进行应用研发与创新。在实际的合作过程中，难免出现计算机专家对医疗领域的问题了解程度有限，对医疗复杂性估计不足，不同背景专家沟通成本较高等问题，进而造成具体产品和创新的研发与推进过程缓慢。

16.4.2 培养体系尚未建立

目前人工智能技术处于以深度学习为代表的第三次浪潮中，人才培养体系尚未建立，核心工程与技术人才梯次无法形成，成为人工智能在医疗健康中应用长期健康发展的制约因素。我国人工智能学界多年来一直倡导建设"智能科学与技术"的一级学科，智能学科具有高度的综合性和交叉性特色，在学科基础课、专业基础课、专业课和选修课等不同层次上，应该有独立的课程体系。此外，各级院校尚未进行跨学科专业与课程的设计，学科之间的交流和渗透较

少，难以满足培养医学与人工智能复合知识背景人才的需求。

16.4.3 产学研转化效率低下

近年来，在国家持续加大力度促进科研人员转化科技成果的背景下，社会各界对我国科研部门的科技成果转化效率给予了大量关注。当前，国内具有大规模商业化潜力的人工智能医疗健康领域的科研成果比例仍然偏低，企业对科研机构研究成果的市场价值认可度也不高。从科研部门的角度来看，需要继续提升科技成果对接市场的转化应用效率，既要立足我国国情需要解决的重大关键课题，又要增强源头技术供给和创新产出质量。从科研体制机制方面来看，存在一系列制约高水平成果转移转化的制度性壁垒，包括高校教师和科研人员的考核评价体系，科技成果转化政策的有效性和执行效果，尚未建立注重价值导向的科研转化率指标评价体系等问题。

16.5 政策法规相对滞后，人工智能缺乏标准规范

目前，各类人工智能医疗健康应用高速发展，成为医疗信息化领域的热点。与此同时，人工智能在医疗健康领域引发的政策法规层面的问题和争论也引起了政府、产业、学术界、社会舆论的广泛关注。医疗健康行业具有社会影响重大、产业链复杂、合规性要求较高的特点，人工智能在快速发展的过程中也面临着算法偏见与不公平、数据隐私泄露等问题，而目前与人工智能相关的标准规范、监管体系等还未建成。

16.5.1 算法偏见与不公，人工智能面临隐形挑战

人工智能对生活各个方面的渗透，也是算法的渗透。算法，即通过几组指令或者学习完成一个目标，原则上可以通过减少人类的偏见和成见来做出公正的分析和决策。但同时算法也存在一定风险，有可能增加偏见或成见，导致复制或者加剧人类的错误。

算法偏见的产生有许多根源，如数据集的使用。人工智能系统是针对特定数据集进行训练的，如果输入的数据代表性不足或存在偏差，训练出的结果将可能放大偏差并呈现出某种歧视特征。2016 年 3 月，微软的人工智能聊天机器人 Tay 在推特上线，可以与任何@她的推特用户聊天。Tay 最初以一个清新可爱的少女形象出现，但是由于她的算法设定是通过学习网友的对话来丰富自己的语料库，在短短 24 小时后 Tay 就被网友带偏，变成了一个彻底的仇视少数族裔、仇视女性、没有任何同情心的种族主义者。由此可见，Tay 在通过算法学习人类的同时，也学会了人类的偏见。

虚假或可疑的相关性是算法偏见产生的另一根源。2016 年，哈佛大学肯尼迪学院发布的分析报告指出，目前针对犯罪倾向性预测的人工智能系统，无论技术人员如何调整机器学习的策略和算法，人种、肤色都成为无法抹去的高优先识别变量。人工智能系统评估结果出现了明显的对黑人群体的偏见，这是现阶段人工智能技术手段无法避免的，也是人工智能系统广泛应用于现有社会环境，并为社会大众接受的一个重要障碍。

16.5.2 人工智能时代，数据利用与隐私保护难平衡

人工智能依赖于机器学习算法，而机器学习又需要大规模的训练数据，且训练结果受数据的数量与质量影响，所以向用户搜集数据比以往更加重要。但数据的搜集涉及用户隐私保护问题，尤其是在医疗领域，用户数据的隐私性更为明显。

对于医疗领域的人工智能企业来说，提升准确性是现阶段人工智能的发展方向之一，企业迫切需要低成本地获取大量数据，用于训练提升系统的准确性。存在于医疗机构的医疗数据由于获取成本低且相对真实，无疑是最好的选择。如果过于注重用户隐私保护，则严重影响人工智能企业的长足发展；相反如果不注重用户隐私保护，也容易引起人工智能发展的失控。

正如亚马逊 CEO 贝佐斯在 Re/code 大会上讲的那样，保护隐私是这个时代的难题，人工智能更甚。如何平衡数据利用与隐私保护之间的关系还需要更多思考。

16.5.3 人工智能安全监管与评估体系急需建立

相较于社会生产力与科技的发展水平，法律规范总是滞后的。如何让监管能够跟上技术化的脚步，这需要监管和所有从业者共同探讨。目前，人工智能和大数据的行业法规、监管体系都不完善，对于人工智能的应用范围、监管范围、责任判定，以及数据的归属、合理合法使用交易等问题尚无标准。我国急需建立人工智能法律法规、伦理规范和政策体系引导行业的健康发展。

在社会资本的推动下，国内涌现大量同质化的人工智能医疗应用，某些应用领域出现了应用扎堆的过热现象。以人工智能医疗影像诊断为例，国内出现数十家企业聚焦此领域，各家产品都号称辅助医生进行医学影像诊断辅助功能，提高诊断效率，降低误诊率，但在实际应用中的诊断准确性、召回率等技术指标参差不齐，亟待相关行业应用标准与安全质量体系的完善。

16.5.4 行业发展鼓励政策仍未真正落地

通过人工智能技术在医疗健康领域的应用落地，可以提高医生工作效率、缩短医生重复工作的时间、协助医生提高诊疗服务质量，在一定程度上缓解我国优质医生资源缺乏、医生工作压力较大、医疗资源发展不均衡等结构性问题。另外，作为新兴的产业形态，人工智能技术与医疗健康的结合面临着数据成本高、技术研发投入大、社会接受度较低等一系列挑战，需要政府部门给予一系列行业发展鼓励政策，包括数据资源汇聚、专家资源调配、技术攻关、应用试点和推广等方面的政策，推动各方面行业扶持政策的真正落地，才能让人工智能技术更好地服务医务工作者，助力健康中国的早日实现。

第 17 章
Chapter 17

我国人工智能在卫生领域应用发展的保障机制

17.1 夯实健康医疗数据基础

健康医疗大数据是国家重要基础战略性资源，数据是人工智能+卫生行业发展的关键，其核心在于"算法+有效数据"。先进的算法提升了数据处理效率与识别准确率，而有效数据是先进算法应用的基础。目前，深度学习等算法的发展已经相对成熟，医疗数据的"量"和"质"是阻碍人工智能在医疗行业应用发展的主要原因。

17.1.1 完善国家四级全民健康信息平台

我国要全面推进人口健康信息化建设，有效整合和共享全员人口信息、电子健康档案和电子病历三大数据库资源，稳步推动人口健康数据资源共享开放。到 2020 年，全面建成四级人口健康信息平台和人口健康信息服务体系，实现全员人口信息、电子健康档案和电子病历数据库覆盖 90% 以上的人口，推进惠及全民的智慧医疗和精准医疗服务。探索推进可穿戴设备、智能健康电子产品、健康医疗移动应用等产生的数据资源规范接入人口健康信息平台，实现个人全生命周期的持续健康管理。

17.1.2 建设国家级健康医疗数据资源库

在完善三大数据库资源的基础上，充分发挥国家健康医疗大数据中心、区域中心和各类应用发展中心的作用，从国家层面对医疗数据进行归集和整合，进一步提升数据质量，建立一套有效、完备、真实可靠的数据评估体系，为人工智能应用提供数据支撑。

17.2 建设法律法规保障体系

法律法规保障体系的建设也是人工智能+卫生行业安全有序发展的重要基础。一方面通过对人工智能相关法律、伦理和社会问题的深入探讨，为智能社会划出法律和伦理道德的边界，让人工智能服务人类社会。另一方面，法律法规保障体系的建立有助于规范市场行为，明确责任边界，为人工智能+卫生行业的发展创造良好的市场环境，从而推动其创新发展。

17.2.1 医疗安全及服务质量

重点建立追溯和问责制度，首先要做到人工智能服务的全程可追溯，在此基础上明确人工智能利用过程中的权责分配，如明确人工智能和医生在诊疗过程中的角色定位，医院、医生、人工智能软件开发商等相关主体之间的责任分配。

另外对人工智能可能产生的医学伦理问题进行研究，加强对人工智能在医疗领域潜在危害与收益的评估。其中来自数据本身的偏差是最为直观的问题，如其可能使人工智能在形成诊疗方案的过程中忽视弱势群体的需求，也可能影响人工智能决策的客观性，因此国家卫计委应对人工智能的数据收集和分析进行规范，以防止歧视或偏见。

17.2.2 信息安全与隐私保护

首先，在全面落实国家信息安全等级保护制度的基础上，建立数据安全管理责任制度，制定标识赋码、科学分类、风险分级、安全审查规则。落实人口健康网络与信息安全的主体责任，各级部门和单位主要负责同志要亲自抓、负总责，统筹部署和开展相关工作，完善协同配合机制，要做到底数清、情况明。明确各类涉及收集人口健康信息企业的职责。

其次，要明确数据应用、信息安全与隐私保护之间的边界。通过法律明确居民健康档案的所有权和使用权，患者本人是电子健康档案和电子病历的所有者，信息采集和存储机构拥有患者知情同意条件下的保管权和使用权，在获得个人知情同意的情况下，医疗机构有义务满足个人对健康信息共享的要求。建立"分级授权、分类应用、权责一致"的管理制度，医疗服务体系中各利益相关体在使用数据的过程中应根据不同需要获得患者不同等级的授权，做到权责一致。数据应用要切实保护国家利益、公共安全、患者隐私等重要信息的安全，从技术上采取数据封装、数据分离、去除个人标识信息等措施。

最后，对人工智能应用的安全性进行评估和监管。需在国家卫计委成立专门的审查机构，主要对软件的安全性、可控性和可信性进行评估、监测分析和持续监督。其中，安全性包括物理安全、逻辑安全、管理安全；可控性是为了实现信息技术风险可监控、可管理，过程可审计，包括可追溯性、可确定性、可审计性及可审查性；可信性是指企业（包括供应链）及企业核心人员在规定的时间和范围内，能够具备相应技术、符合管理要求、提供澄清材料、回答设定咨询及承受调查审查的能力。

人工智能中新产生作品的权利归属问题较为突出，如当前许多应用由医院、科研院所、人工智能企业等多方联合开发，最终知识产权归属需要进行明确。同时，未来可能在医疗领域出现医生和人工智能在交互过程中实现创新，其创新成果也需要对知识产权进行界定。如国际标准化组织 IEEE 在其标准文件草案《合伦理设计：利用人工智能和自主系统（AI/AS）最大化人类福祉的愿景》中提出，如果 AI 依靠人类的交互而实现新内容或者发明创造，那么使用 AI 的人应作为作者或发明者，受到与未借助 AI 进行的创作和发明相同的知识产权保护。

17.3 落实行业发展支持政策

人工智能+卫生行业的发展离不开政策的支持，当前在国家层面已经出台了《新一代人工智能发展规划》，但要落实到具体行业层面，依然需要政策上给予人工智能与医疗行业融合的引导和鼓励，需要鼓励一批真正有核心技术，有争夺国际标准话语权实力的人工智能企业。

17.3.1 出台行业纲领性政策

在《新一代人工智能发展规划》基础上，针对卫生行业人工智能发展的国家级宏观政策，从发展基础、发展目标、重点工程及任务、保障措施等多个维度为人工智能+卫生行业的发展指明方向。

17.3.2 健康医疗大数据支持性政策

持续推动政府健康医疗大数据开放机制建设，开展公共健康数据开放利用改革试点，支持公众和企业充分挖掘公共健康数据的商业价值。进一步落实健康医疗大数据相关标准及法律法规的制定和完善。鼓励和引导社会资本参与健康医疗大数据的基础设施建设、应用开发、运维服务、产业链建设。

17.3.3 人工智能应用支持性政策

鼓励各地卫计委及医疗机构根据本地实际情况，在安全可控的基础上积极探索人工智能在分级诊疗、远程医疗、临床诊疗、公共卫生服务等多场景的应用。鼓励各医疗机构通过利用人工智能技术进一步挖掘健康医疗大数据价值，在临床和科研领域探索人工智能应用，进一步推动人工智能相关标准及法律法规的建设。

17.3.4 创新合作模式

鼓励医疗卫生机构与企事业单位、社会机构合作,探索通过政府采购、社会众包等方式,实现人工智能+卫生领域政府应用与社会应用相融合。鼓励创新多元投资机制,健全风险防范和监管制度,支持人工智能+卫生应用发展。支持符合条件的人工智能+卫生企业上市融资或发行企业债券,对接多层次资本市场,利用多种融资工具进行融资。

17.4 建全应用标准及评估体系

在坚持以人为本、安全可控的基础上,明确人工智能在卫生领域技术、应用等相关标准,构建动态的人工智能+卫生研发应用评估评价机制。

17.4.1 数据标准

数据标准的统一是互联互通的基础,国家卫计委一方面应加强国家、行业现有相关标准的普及推广,逐步提高可标准化大数据的标准化程度;另一方面也可引入和等同采用国家大数据应用先行领域的相关技术标准,扩展健康医疗大数据技术标准体系。另外可从国家层面主导制定一个医疗数据脱敏公开的标准,规范医疗数据公开的行为,降低公开数据者所要承担的法律风险。将来可根据这个脱敏标准进行自动脱敏及脱敏程度判定,在加强隐私保护的同时提升数据应用效率。

17.4.2 应用规范

在国家卫计委《人工智能辅助诊断技术管理规范》与《人工智能辅助治疗技术管理规范》及配套的临床应用控制指标的基础上,进一步强化人工智能应用于临床的准入标准,在确保安全可控的基础上同时促进人工智能+卫生市场有序发展。人工智能诊断在本质上应视为医疗仪器做出的诊断，有关医疗仪器的法律适用于人工智能，如《医疗器械管理条例》所规定的临床试验、注册制度，《产品质量法》关于产品安全的规定、产品缺陷的定义、产品责任的规定等都应适用于人工智能诊断设备。同时基于人工智能的特点，其高效率会放大其错误造成的危害，因此用于临床的人工智能医疗水平不应低于当时医生的最高医疗水平，诊断正确率是其重要指标。

17.4.3 动态评估

由于 AI 和机器学习具有自我改进的特质，产品功能和安全性在使用和运行中不断自我完善，原有的固定标准评估模式对其并不适用。因此对于人工智能+卫生应用认证应建立动态评估体系，围绕人工智能设计、产品和系统的复杂性、风险性、不确定性、可解释性、潜在经济影响等问题，开发系统的测试方法和指标体系，充分评估人工智能+卫生产品和系统的关键性能，推动人工智能+卫生应用安全认证。同时还可以增加对于软件开发公司的整体认证。如从公司的研发实力、人员组成、医疗数据基础、软件研发流程、产品故障率等多个维度进行整体认证。对于通过一系列官方指定临床认证的公司，其所研发的智能诊疗软件可一定程度上缩短审批流程。除事前审批外，可对进入临床的应用进行质量抽查、对用户反馈调查等进行持续性监管，并根据持续监管结果不断调整评审维度及标准。

17.5 加强核心技术平台支撑

国家应该从关键共性技术研发、基础平台建设等方面强化技术部署，促进开源共享，为持续创新奠定坚实的技术基础。应该以算法为核心，以数据和硬件为基础，部署研发以感知识别、知识计算、认知推理、人机交互等为重点的关键共性技术，统筹建设人工智能创新平台，强化对人工研发应用的基础支撑，形成开放兼容、成熟稳定的核心技术支撑体系。

17.6 加强复合型人才队伍建设

17.6.1 构建复合型人才培养体系

重视复合型人才培养，重点培养贯通人工智能理论、方法、技术、产品与应用等的纵向复合型人才，以及掌握"人工智能+"经济、社会、管理、标准、法律等的横向复合型人才。进一步推进高校、科研院所、各类医疗机构与卫生领域人工智能企业相结合的一体化人才培养体系，开展创新型专业人才继续教育形式，建立公平合理的人才考评机制，有序推动人工智能+卫生人才结构优化。

17.6.2 加强产学研合作共建学科

鼓励高校、科研院所与企业等机构合作开展人工智能学科建设，在关注前沿技术探索与原始创新的同时，推动 AI 领域的资源互补和人尽其才。同时相关政府部门、专业学会应加强相关人才的认证工作，形成合理的人才准入体系。

17.6.3 成立国家级人工智能智库

由国家卫计委主导，依托国内顶尖人工智能及健康医疗大数据研究机构建立一个由医疗行业专家和人工智能及大数据分析顶尖学者、技术人员共同组成的国家级智库，为人工智能在卫生领域应用的相关政策制定提供重要的决策支撑。

第六篇
人工智能在卫生领域应用发展展望

现阶段，人工智能在卫生领域的应用发展，以智能影像为代表的细分领域辅助诊断最受关注；临床辅助决策市场重视程度高，但实际发展速度和行业接受度仍较低；药物挖掘虽然刚起步，但由于各大药企的介入正迎来快速发展阶段。

人工智能+卫生的应用由市场主导，但需要多方共同推动，除技术本身以外，政府在行业政策制定、监管体系建设中的作用，以及卫生从业者的认知和接受程度尤为关键。

第 18 章
Chapter 18

人工智能应用发展展望

从全球范围来看,医疗资源缺乏形势较为严峻,人工智能的加入能极大提高医生的效率,在缓解资源问题的同时还能节省成本,这为其创造了巨大的潜在市场;从长远来看,人工智能能助推个性化精准医疗的发展,与行业发展趋势一致。

18.1 人工智能+辅助医疗

医生的诊疗行为涉及医学、人文、心理、经济、社会等方面的复杂因素,对患者信息进行综合判断,才能制定出最为适宜的治疗方案。在整个医疗服务链条上,人工智能可以有效地将医生从一些费时费力的工作中解放出来,从而更好地聚焦于核心业务,或者在较短的时间内提高医生的诊疗能力[95]。

具体而言,人工智能在医疗领域的应用,如语音识别和电子病历等,将医生从繁重的病历记录工作中解脱出来,同时将传统病历和患者病情描述这些非结构化的数据,通过人工智能结构化记录,为进一步的大数据分析奠定数据基础。在这个领域,国际上有 Nuance、飞利浦等公司,我国也有百度、科大讯飞等公司在这个领域深入挖掘。

18.2　人工智能+影像诊断

医学影像是医生进行诊断最重要的依据，同时也存在海量数据。而人工智能可以在这个方面有效地利用其大数据分析能力，通过对海量数据的有效分析建立模型，为准确诊断提供参考。2016 年，谷歌公司的研究人员在《美国医学会杂志》上发表题为《开发并验证一种深度学习算法通过眼底视网膜照片检测糖尿病性视网膜病变》的文章，通过对于 1.1 万名患者眼底视网膜照片的检测，这种算法可以得出 99.6%～99.8% 的预测价值。这个结果证明，在这个领域，计算机算法完全可以达到甚至超越眼科医生的诊断准确度，并完全超越其效率。而且建立在大数据基础上的人工智能诊断，伴随着数据的进一步增多，其对于数据的分析和总结会更加全面，决策模型也更加准确，从而可以实现其本身不断优化的良性发展路径。

18.3　人工智能+疾病管理

慢性病管理的基础在于患者自身的管理和医生定期的管理，前者从实践的数据情况来看，效果并不好。通过医生进行患者的慢性病管理，虽然已成为各国进行慢性病管控的基本共识，但同时也存在供给不足和无法实时监控的问题。医生无法随时监控每位患者的疾病情况，并做出有效的治疗决策。那么，基于可穿戴设备的医疗数据实时监控系统，为人工智能介入慢性病管理奠定了基础；而针对慢性病明确的指标体系和相应的工具则为人工智能的介入创造了有效的决策模型，这种介入既包括软性介入，如行为提醒、用药提醒、风险提示等，也包括硬性介入，如直接给药和治疗。

18.4 人工智能+监管控费

在全球范围内,医疗费用的不可持续增长已成为世界性问题,甚至已经严重影响了整体的经济健康运行。基于大数据的人工智能可以一展身手,有效地对医疗活动进行监控并控制整体医疗费用。基于大数据的人工智能可以将医疗服务链条延伸至患者疾病症状出现之前,从而重新定义医疗服务的价值及其支付机制,即从治疗疾病为核心的支付模式过渡到以疾病有效管理、患者健康效果为核心的支付模式。要实现这个转化,就需要医疗服务提供者掌握其所服务患者的多种数据信息,如历史诊疗数据、基因数据、行为数据、流行病数据等,然后通过大数据分析判断其所服务人群的主要健康风险和疾病诱因,进而通过疾病发生之前的有效健康管理来预防疾病的发生。对于出院后的患者,医疗机构还可通过其日常数据的监控来及时了解患者的疾病情况,并进行及时有效的介入,最大限度地避免患者的再次入院。

在治疗方面,现有的药品、器械和耗材的定价大多数取决于生产机构自身开展的临床试验和药物经济学数据,而引入大数据和人工智能则能对于医保的准入进行更加科学的分析和判断。同时,通过在治疗过程中对患者数据的分析,可以对药品的有效性进行更加科学的大数据评估。与此同时,人工智能通过对海量患者病历、处方信息、医学影像及药品信息和药品使用过程中的反馈信息进行有效的信息分析和整合,进而形成用药效果的系统性分析。这种结论既可以对医生处方行为进行有效的辅助,同时也可以应用到医保智能审核的系统流程之中,对于临床合理用药进行有效的管理。

18.5 人工智能+药品研发

药品研发是医药工业的核心竞争力之一，也是我国制药工业在全球竞争中的短板。近几年，全球创新药物研发效率不尽如人意。依靠高额成本投入的研发模式遇到了瓶颈，而人工智能则可以在早期药物的筛选中提高成功概率，从而大幅降低药品研发成本。我国在研发后期的临床试验中，本来就有独特的人口资源成本优势，再借助人工智能的应用有望实现弯道超车。

第 19 章
Chapter 19

人工智能行业发展展望

"人工智能+医疗"是人工智能技术对于医疗健康行业的赋能现象。当前以机器学习与数据挖掘为两大技术核心的人工智能，向医疗行业赋能，使医疗相关的生产活动表现出降本增效的效果，并对医疗相关行业链整体产生影响。

国内医疗行业宏观环境表现出医疗需求不断上升、医疗资源严重缺乏、卫生人员整体素质有待提升、卫生支出相对不足及医疗资源浪费严重等特点，急需新技术的注入。另外，现有医疗资源分配不均引起的就医结构性问题也引起社会关注。公立大医院掌握了优质医疗资源，导致人满为患，一号难求。而基层医疗机构，本来应该是承担居民医疗健康保障主要任务的单位，却因为诊疗水平过低，得不到患者的信任，从而出现患者数量过少，医疗资源闲置的情况。这些问题不解决，国家的分级诊疗国策就很难真正落地。如果我们能够利用人工智能技术解决或者部分解决上述这些行业问题，必将给社会带来巨大价值。

从人工智能助力医疗健康领域发展的角度来看这个行业，我们首先分析一下这个行业里面包括的各种角色。如果把医疗健康行业看作一个生态圈，那么这里面主要包括政府、医疗机构、医疗厂商、研究机构和保险公司等单位（见图19-1）。这些单位的最终目标就是给全体人民提供优质的医疗服务。在此过程中，各个单位扮演的角色是不同的。

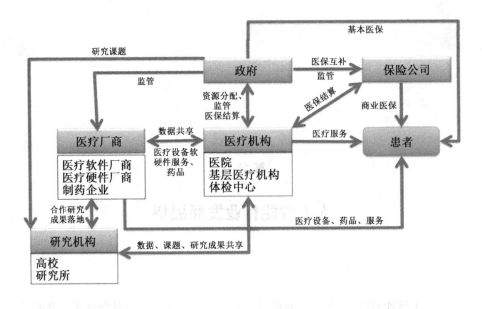

图 19-1　医疗行业生态圈

19.1　政府

　　与人工智能及医疗健康相关的政府部门包括国家卫计委、各地方卫计委，以及负责推动医疗健康行业应用技术发展的科技部等相关单位。政府在整个医疗健康生态圈里扮演组织者、监管者和调节者的角色。首先，政府负责相关法律法规的制定，调查搜集社会对医疗资源的需求，然后给出相应的资源分配方案。在我们讨论的人工智能技术与医疗健康领域结合的过程中，政府需要负责根据人工智能技术发展水平，结合医疗行业对技术革新的需求做出指导性的工作。如组织行业调研、推动技术落地相关的资源对接、制定人工智能技术用于医疗健康领域的法律法规或标准。当基于人工智能技术的相关产品在医疗行业使用之后，政府还要监管技术革新带来的行业变革，对于其中出现的问题，要从法律法规的角度进行监督和干预。当有人工智能技术参与的医疗行业市场运转出现问题时，政府需要运用自己掌握的权利和职能，对医疗资源进行再分配。

如前面提到的医疗资源分配不平衡现象的根本原因是基层医生的诊疗水平较低。那么，如何解决这一问题需要政府来考虑。培养一名合格的基层全科医生，大约需要 15 年的时间，这个过程比较缓慢。人工智能技术能否在一定程度上解决或者缓解这一问题呢？我们是可以进行思考和尝试的。对于解决这一问题的途径，是需要政府来判断并主导进行尝试的。

19.2　医疗机构

医疗机构是给患者或用户提供医疗服务的主要部门，包括医院、基层医疗机构（社区卫生服务中心、乡镇卫生院、社区卫生服务站、村卫生室等）、体检中心等。在人工智能与医疗行业结合过程中，医疗机构既是需求提出方，也是技术输入方。医疗机构直接面对患者的需求，同时加上各级医生在工作过程中产生的需求，基本上就代表了整个医疗机构的大部分刚需。如果我们从人工智能技术角度来协助医生提高工作效率、提高诊断正确率、降低漏诊、误诊率，那么必将给这个行业带来巨大的价值，给患者带来最大的实际收益。要实现上述目标，就必须与研究机构及医疗厂商合作，根据医疗场景下反映出来的需求，用人工智能技术解决相关问题，并研制出能够临床使用的相关软、硬件产品或药品来解决问题。

19.3　医疗厂商

医疗厂商包括软件厂商、硬件厂商及制药厂商，它承担着给医疗机构及患者研制合适的医疗软件、硬件、药品的任务。人工智能技术发展到今天，基于大数据的深度学习及数据挖掘技术已经成为核心技术。拥有海量计算资源和医疗数据挖掘技术的厂商，在这场技术变革中拥有明显的优势。医疗厂商和研究机构目前都是人工智能技术发展的主力军。通过医疗数据的积累、技术的创新，医疗厂商研制出先进的软、硬件产品，可以直接使医院等医疗机构及患者受益。制药企业是比较特殊的厂商，他们也可以将人工智能技术应用到制药环节中，来提高药物研发和生产的效率，从而通过医疗机构或者直接销售给患者，解决患者最直接的治疗需求。

19.4 研究机构

研究机构作为掌握、研究、使用、传承知识都比较集中的单位，对于人工智能技术的推动发展也发挥着重要作用，它既要承担国家提出的一些重大医疗创新项目的研发，又要与厂商合作、与医院合作，以获取研究需要的医疗大数据，然后将自己的知识转化成技术，再把技术输出给合作的厂商，通过厂商来实现技术向产品的转化。然后将这些产品向医疗机构或患者输出，以实现技术改变医疗行业、造福患者的目标。

19.5 保险公司

医疗保险在医疗行业的市场运作中起着非常重要的作用，是医疗结算的重要组成部分。医疗保险分为基本医疗保险和商业医疗保险两种。其中，基本医疗保险是为补偿劳动者因疾病风险造成的经济损失而建立的一项社会保险制度，由国家劳动与社会保障局的社保中心主管。通过用人单位和个人缴费，建立医疗保险基金，参保人员患病就诊发生医疗费用后，由医疗保险经办机构给予一定的经济补偿，以避免或减轻劳动者因患病、治疗等带来的经济风险。商业医疗保险是基本医疗保险的有效补充，单位和个人自愿参加。该保险是由保险公司经营的一种营利性的医疗保障。消费者依一定数额缴纳保险金，遇到重大疾病时，可以从保险公司获得一定数额的医疗费用。

人工智能技术在医疗保险领域可以发挥的作用主要在于精准营销和控费环

节。通过基于大数据的人工智能技术，保险公司可以针对筛选过的人群进行商业保险的精准营销。在医疗机构实施诊疗过程中，人工智能可以进行临床路径及治疗方案的监控，最大限度实现合理治疗，避免过度医疗的出现。在医保报销过程中，人工智能可以通过技术实现报销单据的处理效率，进行反欺诈判断，节省审核人员的劳动量。

我们按照医疗行业各种服务的特点归类，并把服务参与方排列一下（见表19-1），可以看出绝大多数服务都是需要多个单位协作才能完成的。

表 19-1　医疗服务分类及参与方

服务类型	服务参与方
行业监管	政府
医疗服务	医疗机构、医疗厂商、患者
医疗科研	政府、医疗机构、研究机构、医疗厂商
药品研发	制药厂商、医疗机构、患者
医疗设备	医疗厂商、研究机构、医疗机构、患者
信息系统	医疗厂商、研究机构、医疗机构、患者
医疗保险	政府、保险公司、医疗机构、患者

我们可以分析一个例子来说明上述医疗生态圈中各个单位的协作创新能够产生的社会价值。

医疗厂商和研究机构根据最新的人工智能技术研发的智能辅助诊疗系统，如果能够在政府的引导下，在基层落地，那么可以对基层全科医生的诊疗能力起到提升作用。一旦以辅助诊疗工具的形式在基层医疗机构发挥作用，降低基层首诊的漏诊、误诊率，提高患者对基层医疗机构的信任程度，就有可能吸引更多患者留在基层进行治疗。这样，患者的诊疗费用会比到大医院就医的少得多。从另外一个层面，也帮助政府或者保险公司节省了大量医疗或医保经费。我们假设通过辅助诊疗系统的落地使用，可以将20%原来去大医院进行诊疗的患者留在基层，这样来算一笔账（见表19-2）。

表 19-2　医疗机构病人门诊和住院费用 [96]

医疗机构类别	全年门诊人次	全年住院人数	次均门诊费用	人均住院费用
基层医疗机构	43.08 亿人次	3841.92 万人	92.3 元	2635.2 元
医院	29.16 亿人次	1.53 亿人	221.6 元	8290.5 元

如果我们通过辅助诊断系统把 20%原来打算去大医院的患者留在基层进行诊疗，那么可以节省的医疗费用如下：

节省门诊费用：29.16 亿人次×20%×（221.6-92.3）元＝754 亿元；

节省住院费用：1.53 亿人×20%×（8290.5-2635.2）元＝1730 亿元；

全国合计每年可节省医疗开支：754 亿元＋1730 亿元＝2484 亿元。

也就是在基层推广辅助诊疗系统，每年可以为国家节省 2400 亿元左右的医疗费用。从这点来看，我们把医疗生态圈里的各个单位联合起来，共同推进人工智能技术的落地，前景还是非常好的。

第 20 章
Chapter 20

人工智能技术发展展望

20.1 数据挖掘与学习

当大量的数据需要进行深度数据挖掘、明晰数据之间的联系时，通常采用的方法是人工智能的一个重要分支——机器学习。机器学习是研究如何使用计算机模拟或实现人类学习活动的方法[96]，按照学习干预方法可分为有监督学习算法和无监督学习算法，按照学习方法可分为决策树学习算法、知识学习算法、强化学习算法、竞争学习算法和概率学习算法等。决策树学习算法是经典的分类学习算法，从大规模数据中构建决策树，并利用所有训练集数据进行决策树的训练来完成学习过程[97]。强化学习算法是一种自适应学习方法，通过在迭代中调整参数值以达到强化信号的最大化，完成最优策略的建立。概率学习算法是利用像贝叶斯模型这样的概率模型进行训练数据的计算，从而得出学习模型和决策[98]。人工神经网络是早期最重要的学习算法，通过对人脑神经元的模拟来建立节点之间相互关联的模型，并对每个节点的输入和输出进行计算，从而完成学习模型的建立。

深度学习技术正是结合了多层人工神经网络和卷积计算的一种学习算法[99]，多层神经网络可以通过权值设置和反馈迭代优化计算结果，并且输入层的多个节点还能实现并行计算，能够很好地处理海量数据并通过训练生成模型，完成对历史数据的学习，并在接收新输入时进行结果预测。

20.2 知识和数据的智能处理

专业领域的知识处理和问题求解一般使用专家系统，它将探讨一般问题的思维方法转变为运用专门知识求解专门问题，实现了人工智能从理论研究向实际应用的重大突破。专家系统一般由知识库和推理机组成，通过知识标识、知识获取、知识存储等操作完成知识库的建立，再利用推理机进行机器推理或模糊推理等操作，进而得到基于知识的推理结果。专家系统将特殊领域专家的专业知识和经验引入系统中，并将这些专业知识凝练为规则，大量的规则可以形成规则库。在问题求解过程中，规则库可以代替人类专家使程序具有智能化。与早期单纯基于规则的推理系统相比，目前的专家系统正逐渐与其他学科融合，出现了基于框架、基于案例、基于模型、基于神经网络及基于 Web 等的多种专家系统模型，专家系统正成为人类进行智能管理与决策的重要工具和手段[100]。

20.3 自然语言处理

自然语言处理是计算机科学领域与人工智能领域中的一个重要方向，研究能实现人与计算机之间用自然语言进行有效通信的各种理论和方法，涉及的领域较多，主要包括机器翻译、机器阅读理解和问答系统等。自然语言处理面临四大挑战：一是在词法、句法、语义、语用和语音等不同层面存在不确定性；二是新的词汇、术语、语义和语法导致未知语言现象的不可预测性；三是数据资源的不充分使其难以覆盖复杂的语言现象；四是语义知识的模糊性和错综复杂的关联性难以用简单的数学模型描述，语义计算需要参数庞大的非线性计算。

20.4 人机交互

人机交互主要研究人和计算机之间的信息交换，主要包括人到计算机和计算机到人的两部分信息交换，是人工智能领域重要的外围技术。人机交互是与认知心理学、人机工程学、多媒体技术、虚拟现实技术等密切相关的综合学科。传统的人与计算机之间的信息交换主要依靠交互设备进行，交互设备主要包括键盘、鼠标、操纵杆、数据服装、眼动跟踪器、位置跟踪器、数据手套、压力笔等输入设备，以及打印机、绘图仪、显示器、头盔式显示器、音箱等输出设备。人机交互技术除传统的基本交互和图形交互外，还包括语音交互、情感交互、体感交互及脑机交互等技术，以下对四种与人工智能关联密切的典型交互手段进行介绍。

20.4.1 计算机视觉

计算机视觉是使用计算机模仿人类视觉系统的科学，让计算机拥有类似人类提取、处理、理解和分析图像及图像序列的能力。自动驾驶、机器人、智能医疗等领域均需要通过计算机视觉技术从视觉信号中提取并处理信息。近来随着深度学习的发展，预处理、特征提取与算法处理渐渐融合，形成端到端的人工智能算法技术。根据解决的问题，计算机视觉可分为计算成像学、图像理解、三维视觉、动态视觉和视频编解码五大类。

计算机视觉技术应用于病理学和生物学领域，如将细胞荧光图像和透射图像信息融为一体，能准确判断细胞内部荧光位置，有利于分析其生物与病理机理。计算机视觉技术将多源医学图像进行融合，如将医学影像中的 CT 和 MRI 图像进行融合分析，综合同一场景的多源图像之间的视觉信息，使它们同时呈现在一幅图像中，充分利用多幅图像的视觉互补信息，融合后图像包含单一图像无法得到的丰富而全面的信息，增强融合图像的可辨识性，给人以快捷、直观、全面的视觉认识，从而更适合人和计算机进一步处理、分析。此外，利用人工智能学习分析脑影像数据，如挖掘结构信息、构建功能网络等，能够无创地对脑部进行观察，认识脑部活动的信息，并进行功能区域定位，了解活体的生物分子代谢情况，进而知道受体和神经介质的活动情况等，从根本上推动脑科学的发展。

20.4.2　智能手术视频与图像分析

医疗手术视频与图像的智能分析是手术流程建模的基础，需要准确识别每帧手术图像中包含的监护仪、麻醉机、手术灯等多个目标及每个目标的空间位置。其研究不仅可以辅助手术流程建模的各阶段，帮助手术机器人更好地执行医生的指令，还可以桥接图像底层特征与视频高级语义特征之间的鸿沟，为语义级别标记医学图像和视频、实现手术动作的分析打下基础。基于计算机视觉技术的手术视频与图像分析，识别分析标准手术动作，有助于自动化评估医生的手术技能，甚至构建虚拟手术平台和智能手术机器人。

20.4.3　智能手术导航系统

智能手术导航系统融合计算机科学、临床医学、影像学、精密测量等多学科交叉，将术中患者、靶器官及穿刺器械等的实际状况，实时呈现在手术机器人平台的导航系统中，精准引导穿刺手术，实时跟踪，精准定位物理坐标，从而减小对病人的创伤、缩短手术时间、降低手术成本、缩短患者愈合时间、减少手术时带来的各类风险。

20.4.4　无线可穿戴技术

无线可穿戴技术是智能医疗中预警和医疗后康复的重要组成部分，它运用柔性医疗传感器组成人体传感网，并通过手机等智能设备收集人体各种生理参数，运用云计算、大数据等信息化技术，为患者或监护者建立数据化个体。数据化个体与大数据、人工智能结合，使得人们的认知模式由经验驱动转变为数据驱动。数据化个体利用智能穿戴式传感器等技术，实现对人体生理状况的实时观察，通过收集到的数据及相关的分析，捕捉人体器官及其生理活动的微小变化，尽早预警，并提供可能的预防措施，为实现真正意义上"预防胜于治疗"

及"治未病"的医疗模式奠定基础。将数据化个体和医疗后康复相结合,可大大缩短康复周期,将慢性病患者的治疗从医院转向患者家庭,大大降低患者的医疗开支,最大限度地提高医院的病房周转率,为健康行业带来新的契机。

综上所述,人工智能技术在以下方面的发展有显著特点,是进一步研究人工智能趋势的重点。

(1) 技术平台开源化。开源的学习框架在人工智能领域的研发成绩斐然,对深度学习领域影响巨大。开源的深度学习框架使开发者可以直接使用已经研发成功的深度学习工具,减少二次开发,提高效率,促进业界紧密合作和交流。国内外产业巨头也纷纷意识到通过开源技术建立产业生态,是抢占产业制高点的重要手段。通过技术平台的开源化,可以扩大技术规模,整合技术和应用,有效布局人工智能全产业链。谷歌、百度等国内外企业纷纷布局开源人工智能生态,未来将有更多的软、硬件企业参与开源生态。

(2) 专用智能向通用智能发展。目前的人工智能发展主要集中在专用智能方面,具有领域局限性。随着科技的发展,各个领域之间相互融合、相互影响,需要一种范围广、集成度高、适应能力强的通用人工智能,提供从辅助性决策工具到专业性解决方案的升级。通用人工智能具备执行一般智慧行为的能力,可以将人工智能与感知、知识、意识和直觉等人类的特征互相连接,减少对领域知识的依赖性,提高处理任务的普适性,这将是人工智能未来的发展方向。未来的人工智能将广泛地涵盖各个领域,消除各个领域之间的应用壁垒。

(3) 智能感知向智能认知方向迈进。人工智能的主要发展阶段包括运算智能、感知智能、认知智能,这一观点得到业界的广泛认可。早期阶段的人工智能是运算智能,机器具有快速计算和记忆存储能力。当前大数据时代的人工智能是感知智能,机器具有视觉、听觉、触觉等感知能力。随着类脑科技的发展,人工智能必然向认知智能时代迈进,即让机器能理解会思考。

第七篇
人工智能+卫生现状调研报告

第 21 章
Chapter 21

调查情况简介

21.1 调查目的与样本

本次调查采用线上（网络调查）与线下（访谈研讨）相结合的方法，选取居民、医生、医院管理者、行业管理者为调查对象，旨在了解其对人工智能+卫生的认知态度、应用看法、未来期望等相关信息。截至 2018 年 12 月 20 日，调查共计收集问卷 519 份，其中居民问卷 290 份，医生问卷 65 份，医院管理者问卷 56 份，行业管理者问卷 108 份。另外，组织企业、医疗机构的专家及业内专家召开研讨会 1 次。

21.2 调查对象的基本信息

21.2.1 居民基本情况

1. 被调查居民的性别与年龄构成

被调查居民中男性占 49%，女性占 51%，性别比为 0.96（以女性为 1）。年龄分布上主要以中青年为主，其中 21~50 岁的居民占 89%（见图 21-1 和图 21-2）。

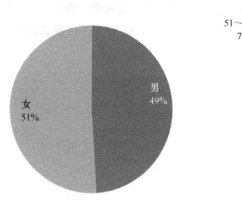

图 21-1　被调查居民的性别构成　　　　图 21-2　被调查居民的年龄构成

2. 被调查居民的受教育程度与职业类型分布

被调查的居民学历普遍较高，其中硕士学历、本科学历的居民相差无几，分别占 41% 和 39%；博士及以上学历的居民占 13%；高中以下学历的居民占 7%。从职业类型分布来看，企业单位职工占比最多，占 44%；事业单位职工占比次之，占 30%（见图 21-3 和图 21-4）。

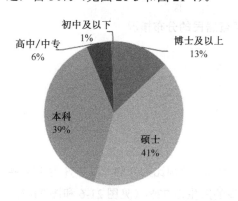 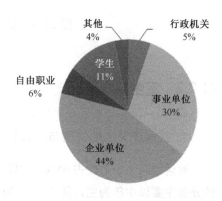

图 21-3　被调查居民的受教育程度　　　　图 21-4　被调查居民的职业类型

3. 被调查居民的地域分布情况

被调查居民的地域分布广泛，涉及全国 25 个省（直辖市、自治区），其中问卷反馈数量最多的为北京市 59 份，其次是辽宁省 32 份、四川省 28 份（见图 21-5）。

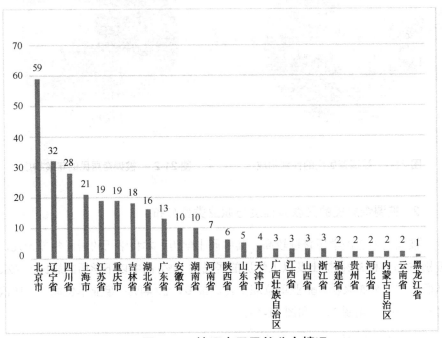

图 21-5　被调查居民的分布情况

21.2.2　医生基本情况

1. 被调查医生的性别与年龄构成

被调查医生中男性占 65%，女性占 35%，性别比为 0.54（以男性为 1）。年龄分布主要以中年为主，其中 31～50 岁的医生占 72%（见图 21-6 和图 21-7）。

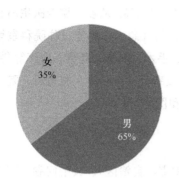

图 21-6　被调查医生的性别构成　　图 21-7　被调查医生的年龄构成

2. 被调查医生所属医疗机构情况

参与本次调查的医生有 68% 来自三级医院，31% 来自二级医院，其余则来自基层医疗机构。从参与调查医生所属医疗机构性质分布来看，91% 来自公立综合性医院，6% 来自公立专科医院，其余来自民营综合性医院或民营专科医院等其他医院（见图 21-8 和图 21-9）。

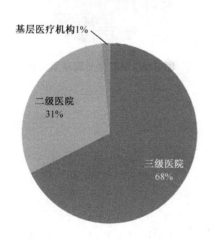   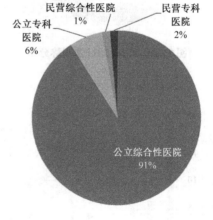

图 21-8　医生所属医疗机构等级　　图 21-9　医生所属医疗机构性质

3. 被调查医生的职称与所属科室分布

从参与调查医生的技术职称分布统计，主任医师占 11%，副主任医师占

22%，主治医师占 40%，住院医师占 18%，其他占 9%。从参与调查医生所在的科室分布看，49%的医生来自临床科室，包括门（急）诊科室、住院科室等；医技科室（包括放射、超声、病理、实验室、手术、麻醉、药事、血库等科室）的医生占 39%，职能科室（包括信息中心、收费处、医务处、科教科、院办、总务科等科室）的医生占 12%（见图 21-10 和图 21-11）。

4. 被调查医生的地域分布情况

被调查的医生分布在全国 19 个省（直辖市、自治区），其中问卷反馈数量最多为辽宁省 20 份，其次是北京市 8 份（见图 21-12）。

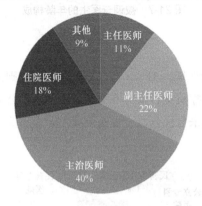
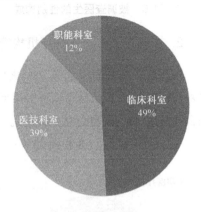

图 21-10　医生的技术职称分布　　　图 21-11　医生所属科室分布

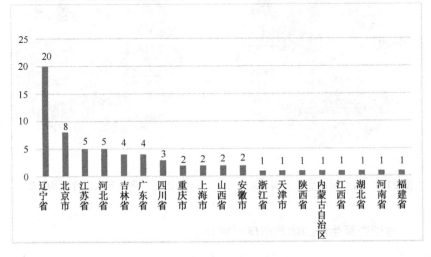

图 21-12　被调查医生的分布情况

21.2.3 医院管理者基本情况

1. 被调查医院管理者的性别与年龄构成

被调查医生中男性占70%，女性占30%，性别比为0.43（以男性为1）。年龄分布上主要以中年为主，其中31～50岁的医院管理者占73%（见图21-13和图21-14）。

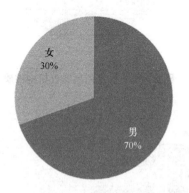 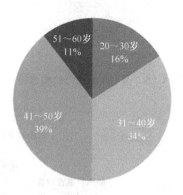

图 21-13　被调查医院管理者的性别构成　　图 21-14　被调查医院管理者的年龄构成

2. 被调查医院管理者所属医疗机构情况

参与本次调查的医院管理者有71%来自三级医院，25%来自二级医院，其余4%来自一级医院或社区卫生服务中心。从参与调查医生所属医疗机构性质分布来看，80%来自公立综合性医院，18%来自公立专科医院，其余2%来自民营综合性医院（见图21-15和图21-16）。

3. 被调查医院管理者的职务构成

从参与调查的医院管理者职务构成看，院长占20%，信息部门管理者占55%，临床科室管理者占12%，其他科室管理者占13%（见图21-17）。

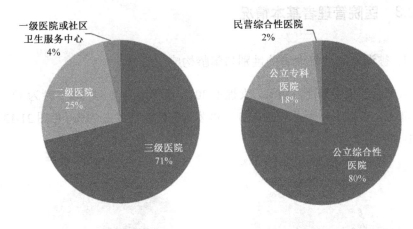

图 21-15　医生所属医疗机构等级　　　图 21-16　医生所属医疗机构性质

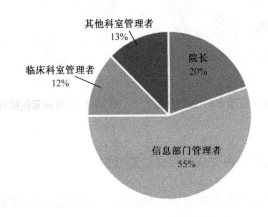

图 21-17　医院管理者的职务构成

21.2.4　行业管理者基本情况

1. 被调查行业管理者的性别与年龄构成

被调查行业管理者中男性占 76%，女性占 24%，性别比为 0.32（以男性为 1）。年龄分布上主要以中年为主，其中 31～50 岁的居民占 72%（见图 21-18 和图 21-19）。

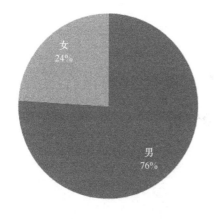 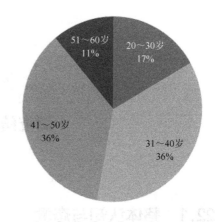

图 21-18　被调查行业管理者的性别构成　　图 21-19　被调查行业管理者的年龄构成

第 22 章
Chapter 22

调查结果与分析

22.1 整体认知与态度

22.1.1 居民对人工智能+卫生的整体认知与态度

从居民的反馈结果看，总体来说居民普遍对人工智能有所了解，94%的居民对人工智能有所了解，其中了解一点的人群占比最高为 50%，其次是比较了解的人群为 33%，非常了解的人群为 11%，一点也不了解的人群占比最少为 6%。此外，居民对人工智能提供的医疗服务接受度较好，愿意接受的占 76%（见图 22-1 和图 22-2）。

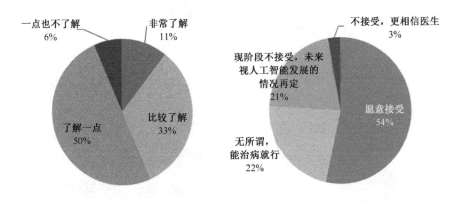

图 22-1 居民对人工智能的了解程度　　图 22-2 居民对人工智能+卫生接受程度

同时，居民对于人工智能在提高医疗服务水平的问题上总体持积极态度，85%的居民认为人工智能有助于卫生水平的提高，持相反观点的居民仅占 4%（见图 22-3）。

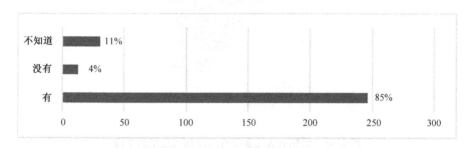

图 22-3　居民对人工智能提高医疗服务水平观点

22.1.2　医生对人工智能+卫生的整体认知与态度

从医生的反馈结果看，医生对人工智能的了解程度略低于居民，有 89%的医生对人工智能有所了解，了解一点的人群占比最高为 46%，其次是比较了解的人群为 37%，非常了解的人群占比最少为 6%，一点也不了解的人群占 11%（见图 22-4）。

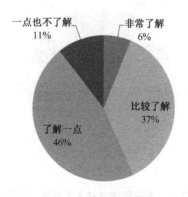

图 22-4　医生对人工智能的了解程度

医生对于是否支持人工智能在卫生领域应用的态度鲜明，有 98%的医生对此持支持态度，不支持的仅占 2%（见图 22-5）。

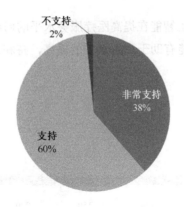

图 22-5　医生对人工智能在卫生领域应用的态度

22.1.3　医院管理者对人工智能+卫生的整体认知与态度

从医院管理者的反馈结果看，医院管理者对人工智能的了解程度高于居民和医生，有 98% 的医院管理者对人工智能有所了解，了解一点的人群占比最高为 48%，其次是比较了解的人群为 41%，非常了解的人群占比为 9%，一点也不了解的人群占比最少为 2%（见图 22-6）。

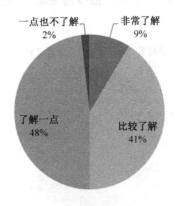

图 22-6　医院管理者对人工智能了解程度

医院管理者对于人工智能在卫生领域应用同样持肯定态度，有 96% 的医院管理者明确表示支持，4% 的医院管理者对此为中立态度（见图 22-7）。

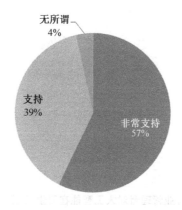

图 22-7　医院管理者对人工智能在卫生领域应用的态度

22.1.4　行业管理者对人工智能+卫生的整体认知与态度

从行业管理者的反馈结果看，行业管理者对人工智能的了解程度最好，有 99%的行业管理者对人工智能有所了解，其中比较了解的人群占比最高为 48%，其次是了解一点的人群为 32%，非常了解的人群占为 19%，一点也不了解的人群占比最少为 1%（见图 22-8）。

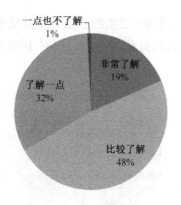

图 22-8　行业管理者对人工智能了解程度

行业管理者全部支持人工智能在卫生领域的应用（见图 22-9）。

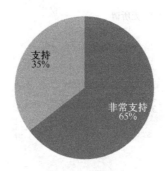

图 22-9　行业管理者对人工智能在卫生领域应用的态度

22.2　付费意向与观点

22.2.1　居民对人工智能+卫生的付费意向

调查显示居民对人工智能+卫生的应用付费接受度较好，67%的居民愿意为此进行付费，23%的居民对此不确定，仅有10%的居民不愿意为此付费（见图22-10）。

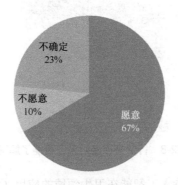

图 22-10　居民对人工智能的付费意向

22.2.2 医生对人工智能+卫生的付费观点

医生认为医保最有可能为人工智能+卫生的应用付费,其次是政府、医院、患者和商业保险公司(见图 22-11)。

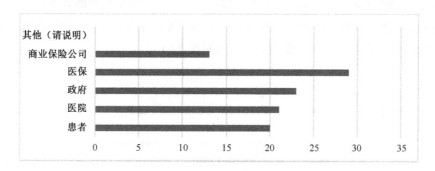

图 22-11 医生对人工智能付费方的观点

22.2.3 医院管理者对人工智能+卫生的付费观点

医院管理者同样认为医保最有可能为人工智能+卫生的应用付费,其次是政府、患者和商业保险公司,最后才是医院。可见从医院管理者角度来说,不希望人工智能的应用增加医院的开支,其为此付费的可能性较低(见图 22-12)。

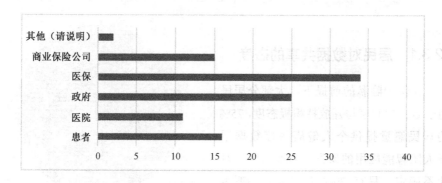

图 22-12 医院管理者对人工智能付费方的观点

22.2.4 行业管理者对人工智能+卫生的付费观点

行业管理者认为患者和医保最有可能为人工智能+卫生的应用付费，其次是政府、商业保险公司，最后是医院。其对各个机构付费可能性的看法较均衡，最大百分比差值不超过 7%，可见从行业管理者角度来看，希望多方机构都应该参与到人工智能+卫生的付费机制中来（见图 22-13）。

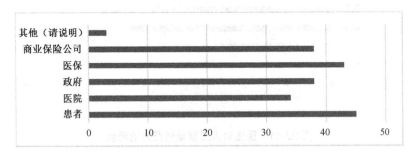

图 22-13　行业管理者对人工智能付费方的观点

22.3　数据共享与开放

22.3.1　居民对数据共享的态度

在保护隐私的前提下，大部分居民对于数据的共享与开放持积极态度，75%的居民愿意提供个人健康医疗数据用于人工智能应用的研发，18%的居民对此不确定，只有 7%的居民表示不愿意（见图 22-14）。

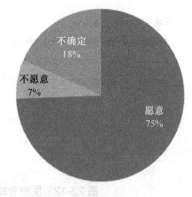

图 22-14　居民对个人健康医疗数据开放的态度

22.3.2 管理者对数据共享开放的态度

在保障数据安全的前提下,医院管理者对数据共享开放的态度较为谨慎,82.14%的医院管理者认为在数据脱敏后可以开展对外合作,14.29%的医院管理者同意提供原始数据,仍有 3.57%的医院管理者不同意对外开放数据。原因归类后主要有两点:其一,认为还需要建立相关的保障机制,如数据的知识产权保障;其二,认为缺失有效合理的付费机制,在没有一个长远可行的合作分配模式下,不考虑对外提供数据。

在此问题上,行业管理者的态度与医院管理者极其相似,其中81.48%的行业管理者认为在数据脱敏后可以开展对外合作,14.81%的行业管理者同意提供原始数据,有 3.71%的行业管理者不同意对外开放数据,认为目前缺乏政策法规支持和监管机制(见图 22-15)。

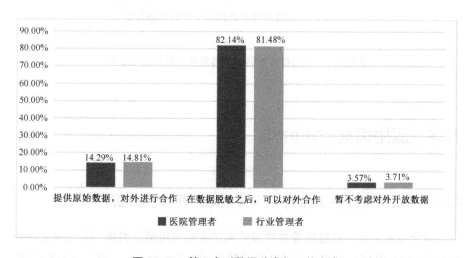

图 22-15　管理者对数据共享与开放态度

22.3.3 数据共享与开放存在的问题

医院管理者和行业管理者普遍认为当前数据共享与开放存在多种问题,其中数据利用率低,缺乏对数据的分析挖掘和有效利用是两者共识的最突出问题,数据的标准、质量、互联互通等其他问题也较为突出,亟待解决,此外行业管理者认为数据的开放性不够,对数据的安全性也存在疑虑(见图 22-16)。

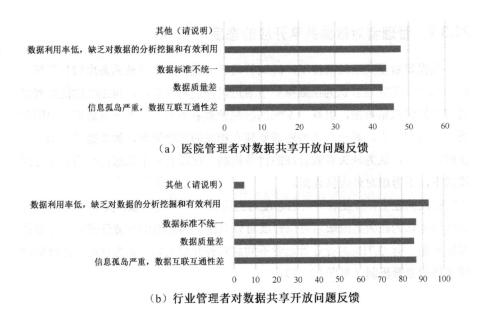

图 22-16　管理者对数据共享与开放存在问题的反馈

22.4　应用情况与评价

22.4.1　人工智能在卫生各个细分领域应用情况分析

调查显示,居民对健康管理领域的人工智能应用最感兴趣,其次是虚拟助理领域,之后是康复机器人及辅助诊疗领域,对手术机器人的接受度最为保守。由此可见,居民对人工智能提供辅助医疗服务的接受度要高于其作为主体直接提供的医疗服务(见图 22-17)。

针对医生、医院管理者和行业管理者,从健康管理、风险预测与防控、智能影像诊断、临床辅助决策、临床科研、手术机器人、康复机器人等 13 个卫生细分领域的应用情况进行了调研。

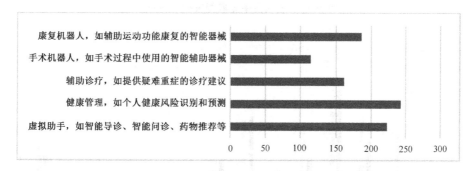

图 22-17 居民对人工智能在卫生细分领域的接受情况

对于医生、医院管理者和行业管理者而言，智能影像诊断是最为熟悉的人工智能应用领域，超过八成的被调查者听过该领域的应用，此外临床辅助决策、手术机器人、健康管理、风险预测与防控也是被了解较多的领域，相较而言药物研发、基因组学、行业监管这三个领域的应用了解人群较少（见图 22-18）。

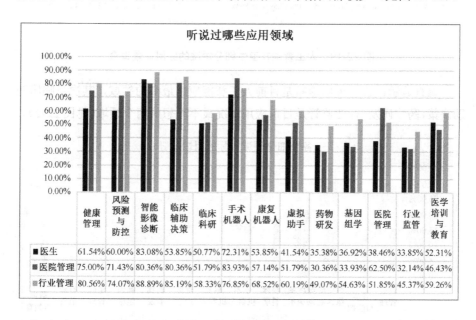

图 22-18 人工智能在卫生细分领域应用的了解情况

对于哪些领域将会率先取得突破，医生、医院管理者和行业管理者同样最看好智能影像诊断领域，相较而言药物研发、基因组学、行业监管为不被看好的三个领域（见图 22-19）。

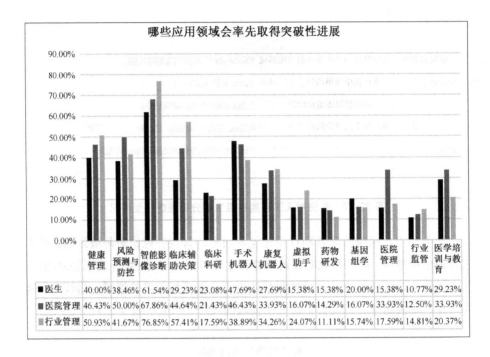

图 22-19　人工智能在卫生细分领域的应用前景调查

调查显示，智能影像诊断是目前人工智能应用最多的领域，其次是临床辅助决策，药物研发、行业监管是目前应用情况最不理想的两个领域（见图 22-20）。

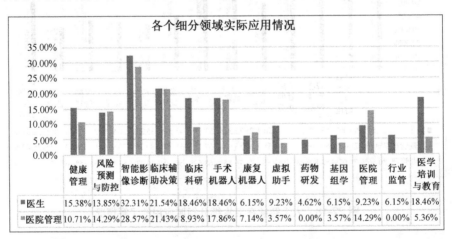

图 22-20　人工智能在卫生细分领域的应用情况

22.4.2 医生对人工智能+卫生应用的看法与评价

从人工智能对医生工作中的帮助来看，医生大多认为人工智能可以提高工作效率，从使用中的问题来看，实际可应用产品少是当前应用面临的主要痛点，此外标准及法律法规不完善、产品功能不完善等问题也较为突出（见图 22-21 和图 22-22）。

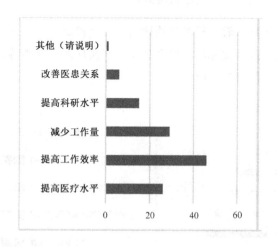

图 22-21 使用帮助—医生

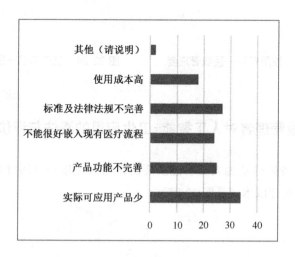

图 22-22 使用问题—医生

22.4.3 医院管理者对人工智能+卫生应用的看法与评价

医院管理者认为人工智能最大的作用是提升医疗服务质量，其次是提高医疗服务效率及降低医疗成本，之后依次是有助于管理决策、提升科研水平、有助于分级诊疗的开展和优化人才队伍结构。

从使用中的问题来看，标准及法律法规不完善是医院管理者认为当前应用面临的主要问题，此外实际可应用产品少、产品功能不完善等其他问题也较为明显（见图22-23和图22-24）。

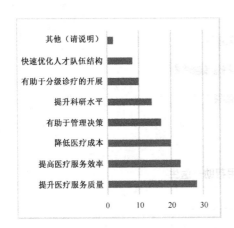

图22-23 使用帮助—医院管理者

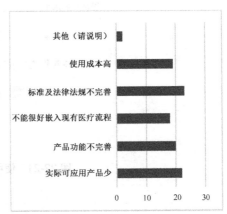

图22-24 使用问题—医院管理者

22.4.4 行业管理者对人工智能+卫生应用的看法与评价

行业管理者同样认为人工智能主要的作用是可以提高医疗服务效率和质量，以及降低医疗成本（见图22-25）。

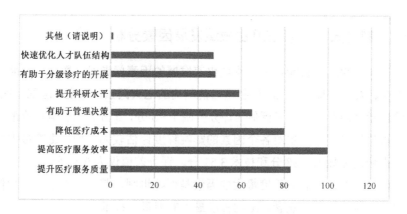

图 22-25 使用帮助—行业管理者

22.5 制约因素与保障措施

22.5.1 居民对人工智能+卫生的担忧

调查显示，居民认为人工智能在卫生行业中的应用障碍主要体现在服务质量难以保证及医疗责任认定不清两个方面，服务价格也是居民较为关心的问题，此外技术成熟度、隐私保护和信息安全问题也是影响居民信任度的相关因素（见图 22-26）。

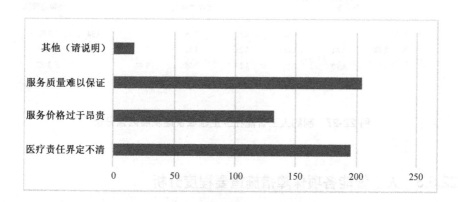

图 22-26 居民对人工智能+卫生的担忧

22.5.2 制约人工智能在卫生领域发展因素分析

在谈及制约人工智能在卫生领域快速发展的因素问题时,数据、产品、技术、产业、人才、观点、保障机制是当前制约的七大因素,医生、医院管理者、行业管理者分别对此进行了评估(评分范围1~5分,5分表示影响程度最大)。

调查数据表明,医生对各个因素的影响程度评估较为平均,影响最大和最小的因素分别是数据 3.88 分和技术 3.51 分,评分差值仅为 0.37 分。

医院管理者认为影响程度最大的因素是保障机制,其次是人才,之后依次是数据、产业、产品、观念,影响程度最小的因素是技术。

行业管理者则认为数据是当前影响程度最大的因素,其次是人才,之后依次是保障机制、产品、产业、技术,影响程度最小的因素是用户的观念(见图 22-27)。

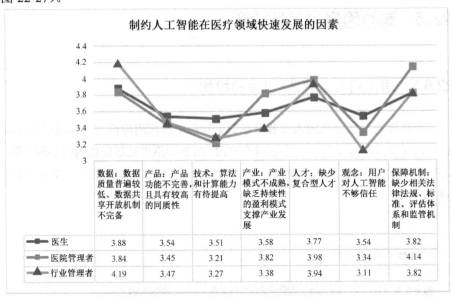

图 22-27 制约人工智能在卫生领域快速发展因素分析

22.5.3 人工智能各项保障措施重要程度分析

调查数据表明,在评估人工智能各项保障措施建立的重要程度问题上(评分范围 1~5 分，5 分表示影响程度最大），医生认为人才培养和法律法规制定最为重要，医院管理者和行业管理者观点一致，认为法律法规制定和监管评估体系建立最为重要（见图 22-28）。

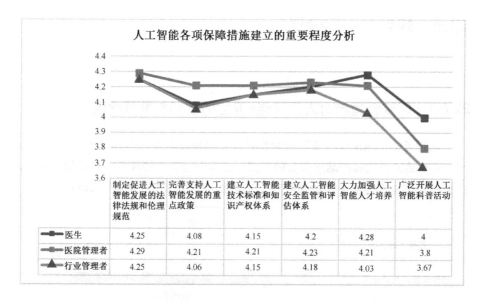

图 22-28　人工智能各项保障措施重要程度分析

虽然人才培养保障机制被各方视为重点，但医院对于人工智能人才保障的建设仍有待加强，大部分医院管理者对此未做规划，除此之外，通过对外合作引进人才是当前的主流观点（见图 22-29）。

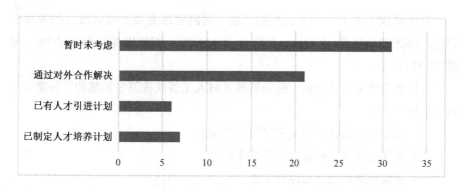

图 22-29　医院管理者对人工智能+卫生人才保障机制规划

22.6 规划与发展建议

22.6.1 医院管理者对人工智能+卫生的规划与发展建议

调查显示,医院管理者首选合作开发、共同运营的模式来开展人工智能应用,其次是通过购买产品或服务的形式,此外少数医院管理者对此持保留态度,认为没有国家认证的人工智能产品,不能谈及临床应用(见图22-30)。

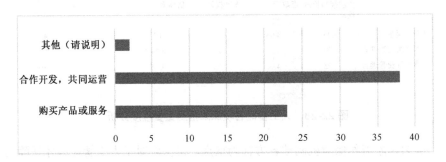

图22-30　医院管理者对于人工智能应用开展模式规划

对于医院未来人工智能应用的开展,医院管理者规划位居前三的领域分别为:临床辅助决策46.43%、医院管理42.86%、智能影像诊断41.07%(见图22-31)。

根据调查结果统计归纳,医院管理者对人工智能在卫生领域的发展建议分为以下四个方面:

(1)做好顶层设计,避免无序的重复探索。
(2)加强法律法规建设,完善政策保障。
(3)夯实数据质量基础建设工作。
(4)抵制虚假宣传,采用符合医学规律的研究方法。

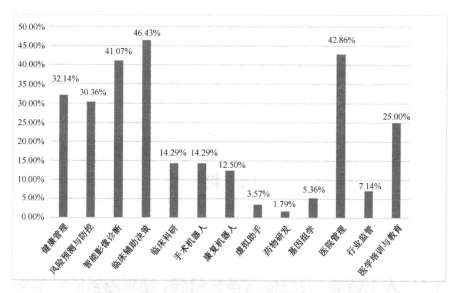

图 22-31　医院管理者对人工智能在卫生领域建设规划

22.6.2　行业管理者对人工智能+卫生的规划与发展建议

在谈及政府是否应该出台更多人工智能相关的扶持政策问题时，87%的行业管理者选择支持，认为这有助于推动人工智能产业的健康发展，9%的行业管理者持观望态度，看未来情况进行调控，其余4%的行业管理者持反对态度，认为不应该过早进行干预。

根据调查结果统计归纳，行业管理者对人工智能在卫生领域的发展建议分为以下六个方面：

（1）政府应最大限度地促进健康医疗数据开放。

（2）政府要在政策和资金上扶持自主研发人工智能技术的企业。

（3）企业要提升技术研发的能力和水平，结合医疗需求，让产品落地。

（4）加大宣传的力度，提高人民群众知晓率，让居民主动使用，享受科技进步带来的成果。

（5）通过小范围内应用成功典型案例，推动产业模式和发展。

（6）尽快出台相关政策及法律法规，从医学伦理、隐私保护及数据安全等方面建立好保障体系。

第 23 章
Chapter 23

结　论

23.1　人工智能+卫生概念备受青睐，越来越多的管理者、医生和居民开始接受、关注人工智能+医疗服务

　　被调查者普遍对人工智能有所了解，其中管理者对人工智能的了解程度最好，99%的行业管理者、98%的医院管理者对人工智能有所了解，94%的居民对人工智能有所了解，医生对人工智能的了解程度略低于居民，有 89%的医生对人工智能有所了解。但各方的了解程度都不深，如只有 50%的居民仅是对其了解一点。

　　从接受度来看，85%的居民认为人工智能有助于医疗水平的提高，76%的居民愿意接受人工智能提供的医疗服务。医生、医院管理者、行业管理者对于人工智能在卫生领域应用支持度更高，98%的医生、96%的医院管理及所有参与调查的行业管理者都看好人工智能应用于卫生领域。

　　从关注度来看，居民对健康管理领域的人工智能应用最感兴趣，其次是虚拟助理领域，之后是康复机器人及辅助诊疗领域，对手术机器人的接受度最为保守。由此可见，居民对人工智能提供的辅助医疗服务的接受度要高于其作为主体直接提供的医疗服务，当前阶段，人工智能在卫生领域应该以人类为主、人工智能为辅。

23.2 商业模式尚未清晰，付费机制的建立应多方共同参与

调查显示居民对人工智能+卫生的应用付费接受度较好，67%的居民愿意为此进行付费。而对于付费机制的建立，医生、医院管理者、行业管理者三方共同认为患者、医院、政府、医保、商保等多方机构都应该参与到人工智能+卫生的付费机制中来。其中，医生认为医保最有可能为人工智能+卫生的应用付费，其次是政府、医院、患者和商业保险公司。医院管理者同样认为医保最有可能为人工智能+卫生的应用付费，其次是政府、患者和商业保险公司，最后才是医院，由此可见医院管理者不希望人工智能的应用增加医院的开支。同时对于开展人工智能+卫生方式的选择，"合作开发、共同运营"是医院管理者首选的模式。行业管理者则对各个机构付费可能性选择比较均衡。因此未来想要形成清晰的商业模式，还需要多方共同努力探索。

23.3 数据共享开放是趋势，但仍有一系列问题亟待解决

在保护隐私和数据安全的前提下，数据共享开放已成为各方达成的共识，其中75%的居民愿意提供个人健康医疗数据用于人工智能应用的研发，从管理者角度来看，仅3.57%的医院管理者、3.71%的行业管理者不同意对外开放数据。究其原因：一是缺乏保障机制，如政策法规支持、监管机制、数据的知识产权保障等；二是尚未建立有效合理的付费机制，没有可持续的、可发展的合作分配模式。

被调查者认为当前数据共享与开放存在多种问题，其中数据利用率低，缺乏对数据的分析挖掘和有效利用是当前最突出问题，数据的标准、质量、互联互通等其他问题也较为突出，亟待解决。

23.4 智能影像诊断成为知晓率最高、认可度最好、实际应用最多的领域

从人工智能在卫生细分领域应用情况来看,智能影像诊断在知晓率、认可度、实际应用等多个维度均位居榜首。

对于医生、医院管理者和行业管理者而言,智能影像诊断是最为熟悉的人工智能应用领域,超过80%的被调查者听过该领域的应用。

对于哪些领域将会率先取得突破,各方被调查者同样最看好智能影像诊断领域,61.54%的医生、67.86%的医院管理者和76.85%的行业管理者都认为其是目前发展最快的领域。

调查数据显示,智能影像诊断也是目前人工智能在医院实际应用最多的领域,32.31%的医生在工作中使用过其相关应用,有28.57%的医院管理者表示所在医院已经用到了该领域的应用。可以看出,目前智能影像诊断是人工智能在卫生领域最热门并且最先实现落地的应用场景。

23.5 提高医疗服务效率和质量是当前人工智能起到的主要作用,但产品离成熟尚需要时间

无论是居民、医生、医院管理者,还是行业管理者,绝大部分被调查者都认为人工智能+卫生可以提高医疗服务效率和质量。

从实际使用情况来看,可应用产品少是当前医生工作中无法有效利用人工智能的主要痛点,而标准及法律法规不完善则是医院管理者认为现阶段人工智能应用面临的主要问题。这两个问题也是相互关联的,人工智能应用临床医疗评测标准的缺失及相关法律法规的不完善必然导致其临床产品的缺乏,这些问题的解决不可能一蹴而就,各种政策和机制的建立、推广都需要时间逐步完善与验证,因此人工智能在卫生领域的产品离真正成熟还有很长的路要走。

23.6 人工智能+卫生前景无限，数据、人才、保障机制是关键

本次调查表明，在评估人工智能各项制约因素和保障措施建立的问题上，数据、人才、保障机制 3 个方面问题的解决最为重要。"数据质量普遍较低、数据共享开放机制不完备"是医生和行业管理者认为当前影响人工智能在卫生领域发展的最主要因素；"缺少相关法律法规、标准、评估体系和监管机制"是医院管理者认为当前影响人工智能在卫生领域发展的最主要因素。另外，现阶段医院对于人工智能人才保障的建设多数还处于空白阶段，大部分医院管理者对此未做规划，通过对外合作引进人才是当前的输入方式，但当前人才的数量远远不及市场需求量，尤其缺少综合型跨界人才。因此"大力加强人工智能人才培养"也被各方视为重点。

附　　录

附录A　人工智能+卫生调研问卷——居民

您好！伴随国家《新一代人工智能发展规划》的发布，人工智能已经上升为国家战略，且已经在医疗卫生领域开展了初步的探索和实践。为了更好地了解人工智能在医疗卫生领域的应用现状，中国卫生信息与健康医疗大数据学会政府决策支持专业委员会发起本次调研工作，希望通过本次调研了解您对人工智能+卫生的认知态度、应用看法、未来期望等相关信息。本次调研采用匿名方式，未来调研结果以专题报告形式发布。此问卷需要占用您2~3分钟的时间，真诚地感谢您的大力支持与配合，祝您身体健康！

1. 您是否了解什么是人工智能？（　　）
   （A）非常了解　　　　　（B）比较了解
   （C）了解一点　　　　　（D）一点也不了解

2. 您是否愿意接受人工智能提供的医疗服务？（　　）
   （A）愿意接受
   （B）无所谓，能治病就行
   （C）现阶段不接受，未来视人工智能发展的情况再定
   （D）不接受，更相信医生

3. 您认为现阶段人工智能对提高医疗服务水平是否有帮助？（　　）
   （A）有　　　　（B）没有　　　　（C）不知道

4. 在保护隐私的前提下，您是否愿意提供个人健康医疗数据用于人工智能应用的研发？（　　）
   （A）愿意　　　　　　　　　（B）不愿意

5. 您愿意使用以下哪种人工智能+卫生的应用？（　　）（可多选）
   （A）虚拟助理，如智能导诊、智能问诊、药物推荐等
   （B）健康管理，如个人健康风险识别和预测

（C）辅助诊疗，如提供疑难重症的诊疗建议

（D）手术机器人，如手术过程中使用的智能辅助器械

（E）康复机器人，如辅助运动功能康复的智能器械

6. 您是否愿意对人工智能+卫生的应用进行额外付费？（　）

（A）愿意　　　　　　　（B）不愿意

7. 您对人工智能+卫生有哪些担忧？（　）（可多选）

（A）医疗责任界定不清

（B）服务价格过于昂贵

（C）服务质量难以保证

（D）其他（请说明）_____

8. 感谢您的配合，还请您完善以下信息：

（1）您的年龄（　）

（A）20 岁以下　　　（B）21～30 岁　　　（B）31～40 岁

（C）41～50 岁　　　（D）51～60 岁　　　（E）60 岁以上

（2）您的性别（　）

（A）男　　　　　　　（B）女

（3）您的受教育程度（　）

（A）博士　　　　　　（B）硕士

（C）大学　　　　　　（D）高中/中专

（E）初中及以下

（4）职业（　）

（A）行政机关　　　　（B）事业单位

（C）企业　　　　　　（D）自由职业

（E）学生　　　　　　（F）其他

（5）您所在的城市：_____省（自治区）_____市

附录B 人工智能+卫生调研问卷——医生

您好！伴随国家《新一代人工智能发展规划》的发布，人工智能已经上升为国家战略，且已经在医疗卫生领域开展了初步的探索和实践。为了更好地了解人工智能在医疗卫生领域的应用现状，中国卫生信息与健康医疗大数据学会政府决策支持专业委员会发起本次调研工作，希望通过本次调研了解您对人工智能+卫生的认知态度、应用看法、未来期望等相关信息。本次调研采用匿名方式，未来调研结果以专题报告形式发布。此问卷需要占用您3～5分钟的时间，真诚地感谢您的大力支持与配合，祝您身体健康！

1. 您是否了解什么是人工智能？（　）

    （A）非常了解　（B）比较了解　（C）了解一点　（D）一点也不了解

2. 您是否支持人工智能应用于卫生领域？（　）

    （A）非常支持　（B）支持　（C）无所谓　（D）不支持　（E）非常不支持

3. 针对人工智能在卫生领域的应用，请对下表中问题进行回答（可多选，请在□中打√）

人工智能卫生领域应用	Q1:您听说过哪些应用领域？	Q2:您认为哪些应用领域会率先取得突破性进展？	Q3:您在当前工作中用到了哪些领域的应用？
（1）健康管理	□	□	□
（2）风险预测与防控	□	□	□
（3）智能影像诊断	□	□	□
（4）临床辅助决策	□	□	□
（5）临床科研	□	□	□
（6）手术机器人	□	□	□
（7）康复机器人	□	□	□
（8）虚拟助理	□	□	□
（9）药物研发	□	□	□
（10）基因组学	□	□	□
（11）医院管理	□	□	□
（12）行业监管	□	□	□
（13）医学培训与教育	□	□	□

如果您在当前工作中已经在使用人工智能的相关产品和工具,请您继续完成以下 2 个问题:

(1) 对您在工作中的帮助有哪些?(   )(可多选)
    (A) 提高医疗水平   (B) 提高工作效率
    (C) 减少工作量   (D) 提高科研水平
    (E) 改善医患关系   (F) 其他(请说明)_____

(2) 您在使用中还存在哪些问题?(   )(可多选)
    (A) 实际可应用产品少   (B) 产品功能不完善
    (C) 不能很好地嵌入现有医疗流程 (D) 标准及法律法规不完善
    (E) 使用成本高   (F) 其他(请说明)_____

4. 请您对制约人工智能在卫生领域快速发展的因素进行评估,请用 1~5 分打分,5 分表示影响最大,1 分表示影响最小。

(1) 数据:数据质量普遍较低、数据共享开放机制不完备。   1 2 3 4 5

(2) 产品:产品功能不完善,且具有较高的同质性。   1 2 3 4 5

(3) 技术:算法和计算能力有待提高。   1 2 3 4 5

(4) 产业:产业模式不成熟,缺乏持续性的盈利模式支撑产业发展。   1 2 3 4 5

(5) 人才:缺少复合型人才。   1 2 3 4 5

(6) 观念:用户对 AI 不够信任。   1 2 3 4 5

(7) 保障机制:缺少相关法律法规、标准、评估体系和监管机制。   1 2 3 4 5

5. 请您对人工智能各项保障措施建立的重要程度进行评估,请用 1~5 分打分,5 分表示非常重要,1 分表示不重要。

(1) 制定促进人工智能发展的法律法规和伦理规范。   1 2 3 4 5

(2) 完善支持人工智能发展的重点政策。   1 2 3 4 5

(3) 建立人工智能技术标准和知识产权体系。   1 2 3 4 5

(4) 建立人工智能安全监管和评估体系。   1 2 3 4 5

(5) 大力加强人工智能人才培养。   1 2 3 4 5

(6) 广泛开展人工智能科普活动。   1 2 3 4 5

6. 感谢您的配合，还请您完善以下信息：

（1）您的年龄（　　）

　　（A）20~30 岁　　（B）31~40 岁　　（C）41~50 岁

　　（D）51~60 岁　　（E）60 岁以上

（2）您的性别（　　）

　　（A）男　　（B）女

（3）您的受教育程度（　　）

　　（A）博士　　（B）硕士　　（C）本科

　　（D）高中/中专　　（E）其他

（4）您的职称（　　）

　　（A）主任医师　　（B）副主任医师　　（C）主治医师

　　（D）住院医师　　（E）其他

（5）您所在的科室（　　），科室名称_____。

　　（A）临床科室，包括门（急）诊科室、住院科室等

　　（B）医技科室，包括放射、超声、病理、实验室、手术、麻醉、药事、血库等科室

　　（C）职能科室，包括信息中心、收费处、医务处、科教科、院办、总务科等科室

（6）您的医院所在地：_____省（自治区）_____市

（7）您所在的医院等级（　　）

　　（A）三级医院　　（B）二级医院

　　（C）一级医院或社区卫生服务中心　　（D）其他

（8）您所在的医院性质（　　）

　　（A）公立综合性医院　　（B）公立专科医院

　　（C）民营综合性医院　　（D）民营专科医院

附录C 人工智能+卫生调研问卷——医院管理者

您好！伴随国家《新一代人工智能发展规划》的发布，人工智能已经上升为国家战略，且已经在医疗卫生领域开展了初步的探索和实践。为了更好地了解人工智能在医疗卫生领域的应用现状，中国卫生信息与健康医疗大数据学会政府决策支持专业委员会发起本次调研工作，希望通过本次调研了解您对人工智能+卫生的认知态度、应用看法、未来期望等相关信息。本次调研采用匿名方式，未来调研结果以专题报告形式发布。此问卷需要占用您5~8分钟的时间，真诚地感谢您的大力支持与配合，祝您身体健康！

1. 您是否了解什么是人工智能？（　）

　　（A）非常了解　（B）比较了解　（C）了解一点　（D）一点也不了解

2. 您是否支持人工智能应用于卫生领域？（　）

　　（A）非常支持　（B）支持　（C）无所谓　（D）不支持　（E）非常不支持

3. 针对人工智能在卫生领域的应用，请对下表中问题进行回答（可多选，请在□中打√）

人工智能卫生领域应用	Q1:您听说过哪些应用领域?	Q2:您认为哪些应用领域会率先取得突破性进展?	Q3:您所在的医院用到了哪些领域的应用?	Q4:您所在的医院是否计划在某些领域开展应用?
（1）健康管理	□	□	□	□
（2）风险预测与防控	□	□	□	□
（3）智能影像诊断	□	□	□	□
（4）临床辅助决策	□	□	□	□
（5）临床科研	□	□	□	□
（6）手术机器人	□	□	□	□
（7）康复机器人	□	□	□	□
（8）虚拟助理	□	□	□	□
（9）药物研发	□	□	□	□
（10）基因组学	□	□	□	□
（11）医院管理	□	□	□	□
（12）行业监管	□	□	□	□
（13）医学培训与教育	□	□	□	□

如果您所在医院已经在使用人工智能的相关产品和工具，请您继续完成以下2个问题：

(1) 对您所在医院起到的帮助有哪些？（　　）（可多选）

　　(A) 提升医疗服务质量　　　　(B) 提高医疗服务效率

　　(C) 降低医疗成本　　　　　　(D) 有助于管理决策

　　(E) 提升科研水平　　　　　　(F) 有助于分级诊疗的开展

　　(G) 快速优化人才队伍结构　　(H) 其他（请说明）_____

(2) 医院在使用中还存在哪些问题？（　　）（可多选）

　　(A) 实际可应用产品少　　　　(B) 产品功能不完善

　　(C) 不能很好嵌入现有医疗流程　(D) 标准及法律法规不完善

　　(E) 使用成本高　　　　　　　(F) 其他（请说明）_____

4. 您所在的医院更倾向采用哪种方式开展合作？（　　）（可多选）

　　(A) 购买产品或服务

　　(B) 合作开发，共同运营

　　(C) 其他（请说明）_____

5. 请您对制约人工智能在卫生领域快速发展的因素进行评估，请用1～5分打分，5分表示影响最大，1分表示影响最小。

(1) 数据：数据质量普遍较低、数据共享开放机制不完备。　　　1　2　3　4　5

(2) 产品：产品功能不完善，且具有较高的同质性。　　　1　2　3　4　5

(3) 技术：算法和计算能力有待提高。　　　1　2　3　4　5

(4) 产业：产业模式不成熟，缺乏持续性的盈利模式支撑产业发展。　　　1　2　3　4　5

(5) 人才：缺少复合型人才。　　　1　2　3　4　5

(6) 观念：用户对AI不够信任。　　　1　2　3　4　5

(7) 保障机制：缺少相关法律法规、标准、评估体系和监管机制。　　　1　2　3　4　5

6. 人工智能的基础是数据，目前您觉得医疗数据存在哪些问题？（　　）（可多选）

　　(A) 信息孤岛严重，数据互联互通性差

　　(B) 数据质量差

(C) 数据标准不统一

(D) 数据利用率低，缺乏对数据的分析挖掘和有效利用

(E) 其他（请说明）_____

7. 在保障数据安全的情况下，您所在的医院是否愿意开放数据，与企业、科研机构共同开发人工智能应用？（　　）

(A) 提供原始数据，对外进行合作

(B) 在数据脱敏之后，可以对外合作

(C) 暂不考虑对外开放数据

如选 C，请填写您的顾虑或您认为存在的障碍。_____

8. 您所在的医院是否有人工智能人才保障建设计划？（　　）（可多选）

(A) 已制定人才培养计划　　　　(B) 已有人才引进计划

(C) 通过对外合作解决　　　　　(D) 暂时不需要 AI 人才

9. 请您对人工智能各项保障措施建立的重要程度进行评估，请用 1～5 分打分，5 分表示非常重要，1 分表示不重要。

（1）制定促进人工智能发展的法律法规和伦理规范。　1　2　3　4　5

（2）完善支持人工智能发展的重点政策。　　　　　　1　2　3　4　5

（3）建立人工智能技术标准和知识产权体系。　　　　1　2　3　4　5

（4）建立人工智能安全监管和评估体系。　　　　　　1　2　3　4　5

（5）大力加强人工智能人才培养。　　　　　　　　　1　2　3　4　5

（6）广泛开展人工智能科普活动。　　　　　　　　　1　2　3　4　5

10. 您对人工智能在医疗卫生行业发展有什么建议？

_____

_____

_____

11. 感谢您的配合，还请您完善以下信息：

（1）您的年龄（　　）

(A) 20～30 岁　　　(B) 31～40 岁　　　(C) 41～50 岁

(D) 51～60 岁　　　(E) 60 岁以上

（2）您的性别（　　）

(A) 男　　　　　　　(B) 女

（3）您的受教育程度（　）

　　（A）博士　　　　　（B）硕士　　　　　（C）本科

　　（D）高中/中专　　　（E）其他

（4）您的职务（　　　　　　　　　）

（5）您的医院所在地：_____省（自治区）_____市

（6）您所在的医院等级（　）

　　（A）三级医院　　　　　　　　　（B）二级医院

　　（C）一级医院或社区卫生服务中心　（D）其他

（7）您所在的医院性质（　）

　　（A）公立综合性医院　　　（B）公立专科医院

　　（C）民营综合性医院　　　（D）民营专科医院

附录 D　人工智能+卫生调研问卷——行业管理者

您好！伴随国家《新一代人工智能发展规划》的发布，人工智能已经上升为国家战略，且已经在医疗卫生领域开展了初步的探索和实践。为了更好地了解人工智能在医疗卫生领域的应用现状，中国卫生信息与健康医疗大数据学会政府决策支持专业委员会发起本次调研工作，希望通过本次调研了解您对人工智能+卫生的认知态度、应用看法、未来期望等相关信息。本次调研采用匿名方式，未来调研结果以专题报告形式发布。此问卷需要占用您5～8分钟的时间，真诚地感谢您的大力支持与配合，祝您身体健康！

1. 您是否了解什么是人工智能？（　　）
　　（A）非常了解　　　　（B）比较了解
　　（C）了解一点　　　　（D）一点也不了解
2. 您是否支持人工智能应用于卫生领域？（　　）
　　（A）非常支持　　　　（B）支持　　　　（C）无所谓
　　（D）不支持　　　　　（E）非常不支持
3. 针对人工智能在卫生领域的应用，请对下表中问题进行回答（可多选，请在□中打√）

人工智能卫生领域应用	Q1：您听说过哪些应用领域？	Q2：您认为哪些应用领域会率先取得突破性进展？
（1）健康管理	□	□
（2）风险预测与防控	□	□
（3）智能影像诊断	□	□
（4）临床辅助决策	□	□
（5）临床科研	□	□
（6）手术机器人	□	□
（7）康复机器人	□	□
（8）虚拟助理	□	□
（9）药物研发	□	□
（10）基因组学	□	□
（11）医院管理	□	□
（12）行业监管	□	□
（13）医学培训与教育	□	□

4. 您认为人工智能对卫生行业起到哪些作用？（　　）（可多选）

    （A）提升医疗服务质量　　　　（B）提高医疗服务效率

    （C）降低医疗成本　　　　　　（D）有助于管理决策

    （E）提升科研水平　　　　　　（F）有助于分级诊疗的开展

    （G）快速优化人才队伍结构　　（H）其他（请说明）_____

5. 人工智能的基础是数据，目前的您觉得医疗数据存在哪些问题？（　　）（可多选）

    （A）信息孤岛严重，数据互联互通性差

    （B）数据质量差

    （C）数据标准不统一

    （D）数据利用率低，缺乏对数据的分析挖掘和有效利用

    （E）其他（请说明）_____

6. 在保障数据安全的情况下，您是否支持开放医疗数据，与企业、科研机构共同开发人工智能应用？（　　）

    （A）提供原始数据，对外进行合作

    （B）在数据脱敏之后，可以对外合作

    （C）暂不考虑对外开放数据

    如选 C，请填写您的顾虑或您认为存在的障碍。_____

7. 请您对制约人工智能在卫生领域快速发展的因素进行评估，请用 1～5 分打分，5 分表示影响最大，1 分表示影响最小。

    （1）数据：数据质量普遍较低、数据共享开放机制不完备。　　1　2　3　4　5

    （2）产品：产品功能不完善，且具有较高的同质性。　　1　2　3　4　5

    （3）技术：算法和计算能力有待提高。　　1　2　3　4　5

    （4）产业：产业模式不成熟，缺乏持续性的盈利模式支撑产业发展。　　1　2　3　4　5

    （5）人才：缺少复合型人才。　　1　2　3　4　5

    （6）观念：用户对 AI 不够信任。　　1　2　3　4　5

    （7）保障机制：缺少相关法律法规、标准、评估体系和监管机制。　　1　2　3　4　5

8. 您认为政府是否应该出台更多人工智能相关的扶持政策？（　）

（A）支持，有助于推动人工智能产业的健康发展

（B）观望，看情况进行调控

（C）反对，不应该过早进行干预

9. 请您对人工智能各项保障措施建立的重要程度进行评估，请用 1~5 分打分，5 分表示非常重要，1 分表示不重要。

（1）制定促进人工智能发展的法律法规和伦理规范。　　　　1　2　3　4　5

（2）完善支持人工智能发展的重点政策。　　1　2　3　4　5

（3）建立人工智能技术标准和知识产权体系。　　1　2　3　4　5

（4）建立人工智能安全监管和评估体系。　　1　2　3　4　5

（5）大力加强人工智能人才培养。　　1　2　3　4　5

（6）广泛开展人工智能科普活动。　　1　2　3　4　5

10. 您对人工智能在卫生行业发展有什么建议？

_____

_____

_____

_____

11. 感谢您的配合，还请您完善以下信息：

（1）您的年龄（　）

（A）20~30 岁　　　　（B）31~40 岁　　　　（C）41~50 岁

（D）51~60 岁　　　　（E）60 岁以上

（2）您的性别（　）

（A）男　　　　（B）女

（3）您的受教育程度（　）

（A）博士　　（B）硕士　　（C）本科　　（D）高中/中专　　（E）其他

（4）您的职务（　　　　　　　）

（5）您的单位所在地：_____省（自治区）_____市

参 考 文 献

[1] 马少平，朱小燕. 人工智能[M]. 北京：清华大学出版社，2004.

[2] 苗芳芳，刘骏峰. 论人工智能的发展及其在医学领域的应用前景[J]. 卫生软科学，2009，23（2）：222-224.

[3] 王英杰. 对人工智能与未来商业模式的探讨[J]. 中国商论，2017（17）：132-133.

[4] Turing A M. Computing machinery and intelligence[M]// Computation & intelli- gence. American Association for Artificial Intelligence, 1995:433-460.

[5] Brooks F P. No Silver Bullet Essence and Accidents of Software Engineering[J]. Computer, 2006, 20（4）：10-19.

[6] 万赟. 从图灵测试到深度学习：人工智能60年[J]. 科技导报，2016，34(7)：26-33.

[7] 伦一. 人工智能各国战略解读之美国推进创新脑神经技术脑研究计划[J]. 电信网技术，2017（2）：47-49.

[8] 周欣月. 人工智能各国战略解读之美国国家创新战略[J]. 电信网技术，2017（2）：29-31.

[9] 杨婕. 人工智能各国战略解读之欧盟人脑计划[J]. 电信网技术，2017（2）：50-51.

[10] 腾讯研究院. 人工智能各国战略解读之英国人工智能的未来监管措施与目标概述[J]. 电信网技术，2017（2）：32-38.

[11] 赵淑钰. 人工智能各国战略解读之日本机器人新战略[J]. 电信网技术，2017（2）：45-46.

[12] 李光林. 医疗康复机器人研究进展及趋势[J]. 机器人研究与应用，2015（2）：793-798.

[13] 秋水无痕. 健康医疗类可穿戴式智能设备分析. http://blog.sina.com.cn/s/blog_49f95f970101e4id.html.

[14] 蛋壳研究院. 2016年人工智能+医疗健康创新趋势报告.

[15] 朱萍. 中国糖尿病患者超1.1亿年均医疗支出500亿美元. http://fashion.ifeng.com/a/20161116/40184965_0.shtml.

[16] 孙爱国，邹跃威，钟志强. 社区慢性病防治现状与应对策略[J]. 中国医药导报，2006，3（25）：137-138.

[17] 刘惠琳，王剑，魏晓敏，等. 慢性病防治中的卫生经济学评价现状[J]. 中国卫生资源，2013（5）：356-358.

[18] 周业勤. 论慢病管理的对象及方法[J]. 中国卫生事业管理，2011，28（10）：788-790.

[19] 唐云路. 糖尿病管理并不容易，这家公司准备用饮食控制代替药物. http://www.qdaily.com/articles/38601.html.

[20] 大圆圈百家号. 无需减肥手术 美国公司开始全新 2 型糖尿病逆转治疗. https://baijiahao.baidu.com/s?id=1561327458918793&wfr=spider&for=pc.

[21] 费立鹏. 我国4省精神疾病的流行病学调查，2009.

[22] 亿欧智库. 2017人工智能赋能医疗产业研究报告.

[23] Ryan Poplin, Dan Newburger. Creating a universal SNP and small indel variant caller with deep neural networks，2016，12.

[24] Rémi Torracinta, Fabien Campagne, Training Genotype Callers with Neural Networks，2017，1.

[25] 巡洋舰科技. 基于深度学习的基因检测算法将代替生物统计模型.

[26] 袁莺楹，董建成. 基于数学模型的疾病预测方法比较研究[J]. 软件导刊，2009（5）：108-110.

[27] 李彦宏. 百度每天医疗搜索请求达 6000 万. http://tech.huanqiu.com/per/2016-11/ 9727590.html.

[28] 李秀婷，刘凡，董纪昌，等. 基于互联网搜索数据的中国流感监测[J]. 系统工程理论与实践，2013, 33（12）：3028-3034.

[29] 高云华，王敏. 国外流感预报系统研究进展[J]. 人民军医，2015（6）：627-628.

[30] 邹晓辉，朱闻斐，杨磊，等. 谷歌流感预测——大数据在公共卫生领域的尝试[J]. 中华预防医学杂志，2015, 49（6）：581-584.

[31] 周路菡. 智能护理科技改变生活[J]. 新经济导刊，2017（7）：50-54.

[32] 孙启峰. 康复护理机器人床运动机构一体化设计[D]. 上海：上海工程技术大学，2016.

[33] 陈敏. 康复护理机器人床控制系统的研究与开发[D]. 上海：上海工程技术大学，2016.

[34] 张祥，喻洪流，雷毅，等. 国内外饮食护理机器人的发展状况研究[J]. 中国康复医学杂志，2015, 30（6）：627-630.

[35] 柴虎，侍才洪，王贺燕，等. 外骨骼机器人的研究发展[J]. 医疗卫生装备，2013, 34（4）：81-84.

[36] 邢凯，赵新华，陈炜，等. 外骨骼机器人的研究现状及发展趋势[J]. 医疗卫生装备，2015, 36（1）：104-107.

[37] 李坦东，王收军，侍才洪，等. 穿戴式外骨骼机器人的研究现状及趋势[J]. 医疗卫生装备，2016, 37（9）：116-119.

[38] 娄欣霞，李想遇，刘林，等. 儿童上肢康复机器人辅助治疗小儿脑瘫的疗效观察与护理[J]. 中国现代医药杂志，2017, 19（4）：91-92.

[39] 张晓玉，王凯旋. 机器人辅助技术、康复机器人与智能辅具[J]. 中国康复，2013, 28（4）：246-248.

[40] 科大讯飞用人工智能助力无障碍信息交流. http://www.sohu.com/a/149327620_336009.

[41] 单新颖，张晓玉. 中国康复辅具标准化现状研究[J]. 中国标准化，2016（1）：103-106.

[42] 张晓玉. 我国智能辅助器具科技创新的现状与发展[J]. 中国康复理论与实践，2013，19（5）：401-403.

[43] 清华大学研制成功国际先进水平的实时脑—机接口系统. http://news.tsinghua.edu.cn/publish/thunews/9649/2011/20110225231750750918536/20110225231750750918536_.html.

[44] 李昊原. 人工智能让医疗科研更简单[J]. It 经理世界，2017（11）：17-18.

[45] 王平. 远程医疗随访服务管理研究与实证分析[D]. 中国科学技术大学，2016.

[46] 刘聪聪，祝筠，陈淑雷，等. 脑卒中远程康复研究进展[J]. 护理研究，2014，28（4）：385-387.

[47] 孟琳，都天慧，范晶晶，等. 基于微型传感器的可穿戴远程康复设备的设计[J]. 中国医疗器械杂志，2017，41（3）：189-192.

[48] 郑舟军，钟素亚，张丽平，等. 社区远程康复服务模式对脑卒中患者肢体功能康复的影响[J]. 护理研究，2016，30（18）：2240-2241.

[49] 格雷森·克拉克，徐玉华，郑希军. 医疗保险反欺诈战略的开发（Strategies for Combating Medical Insurance Fraud）[R].中国欧盟社会保障合作项目EUCSS，2010.

[50] 国务院办公厅. 关于推进分级诊疗制度建设的指导意见, 国办发〔2015〕70号.

[51] 潘秋予，王敏，谢冬梅，等. 我国分级诊疗的现状和对策研究[J]. 医学信息，2015（11）.

[52] 机器之心，业界|借助人工智能. 百度推进医疗业务，2017.4.29.

[53] 百度医疗大脑覆盖三大场景 智能问诊打破行业瓶颈. http://news.163.com/16/ 1220/17/C8OCCB0H00014JB5.html.

[54] 魏丁小陆. AI专用芯片成业界巨头们的蓝海. 2016, http://mp.ofweek.com/security/a345653727896.

[55] 周志湖，赵永标. 解读 2016 之深度学习篇. 开源深度学习框架发展展望. http:// www.infoq.com/cn/articles/interpretation-of-2016-deeplearning.

[56] 东软管理咨询（上海）有限公司. 智能医疗时代的曙光——人工智能+健康医疗概览，2017.

[57] 移动信息化研究中心. 2016—2017 年医疗云应用趋势研究报告，2016.

[58] 方正证券研究所证券研究报告. 互联网医疗：重度垂直，闭环为王，2014.

[59] 亿欧盘点：移动医疗创业创新之垂直领域篇. http://www.iyiou.com/p/21711.

[60] 国家卫生和计划生育委员会. 人工智能辅助诊断技术临床应用质量控制指标（2017 版）.

[61] 国家卫生和计划生育委员会. 人工智能辅助治疗技术临床应用质量控制指标（2017 版）.

[62] 国家卫生和计划生育委员会. 人工智能辅助诊断技术管理规范（2017 版）.

[63] 国家卫生和计划生育委员会. 人工智能辅助治疗技术管理规范（2017 版）.

[64] 亿欧智库. 2017 人工智能赋能医疗产业研究报告.

[65] 俞栋, 邓力. 解析深度学习——语音识别实践[M]. 北京：电子工业出版社，2016.

[66] Chen H, Ni D, Qin J, et al. Standard plane localization in fetal ultrasound via domain transferred deep neural networks[J]. IEEE journal of biomedical and health informatics, 2015, 19（5）：1627-1636.

[67] Yang, Xin, et al. Towards Automatic Semantic Segmentation in Volumetric Ultrasound. International Conference on Medical Image Computing and Computer-Assisted Intervention. Springer, Cham, 2017.

[68] Ronneberger, Olaf, Philipp Fischer, Thomas Brox. U-net: Convolutional networks for biomedical image segmentation[M]. International Conference on Medical Image Computing and Computer-Assisted Intervention. Springer, Cham, 2015.

[69] Liao, Rui, et al. An Artificial Agent for Robust Image Registration[J]. AAAI. 2017.

[70] Dou, Qi, et al. Automatic detection of cerebral microbleeds from MR images via 3D convolutional neural networks[J]. IEEE transactions on medical imaging 35.5（2016）: 1182-1195.

[71] Chen, Hao, et al. Voxresnet: Deep voxelwise residual networks for volumetric brain segmentation[J]. arXiv preprint arXiv:1608.05895（2016）.

[72] Yu, Lequan, et al. Automatic 3d cardiovascular mr segmentation with densely- connected volumetric convnets[M]. International Conference on Medical Image Computing and Computer-Assisted Intervention. Springer, Cham, 2017.

[73] Dou, Qi, et al. Multilevel contextual 3-d cnns for false positive reduction in pulmonary nodule detection[J]. IEEE Transactions on Biomedical Engineering 64.7（2017）: 1558-1567.

[74] Geoffrey E Hinton and Ruslan R Salakhutdinov. Reducing the dimensionality of data with neural networks[J]. Science，313（5786）:504–507.

[75] Ackerman M J, Spitzer V M, Scherzinger A L, et al. The Visible Human data set: an image resource for anatomical visualization[J]. Medinfo Medinfo, 1995, 8 Pt 2:1195.

[76] Karl Heinz Höhne, Sebastian Gehrmann, Tariq Nazar, Andreas Petersik, Bernhard Pflesser, Andreas Pommert, Udo Schumacher, Ulf Tiede: VOXEL-MAN 3D-Navigator: Upper Limb. Regional and Radiological Anatomy. Springer-Verlag Electronic Media, Heidelberg, 2008（DVD, ISBN 978-3-540-21010-8）.

[77] SX Zhang, PA Heng, ZJ Liu. Chinese visible human project[J]. Clinical anatomy, 19（3）, 204-215.

[78] The Chinese Visible Human（CVH） datasets incorporate technical and imaging advances on earlier digital humans. SX Zhang, PA Heng, ZJ Liu, LW

Tan, MG Qiu, QY Li, RX Liao, K Li, et al. Journal of anatomy, 204（3）, 165-173.

[79] Casasent D P. Computer-vision-based registration techniques for augmented reality[J]. Proceedings of SPIE - The International Society for Optical Engineering, 1996, 2904:538-548.

[80] Grimson W, Eric L, et al. An automatic registration method for frameless stereotaxy, image guided surgery, and enhanced reality visualization[J]. IEEE Transactions on medical imaging 15.2（1996）: 129-140.

[81] 中共中央，国务院．"健康中国 2030"规划纲要．

[82] 前瞻产业研究院发布《2015—2020 年中国大健康战略发展模式与典型案例分析报告》．

[83] Exscientin Enters Strategic Drug Discovery Collaboration with GSK.

[84] https://www.exscientia.co.uk/.

[85] Big pharma turns to AI to speed drug discovery, GSK signs deal.

[86] 动脉网．布局 AI 领域，这 8 家医疗器械公司如何通过智能化的方式拥抱人工智能．

[87] http://www.united-imaging.com.

[88] https://www.exoatlet.com/.

[89] https://www.intuitivesurgical.com.

[90] http://www.pingan.com/.

[91] http://www.neusoft.com/.

[92] 中国信息通信研究院与腾讯研究院 AI 联合课题组．人工智能在医疗产业最先落地？五大应用场景及典型案例．

[93] http://www.iflytek.com/.

[94] IDC：人工智能推动医疗服务向新体系转型．

[95] 陈建伟．人工智能与医疗深度融合[J].中国卫生，2017（9）: 102-103.

[96]　贺倩. 人工智能技术发展研究[J]. 现代电信科技，2016，46（2）：18-21.

[97]　何清，李宁，罗文娟，等. 大数据下的机器学习算法综述[J]. 模式识别与人工智能，2014，27（4）：327-336.

[98]　朱军，胡文波. 贝叶斯机器学习前沿进展综述[J]. 计算机研究与发展，2015，52（1）：16-26.

[99]　万赟. 从图灵测试到深度学习：人工智能60年[J]. 科技导报，2016，34（7）：26-33.

[100]　张煜东，吴乐南，王水花. 专家系统发展综述[J]. 计算机工程与应用，2010，46（19）：43-47.

反侵权盗版声明

电子工业出版社依法对本作品享有专有出版权。任何未经权利人书面许可，复制、销售或通过信息网络传播本作品的行为；歪曲、篡改、剽窃本作品的行为，均违反《中华人民共和国著作权法》，其行为人应承担相应的民事责任和行政责任，构成犯罪的，将被依法追究刑事责任。

为了维护市场秩序，保护权利人的合法权益，我社将依法查处和打击侵权盗版的单位和个人。欢迎社会各界人士积极举报侵权盗版行为，本社将奖励举报有功人员，并保证举报人的信息不被泄露。

举报电话：（010）88254396；（010）88258888
传　　真：（010）88254397
E-mail：　　dbqq@phei.com.cn
通信地址：北京市万寿路 173 信箱
　　　　　电子工业出版社总编办公室
邮　　编：100036